现代医学病理学

XIANDAI YIXUE BINGLIXUE

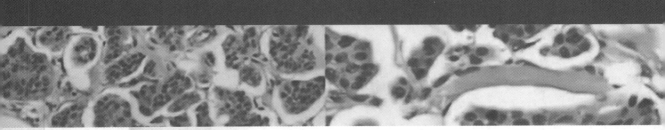

罗文哲 主编

U0189843

中国纺织出版社有限公司

图书在版编目（CIP）数据

现代医学病理学 / 罗文哲主编. -- 北京：中国纺织出版社有限公司, 2022.8

ISBN 978-7-5180-9662-6

Ⅰ.①现… Ⅱ.①罗… Ⅲ.①病理学 Ⅳ.①R36

中国版本图书馆CIP数据核字（2022）第117288号

责任编辑：樊雅莉　　　责任校对：高　涵　　　责任印制：王艳丽

中国纺织出版社有限公司出版发行

地址：北京市朝阳区百子湾东里A407号楼　邮政编码：100124

销售电话：010 — 67004422　传真：010 — 87155801

http://www.c-textilep.com

中国纺织出版社天猫旗舰店

官方微博 http://weibo.com/2119887771

天津宝通印刷有限公司印刷　各地新华书店经销

2022年8月第1版第1次印刷

开本：787×1092　1/16　印张：16.75

字数：344千字　定价：98.00元

编 委 会

前　言

　　病理学是研究疾病病因、发病机制、形态结构以及由此而引起的功能变化的一门基础医学，病理学医生可根据手术标本、活检、穿刺、脱落细胞学等为临床不同疾病提供诊断。另外，随着科学与技术的进步，我国检验医学发展迅速，临床实验室技术水平不断提高，在医疗卫生工作中的作用也越来越重要。现在的医疗环境要求实验室的检验工作具有有效性、准确性、安全性、时效性和经济性，而实验室的检验项目、检验技术、分析仪器、实验人员等工作环境总是处在不断的变化之中，这就对实验室管理提出了更高的要求。

　　本书首先介绍病理学概述、细胞病理检查技术、肿瘤病理诊断技术等内容；接着重点阐述乳腺疾病、胸膜肿瘤性疾病、呼吸系统疾病、循环系统疾病、消化系统疾病、泌尿系统疾病、内分泌系统疾病、神经系统疾病等病理学诊断内容。本书的编者从事病理科专业工作多年，具有丰富的临床经验和深厚的理论功底，且具有一定的独创性。希望本书能为病理科医务工作者处理相关问题提供参考，也可作为医学院校学生和基层医生学习之用。

　　在编写的过程中，虽力求做到写作方式和文笔风格一致，但由于各位编者的临床经验及写作风格有所差异，加之时间仓促、篇幅有限，书中不足乃至疏漏之处在所难免，希望广大同仁不吝赐教，使得不断改进和提高。

编　者
2022 年 5 月

目　录

第一章

病理学概述

第一节　病理学绪论

病理学是研究疾病的病因、发病机制、病理变化、结局和转归的医学基础学科。病理学学习的目的是通过对上述内容的了解来认识和掌握疾病本质和发生发展的规律，为疾病的诊治和预防提供理论基础。在临床医疗实践中，病理学又为许多疾病的诊断和治疗提供确凿依据，因此病理学也是临床医学的重要学科之一。

一、病理学在医学中的地位

病理学分为人体病理学和实验病理学两部分。前者通过尸体解剖、活体组织检查，或称外科病理学和细胞学检查所获得的材料对疾病做出最后诊断；后者则以疾病的动物模型或在体外培养的细胞为材料进行医学研究。

在医学教育中，病理学是基础医学和临床医学之间的桥梁。因为其学习必须以解剖学、组织胚胎学、生理学、生物化学、细胞生物学、分子生物学、微生物学、寄生虫学和免疫学等为基础，同时其本身又是以后学习临床医学各门课程的基础。病理学也是一门高度实践性的学科，课程的学习一般有理论课、实习课、临床病理讨论（CPC）和见习尸体剖验等学习形式。学习病理学要特别注意形态与功能、局部与整体、病理变化与临床病理联系之间的有机关联。

在医疗工作中，活体组织检查是迄今诊断疾病最可靠的方法。细胞学检查在发现早期肿瘤等方面具有重要作用。对不幸去世的患者进行尸体剖检能对其诊断和死因做出最权威的终极回答，也是提高临床诊断和医疗水平的重要方法。虽然医学实验室检测、内镜检查、影像学检查等技术突飞猛进，在疾病的发现和定位上起着重要的作用，但很多疾病，仍然有赖于病理学检查才能做出最终诊断。

在科学研究中，病理学是重要的研究领域。心脑血管疾病及恶性肿瘤等重大疾病的科学研究，无一不涉及病理学内容。应用蛋白质和核酸等分子生物学技术研究疾病发生发展过程的分子病理学已是一个新兴的分支学科。临床病理数据和资料，包括大体标本、石蜡包埋组织和切片的积累，不仅是医学科学研究不可或缺的材料，也是病理学教学和病理专科医师培养的资料来源。

二、病理学的研究方法

（一）人体病理学的诊断和研究方法

1. 尸体剖检

简称尸检，即对死者的遗体进行病理解剖和后续的病理学观察，是病理学的基本研究方法之一。尸检的作用如下。

（1）确定诊断，查明死因，协助临床总结诊断和治疗过程中的经验和教训，以提高诊治水平。

（2）发现和确诊某些新的疾病、传染病、地方病、流行病等，为卫生防疫部门采取防治措施提供依据。

（3）积累各种疾病的人体病理材料，作为深入研究和防治这些疾病基础的同时，也为病理学教学收集各种疾病的病理标本。目前我国的尸检率还不高，而且有进一步下降的趋势，十分不利于我国病理学和整个医学科学的发展，亟待立法和大力宣传尸检的意义。

2. 活体组织检查

简称活检，即用局部切取、钳取、细针穿刺和搔刮等手术方法，从活体内获取病变组织进行病理诊断。其意义如下。

（1）由于组织新鲜，固定后能基本保存病变的原貌，有利于及时、准确地对疾病做出病理学诊断，可作为指导治疗和判断预后的依据。

（2）必要时还可在手术进行中做冷冻切片快速诊断，协助临床医生选择最佳的手术治疗方案。

（3）在疾病治疗过程中，定期活检可动态了解病变的发展和判断疗效。

（4）还可采用如免疫组织化学、电镜观察、基因检测和组织培养等研究方法对疾病进行更深入的研究。因此，活检是目前诊断疾病广为采用的方法，特别是对肿瘤良、恶性的鉴别具有十分重要的意义。外科病理学，或称诊断病理学就是在活检的基础上建立起来的病理学分支。

3. 细胞学检查

通过采集病变处的细胞，涂片染色后进行诊断。细胞的来源可以是运用各种采集器在口腔、食管、鼻咽部以及女性生殖道等病变部位直接采集脱落的细胞；也可以是自然分泌物（如痰、乳腺溢液、前列腺液）、体液（如胸腹腔积液、心包积液和脑脊液）及排泄物（如尿）中的细胞；还可以是通过内镜或用细针穿刺（FNA）病变部位（如前列腺、肝、肾、胰、乳腺、甲状腺、淋巴结）等采集的细胞。细胞学检查除用于患者外，还可用于健康人的普查。此法设备简单，操作简便，患者痛苦少而易于接受，但最后确定是否为恶性病变尚需进一步做活检证实。此外，细胞学检查还可用于对激素水平的测定（如阴道脱落细胞涂片）及为细胞培养和 DNA 提取等提供标本。

（二）实验病理学的研究方法

1. 动物实验

运用动物实验的方法，可在适宜动物身上复制出某些人类疾病的动物模型。通过疾病复制过程可以研究疾病的病因学、发病学、病理改变及疾病的转归。其优点在于可根据需要，对之进行任何方式的观察研究；或与人体疾病进行对照研究。此外，还可进行一些不能在人体上做的研究，如致癌剂的致癌作用和癌变过程的研究及某些生物因子的致病作用等。这种方法可弥补人体病理学研究所受到的制约，但应注意的是动物和人体之间毕竟存在一定的物种上的差异，不能把动物实验结果不加分析地直接套用于人体，仅可作为研究人体疾病的参考。

2. 组织和细胞培养

将某种组织或单细胞用适宜的培养基在体外培养，可研究在各种因子作用下细胞、组织病变的发生和发展及外来因素的影响。例如在病毒感染和其他致癌因素的作用下，细胞如何发生恶性转化；在恶性转化的基础上发生哪些分子生物学和细胞遗传学改变；在不同因素作用下能否阻断恶性转化的发生或使其逆转；免疫因子、射线和抗癌药物等对癌细胞生长的影响等，都是对肿瘤研究十分重要的课题。近年来通过体外培养建立了不少人体和动物肿瘤的细胞系，对研究肿瘤细胞的分子生物学特性起到了重要作用。这种研究方法的优点是周期短、见效快、节省开支，体外实验条件容易控制，可以避免体内复杂因素的干扰。缺点是孤立的体外环境与复杂的体内整体环境有很大的不同，故不能将体外研究结果与体内过程简单地等同看待。

三、病理学的发展

人类无论是个体还是群体，自其诞生之日起始终与疾病共存，这从考古学家挖掘的具有病变的史前人类的骨骼化石上可找到足够的证据。当然这仅仅是肉眼所见的形态变化。直到1761 年意大利的 Morgani（1682—1771）医生通过 700 多例尸体解剖，并详细记录了病变器官的肉眼变化之后，才认识到不同的疾病都是由相应器官的病变引起的，由此提出了器官病理学的概念，奠定了医学及病理学发展的基础。在一个世纪之后的 19 世纪中叶，随着显微镜的发明和使用，人们可以应用光学显微镜来研究正常和病变细胞的形态变化。于是，德国病理学家 Virchow（1821—1902）创立了细胞病理学，其著作在 1858 年出版，直到今天其理论和技术仍对医学科学的发展产生影响。此后，经过近一个半世纪的探索，逐渐形成并完善了今天的病理学学科体系，如用肉眼观察病变器官的大体变化，被称为大体所见或解剖病理学；借助于显微镜所进行的组织学或细胞学研究，被称为组织病理学或细胞病理学；用电子显微镜技术观察病变细胞的超微结构变化被称为超微结构病理学。

近 30 年来，免疫学、细胞生物学、分子生物学、细胞遗传学的进展以及免疫组织化学、流式细胞术、图像分析技术和分子生物学等理论和技术的应用，极大地推动了传统病理学的发展。特别是学科间的互相渗透，使病理学出现许多新的分支学科，如免疫病理学、分子病理学、遗传病理学和计量病理学等，使得对疾病的研究从器官、组织、细胞和亚细胞水平深入到分子水平；并使形态学观察结果从定位、定性走向定量，更具客观性、重复性和可比性。

随着分子病理学理论和技术的日臻完善，诊断分子病理学又成为近年来临床病理的最热门领域。就大多数疾病而言，不管是先天性还是获得性，均具有一定的遗传学基础。通过分子手段检测人染色体上基因的改变，以此确立的遗传性疾病的诊断是最可靠的。在感染性疾病的分子诊断中，不仅可检出正在生长的病原体，也能检出潜伏的病原微生物；既能确定既往感染，也能检出现行感染。肿瘤大部分都有遗传学基础，与遗传性疾病类似，诊断分子病理学对那些以基因改变为病因的肿瘤是最准确的，是分子靶向治疗的基础。在组织器官移植领域内，诊断分子病理学至少可用于以下 5 个方面：组织抗原匹配；免疫抑制患者中出现的威胁生命的感染的快速检测；在骨髓移植中用于自体移植前确保有效地清除肿瘤组织；显示移植物在体内过程的踪迹；监视疾病复发。在刑事案件的法医学鉴定中，DNA 指纹技术，现在已经广泛应用于法医学鉴定，其精确度达到了一个细胞、一根毛发和一个精子，就可取得个体特征性的基因图谱。

今天，随着网络时代的到来，借助图像数字化以及数字存储传输技术的发展，将病理学切片转化为切片数字化图像（WSI）进行数据存储已成为可能。WSI 又称数字切片或虚拟切片，使用者可以不通过显微镜而直接在个人的计算机上进行 WSI 的阅片、教学、科学研究、远程诊断及疑难病例会诊，现已被称为数字病理学。相信 3G 网络的覆盖及 WSI 技术的应用将极大地推进病理学学科的进步及病理学事业的发展。

对疾病的观察和研究还从个体向群体和社会发展，并与环境结合，出现了地理病理学、社会病理学等新的分支。这些发展大大加深了对疾病本质的认识，同时也为许多疾病的防治开辟了新的途径和发展空间。随着人类基因组计划的完成和后基因组计划的开展，病理学这门古老的学科必定以全新的面貌展示在世人面前。

我国是幅员广阔、人口和民族众多的大国，在疾病谱和疾病的种类上都具有自己的特点。开展人体病理学和实验病理学的研究，对我国医学科学的发展和疾病的防治，具有极为重要的意义，同时也是对世界医学的贡献。处理好人体病理学和实验病理学既分工又合作的关系，使二者加强联系，相得益彰；同时要打破病理学与其他学科的界限，密切关注相邻新兴学科的发展，学习和吸取它们的先进成果来创造性地丰富病理学的研究方法和内容。只有这样才能使我国病理学研究的某些领域达到或赶超世界先进水平，这也是我国当代病理学工作者的责任和任务。

（罗文哲）

第二节　诊断病理学

一、诊断病理学的概念

病理学是研究疾病病因、发病机制、形态结构改变以及由此而引起的功能变化的一门基础医学与临床医学之间的桥梁学科。病理学作为一门科学是在 18 世纪中期开始的。Morgagni（1682—1771）将他一生中所经历的约 700 例精心解剖的尸检各器官所见与临床表现相联系，于 1761 年著成《疾病的位置与原因》一书，此书为病理学的发展奠定了基础。以后许多学者将尸检所见与临床表现相联系，相继发现许多疾病的临床和形态特点，大大丰富了病理学的内容。尸检成为检验临床诊断正确性的必不可少的程序。这样的器官病理学到 19 世纪 Rokitansky（1800—1878）时代达到了顶峰。Rokitansky 亲自解剖了约 3 万例尸体，并掌握了约 6 万例尸检的材料，详细描述了全身各器官的各种病变，从而极大地丰富了病理学宝库。1843 年 Virchow 开始用显微镜观察病变部位的细胞和组织结构，1858 年 Virchow 发表著名的"细胞病理学"，从而开创了细胞病理学时代。临床各科的发展推动了病理学向专科病理分支如妇产科病理、神经病理、肿瘤病理、皮肤病理及儿科病理等的发展。1932 年 Knall

和 Rusha 发展了透射电镜，1938 年 Ardenne 首创扫描电镜。电子显微镜的问世使病理学从细胞水平向亚细胞结构深入，由此产生了超微结构病理学。免疫学的进展促进了免疫病理学和免疫组织化学的发展。细胞遗传学的研究进展进一步充实了有关疾病的遗传病理学。20 世纪 50 年代是生物化学突飞猛进的时期。1953 年 Watson 和 Crick 发现了 DNA 的双螺旋结构及 DNA-RNA-蛋白质（包括各种酶）的化学顺序。分子生物学技术目前在病理学中的广泛应用促使病理学进一步深入到分子水平，为分子病理学的建立奠定了基础。

综上所述，近百余年来由于医学生物学各分支如生物学、微生物学、生物化学、免疫学和分子生物学等的迅猛发展以及许多新仪器如透射电镜、扫描电镜、图像分析仪及流式细胞仪等的研制成功，使病理学能发展成为目前这样具有许多分支的重要学科，当然病理学的发展也促进了临床医学的发展。

应该强调的是病理学从建立之时起就负有一个重要使命即协助临床医生对疾病做出诊断。古代学者通过肉眼观察器官改变与临床症候相联系。细胞病理学问世后，病理医生能从细胞和组织结构的改变为临床提供病理诊断。1870 年柏林大学的 Carl Ruge 及其同事 Johann Veit 最先将外科活检作为重要的诊断工具。从此以后病理医生可根据手术标本，各种活检、穿刺及脱落细胞学为临床不同疾病提供诊断。尸检更可核实或纠正临床诊断，或发现新的疾病和病变。病理学这一方面的实践和研究以往称为外科病理学，通俗称为临床病理诊断，这些名称并不全面，因为送病理科作病理诊断的标本不都是来自外科，几乎所有的临床科室都可能送病理标本，所以应称为诊断病理学。诊断病理学不仅包括对各种活体标本（包括细胞学）的诊断，也包括对尸检的诊断。诊断病理学是病理学的一个大分支，是为患者医疗服务不可缺少的重要组成部分。

二、诊断病理学的任务

诊断病理学的任务是对有关疾病：①提出明确的病理诊断；②提供可能的病因学证据或线索；③提供有关的预后因素。当病理学还处在细胞病理学时代时，病理医生根据病理标本的形态改变（大体和显微镜下）提出病理诊断已经完成了任务。目前随着医学生物学各分支的迅速发展，病理医生已能将病理形态结合其他辅助手段如电镜、组织化学、免疫组织化学、DNA 倍体及分子生物学技术为临床提供更精确的病理诊断。例如过去单凭形态不能区分的小细胞恶性肿瘤，现已能依靠免疫组织化学和电镜区分出淋巴瘤、小细胞未分化癌、胚胎性横纹肌肉瘤、神经母细胞瘤或 Ewing 瘤。分子生物学技术特别是 PCR 的应用使病理医生能从患者的组织（新鲜组织或石蜡包埋组织）中提取 DNA，通过 PCR 得到大量扩增的特异性 DNA 片段用于检测 T、B 淋巴细胞增生中 Ig 或 TCR 基因重排，癌基因和抑癌基因的点突变，检测杂合子丢失（LOH）和微卫星不稳定性（MSI），检测循环血液中的瘤细胞等。PCR 也可用于检测微生物包括细菌和病毒。对检测病毒来说 PCR 技术是最敏感和最快捷的方法。流式细胞术的一个重要功能是 DNA 分析，决定瘤细胞的倍体，计算出不同细胞周期中细胞的百分率，如一种肿瘤中异倍体和 S 期细胞百分率增加表明恶性。

病理诊断医生虽不直接接触患者，但他面对临床医生。在临床医生诊断治疗患者的过程中，病理诊断医生应是临床医生最好的咨询者和合作者。

三、进行诊断病理学实践和研究所需的设备

无论是大的医学院校附属医院的病理科，还是小的县区级医院病理科，其主要任务是进行病理诊断，其设备应包括设备较齐全的尸检室、手术和活检病理标本检查取材室、常规切片制片室（可包括特殊染色及冷冻切片设备）、细胞室（包括制作各种细胞学和细针穿刺细胞学的涂片和切片等）、医生读片室（或称诊断室）、照相室（备有能摄制各种大体标本和显微镜下照片的照相设备特别是连接计算机的数码相机）、免疫组织化学室、大体标本制作室、大体标本陈列室以及各种材料的存档处（包括文字档案、标本、玻片及蜡块存档处）等。

一个现代化大医院的病理科还应备有电镜室（扫描及透射电镜）、塑料包埋切片制作室、荧光显微镜、偏光显微镜及多头显微镜（教学用）、分子生物学技术实验室、细胞培养室、组织库或低温冷藏箱、流式细胞仪、图像分析仪、电脑及病理图文信息系统即局域网上应用的数据库等。今后有条件的单位可安置细胞遗传学工作站（FISH 分析系统）、做虚拟切片的仪器及远程病理会诊的仪器，这样同一城市不同医院及不同城市医院之间甚至不同国家的医院之间可进行切片会诊交流。

四、病理标本的检查、取材和诊断中的一些要点

（一）大体观察和取材

病理标本的检查，常规应包括大体检查和显微镜下观察：一些诊断病理医生重视显微镜下改变，忽视大体形态，认为镜下形态是诊断的主要依据。殊不知许多标本，特别是手术切除标本的大体形态和取材部位可直接影响诊断正确性，如手术切除的甲状腺只重视大结节，忽视了小的白色硬结，可导致微小乳头状癌的漏诊；大的卵巢肿瘤应作多个大切面观察，应在不同色泽和质地的部位取材检查，因卵巢肿瘤经常有混合型，只取少数瘤组织块，不能代表肿瘤的全部成分。总之标本的大体观察非常重要，要全面仔细观察和描述病变。临床送检的标本不管大小均应详细检查，如果一例标本有多件，则每一件均要取材作切片观察。根治术标本在未固定前应仔细寻找淋巴结，因为淋巴结中癌的转移率，直接影响患者的治疗和预后。肿瘤标本除取不同部位的肿瘤外还应取肿瘤与正常组织交界处、切断端及淋巴结。

（二）大体标本的照相

一般医院的病理科都没有很富裕的空间来存放大体标本，因此在大体检查之后，对一些病变典型、特殊或罕见的标本最好尽量照相留档，这样除少数可制成陈列标本外，日常大量已检查并取材的大小标本，在病理报告发出后一段时间（一般为 1~2 个月）就可弃除。如果检查当时没有详细记录，可对照照片进行补充描述。照相前应将病变充分暴露，剔除多余的脂肪和结缔组织。标本的切面一般来说均较表面有特征性，照相的清晰度和反差等取决于设备及摄影者的技术。目前一些大医院用的连接电脑的数码相机照相设备不仅效果好，也容易掌握。一张好的彩色图像不仅是存档的重要资料，也是总结和书写论文必不可少的材料。储存在电脑中的大体彩色图像还可制成光盘作为教学和会议交流等用。

国外许多医院病理科还备有照大标本的 X 线设备，对检查有钙化的病灶以及骨组织很有用。

（三）固定

常用的固定液有 10% 中性福尔马林，其他有 Zenker、Bouin 和 Carmoy 等固定液。固定液的体积应 10 倍于标本的体积。10% 福尔马林的渗透组织能力为 1 mm/h，所以一般标本均需固定数小时，大标本切开后应固定过夜。用作取组织块的大标本，应在新鲜时就切成 0.5～1 cm 厚的大片块，待固定后再修整，组织块厚度不能超过 3 mm。腔状器官如胃肠道，应将标本剪开后用大头针固定在薄的木板上（黏膜面向上），在大的容器内固定，表面覆以浸有固定液的湿纱布或棉花。需要立即包埋的标本应用大头针或染料标明需要包埋的面。标本不能冻存，特别是已含固定液的标本，因冷冻后水分在组织内形成针状结晶，破坏组织和细胞的结构，从而影响诊断。

（四）一张好的 HE 切片是保证正确病理诊断的关键

病理切片质量的好坏除取决于病理制片室的设备以及病理技术人员的技术和经验外，部分还取决于病理医生取材是否合乎要求，如大标本未经适当固定就取材，这样的组织块在固定、脱水和浸蜡过程中会扭曲变形，影响包埋和制片；另外，组织块太厚，中心脱水透明及浸蜡不好也影响切片质量。一张质量上乘的 HE 切片（除疑难病变外），对病理医生来说一般不会发生诊断困难，但质量很差的 HE 切片（切片厚、刀痕多、组织细胞挤压、组织裂开及染色透明差等）总会造成诊断上的困难，特别是淋巴结。大多数淋巴结的疑难病例是由于制片造成的。

目前虽然已有许多辅助手段和工具，如电镜及免疫组织化学等，但做这些辅助检查之前，首先要对该病例有一个初步的病理诊断意见，才能考虑用什么手段或什么工具来进一步证实或否定该诊断，所以对于一天要处理大量病理标本和诊断的病理医生来说，质量好的 HE 切片是完成工作的保证。

（五）免疫组织化学

除了 HE 染色外，常用的辅助诊断方法有特殊染色、酶组织化学、图像分析和电镜等，20 世纪 70 年代末和 80 年代初免疫组织化学已开始在国内少数大医院病理科应用于日常外检，到 90 年代后期免疫组织化学已在全国普遍开展。由于免疫组织化学较高的敏感性和特异性，所以迄今为止已是医院病理科不可缺少的技术。

（六）小活检和细胞学

随着医学的发展，病理医生所收到的标本越来越小，现在医院病理科除手术切除的标本和手术切除活检外，大量的是各种内镜活检、粗针穿刺活检和细针吸取细胞学检查（FNAC）的标本。越来越小的标本要求病理医生仔细检查和病理技术人员高水平的制片技术。遇到有些小的内镜活检首先要核对"块数"，如内镜医生注明"8 块"，则送检瓶内应核实是否有"8 块"。除检查瓶内标本外，还应检查瓶盖内是否还有标本，有时这一块行将"漏网"的活检可能恰恰是病变的关键。小的标本如内镜活检应用纱布或滤纸或袋装茶叶的纸或其他裹起来固定、脱水和浸蜡。特别小的标本应用伊红染色后再包裹固定、脱水、浸蜡，否则浸蜡后小标本与蜡混在一起不易辨认。这种小活检的切片要求技术人员用快刀切，并在载玻片上捞数个至十数个蜡片。病理医生看片时每一切片上的组织片均应仔细观察，有时常常在某几个组织片中有具有诊断意义的病变。

细胞学（也称诊断细胞学）现在越来越广泛用于诊断。近年来开发的液基薄层涂片技术以及电脑辅助细胞扫描分析系统（TCCT），以及用液基薄层涂片技术加上 DNA 自动扫描仪，均可明显提高宫颈癌的检出率，以上技术和仪器也可用于胸腹腔积液、尿液、脑脊液和痰的细胞学检查。除各种脱落细胞学外，细针穿刺吸取细胞学检查（FNAC）已在全世界广泛开展。细针是指针的外径为 0.6 ~ 0.9 mm，由于针细损伤小，吸出的细胞是存活的，所以制成涂片后较脱落细胞学（细胞常退化）更易诊断。目前 FNAC 几乎用于穿刺全身所有部位的肿瘤，它的阳性率高，假阳性极少，所以很受临床和病理医生欢迎。FNAC 的成功取决于：①穿刺医生能击中目标；②制成一张薄而均匀的涂片；③病理医生对诊断细胞学的经验。三者缺一就可影响诊断。

细胞印片，特别是怀疑有肿瘤的淋巴结切面的印片对诊断很有参考价值，因一张好的印片比冷冻切片和石蜡切片更能真实反映细胞的形态和结构，并可用于免疫组织化学，因此除了纤维组织较多的组织和肿瘤外，一般细胞丰富的组织和肿瘤，在新鲜标本切开后最好都做印片观察。

五、冷冻切片

手术台上做冷冻切片的唯一理由是决定下一步治疗的方案，如乳腺肿块的良恶性，决定是否做根治术，又如肢体肿瘤的性质，决定是否要截肢等。除了这一原因外，其他均无申请作冷冻切片的理由。对病理医生来说冷冻切片要求快、准确、可靠。但是冷冻切片的质量一般不如石蜡切片，另外取材有限，因此并不是所有的冷冻切片都能做到快、准确和可靠。所以遇到不能做出明确诊断时应请临床医生再取代表性的组织或请临床医生等石蜡切片的结果，切勿勉强诊断，以造成误诊或事故。

六、病理材料的存档

如前所述大体标本应尽量照相存档，或储存在电脑数据库内。这样经过一段时间后，大体标本就可处理掉。除已制成示教或陈列的标本外，大体标本不宜长久保留（包括尸检标本），一方面这些标本占据很大的空间；另一方面长期保存的大体标本不仅色泽、外形会改变，而且这种标本已不适合取材做一般 HE 切片，更不适合用于其他辅助诊断技术。

文字资料（包括各种报告的存档部分）、病理切片及蜡块均应永远保存。这些材料犹如患者的病例一样，随时可用于复查，特别是一些疑难病例，多次的手术标本或活检集中起来复查时可能会得出更明确的诊断。此外，这些材料也是病理医生教学和科研用的第一手资料。有些医院病理科把病理切片和蜡块如同大体标本一样"定期处理"，这是不可取的。有时常常因为患者的病理资料不全而影响诊断，甚至可造成医疗纠纷或失去解决医疗纠纷的依据。

目前最好的储存办法是将文字资料输入计算机。国外以及国内一些大的医院病理科在做尸检和外检的同时以及发出正式报告后，随即将病理诊断和患者的有关资料编码输入电脑。这样不仅起到了存档作用，更方便的是随时能从电脑中提取有关病例的病理资料，以资复习和研究。目前国际上通用的编码是参考 SNOMED。

21 世纪以来，病理日常报告及材料的存档已全部信息化（通过电脑传送及储存），有些单位甚至已废除文字档案材料，这样的做法似乎有些极端，每一病例的最后病理报告包括临床病史、标本的大体形态（包括照相）、显微镜下形态特点、病理诊断及分子病理诊断均应有一份纸质的文字资料存档以方便万一电脑信息系统出问题，尚有补救的机会。

七、病理诊断医生与临床医生密切联系

病理诊断是医院对许多患者的医疗服务中的一个重要环节。病理诊断医生虽然不直接面对患者，但他做出的正确病理诊断可使患者获得正确的治疗。相反，错误的病理诊断可延误患者的治疗，甚至导致重大的医疗差错或事故。

临床医生应像请其他科医生会诊那样，向病理医生提供必要的病史、手术所见及实验室检查结果。当然有些典型的病变，不需要临床病史就能做出诊断，但多数情况下病理医生在做出诊断前需要参考病史，因为形态相似的肿瘤，发生在不同部位，可能做出不同的诊断，如儿童头面部的小细胞恶性肿瘤，很可能是胚胎性横纹肌肉瘤，而发生在儿童肾上腺的小细胞恶性肿瘤则是神经母细胞瘤的可能性大；又如发生在子宫的平滑肌肿瘤，核分裂5/10HPF仍诊断为平滑肌瘤（细胞性平滑肌瘤），但同样的平滑肌瘤发生在消化道则已能诊断为平滑肌肉瘤，类似的例子很多，总之适当的临床病史是病理医生做出正确诊断必不可少的。国外许多诊断病理专家对没有病史的病理标本一概不予以诊断。

要求手术中做冷冻切片的病例，临床医生更有责任事先向病理医生介绍病情，甚至请病理医生到手术室去，观察病变性质、部位及切除作冷冻切片的组织的部位，这样使病理科医生和技术人员能做好物质上和思想上的准备，从而有利于做出快速、准确和可靠的冷冻切片诊断。

临床医生与病理医生要相互理解、相互支持。有些临床医生把病理医生看作技术人员或化验员，这种不平等的对待，造成一些医院病理医生与临床医生之间的隔阂和关系紧张。另外，一些病理医生只管看片子，毫不关心患者的情况，也不满足临床医生提出的合理要求。临床医生和病理医生不能密切合作，受害的只能是患者。我们提倡病理医生和临床医生加强合作，相互理解、相互信任，为了患者的利益，共同努力。

八、质量控制和质量保证

质量控制和质量保证的最终目的是保证病理报告的正确性、完整性和及时性，原则上每个医院的病理科都应有质量控制和质量保证（QC/QA）计划，并有一个小组或委员会来执行和检查此QC/QA计划。目前国内许多医院还没有做到，不过有些城市已由卫生厅、卫生局指定某一或几个医院执行全市各医院QC/QA的检查。

最简单的QC/QA措施：①检查每天组织切片和（或）细胞涂片的质量；②每天的病理报告应由高年资医师复查后发出；③定期比较冷冻切片和石蜡切片诊断的符合率和正确率；④定期抽样检查病理报告有无诊断差错和文字书写（包括诊断，患者的姓名、年龄和性别等）差错；⑤定期召开科内和科间对疑难和特殊病例的会诊。

九、医院病理科的医疗法律纠纷问题

病理科医疗法律纠纷的主要原因是病理诊断错误即误诊和漏诊。另一种原因是标本或切片编号错误"张冠李戴"和标本丢失，特别是在未做大体检查前丢失标本，这是绝对不可原谅的错误，因为发生这种情况在法庭上是绝对败诉的。

造成病理诊断错误的原因与病理诊断医师的专业水平和素质、切片质量、病理科的设备

以及医院的大环境等都有关，病理诊断医师的专业水平低，对有些病变不认识或工作不够敬业（粗枝大叶，看切片不仔细，漏了重要的病变），病理科设备差（如没有合格的显微镜），则专业水平很高的病理医生也看不出病变；技术人员水平低或没有合格的制片设备，做不出合格的 HE 切片。国内许多到处会诊的"疑难外检"，有很大一部分是"制片疑难外检"，即因病理切片不好，会诊医生不能根据切片所提供的真实信息做出正确的诊断。

一旦发生医疗法律纠纷，应把有关病例的文字档案、切片、蜡块和剩余固定的组织标本等妥善封存，或交上级有关部门保管，切勿将这些资料交给无关的第三者特别是原告及其律师，一旦立案最重要的是绝对不要更改报告或记录，这样可使案件变得不可辩护。国外的法院可将私自修改报告判成有罪。

在法庭上要保持冷静，衣着整洁，要说真话，实事求是，前后一致，回答问题简单明确，尽量少加修饰词。

病理诊断医生不可能不犯错误，也不可能保证一生不被起诉，所以病理诊断医生也应认真地学习有关法律知识。

十、分子病理学

分子遗传学也称分子病理学。早在 20 世纪 90 年代，国外一些大的医学中心已建立了分子遗传病理学学科，如果说 20 世纪后期免疫组织化学成为推动病理学发展的巨大动力，21 世纪广泛开展的分子遗传学及其技术将成为第 2 个推动病理学发展的巨大动力。21 世纪医学已进入了"个性化医学时代"。分子病理学的研究发现许多疾病特别是一些癌的分子水平异质性很强，即同样形态的癌，它的基因水平可完全不同，例如两个同样形态的乳腺浸润性导管癌，有一个伴有 HER2/neu 基因扩增，另一个则没有 HER2/neu 扩增。这两个患者的治疗就不能用"一种尺寸适用于所有人"的办法，而要用"量体裁衣"的方法，即要根据肿瘤分子水平的异常进行针对性的治疗，以获得最大的疗效及最低的药物毒性。"个性化医学"特别是"个性化癌的医学"核心是靶向治疗，靶向治疗已在某些癌患者的治疗中广泛开展。诊断病理学工作者，除做出病理形态诊断外，还应尽快掌握各种分子生物学技术和分子遗传学病理技术。至少近期内能对多种常见癌做出分子分型诊断，给有关临床医生某一特定癌的形态诊断和分子病理学分型，如形态为肺腺癌，分子水平伴或不伴 EGFR 突变或 EML4-ALK 移位等。

大量的病理诊断工作和分子病理学工作需要医院病理工作者去开展，更需要医院领导及有关临床医生的支持，医院领导应支持病理科建立分子病理学实验室（包括各种必需的新的仪器、设备），增加有关实验室人员，开展各种新技术如 FISH、CGH、RT-PCR、第二代测序等。医院领导、临床医生以及病理科的工作人员，大家的目的是一致的——治好患者。

（罗文哲）

第二章

细胞病理检查技术

第一节　细胞学检查技术基本概念

细胞学制片技术，包括标本的收集、涂片、固定、染色、脱水、透明、封固等。良好的制片是细胞学诊断的重要条件，高度的责任感和严格的操作流程，以及新技术的应用是提高细胞学制片质量的重要保证。

一、细胞学检查的范畴

细胞病理学可分两大部分：脱落细胞学和针吸细胞学。

1. 脱落细胞学

采集人体中管腔器官表面脱落的细胞，其标本来自与外界相通的脏器，如胃肠道、呼吸道、泌尿道、女性生殖道等；其次来自与外界不相通的腔隙、脏器表面，如胸腹腔、颅脑腔、关节腔等积液。

2. 针吸细胞学

通过细针吸取的方法吸取组织中的活细胞，如乳腺、甲状腺、淋巴结、前列腺等穿刺。除了进行一般细胞形态学诊断外，尚可以进行细胞培养、细胞 DNA 检测。

二、细胞学检查的程序

标本采集→涂片制作→涂片固定→涂片染色→涂片封固→涂片阅片→报告打印→玻片归档。

三、细胞学检查的特点和意义

1. 准确性

通常以阳性率来表示（诊断率、符合率、准确率）。目前国际统一标准，即用敏感性及特异性来表示。前者显示除去假阴性后的阳性率，后者显示除去假阳性后的诊断准确性。

2. 敏感性

细胞学诊断以宫颈癌检查效果最佳，敏感性达90%以上。痰及尿液脱落细胞阳性率较低（50%～60%），细胞学诊断的特异性较高（98%～99%），即假阳性很低，只占1%～2%，可疑细胞只占5%。一个可靠的诊断技术应为敏感性越高越好，即假阳性和假阴性率越低越好。

3. 实用性

要求操作简便、创伤性小、安全性高，且费用少。有利于疾病的早期发现、早期诊断和早期治疗。细胞学检查技术已不再是一种单纯的诊断方法，而是观察癌前期病变的演变，指导临床用药和随访观察的重要指标。

4. 局限性

细胞学诊断有许多优点，但阳性率较低，时有漏诊和误诊。这主要与取材局限、制片方法不当有关；此外，缺乏组织结构也是影响诊断准确性的因素。

四、细胞学标本制作质量控制

细胞学制片是涂片技术重要的基本技能，质优的细胞制片直接关系到诊断的准确率和阳性率高低。

细胞学送检标本大概可分为以下三大类：第一类是临床医师取材后马上制成涂片固定后送细胞学检查（如妇科的宫颈涂片、纤支镜刷片涂片）；第二类是临床医师抽取标本后未经固定直接送到细胞室行细胞制片检查（如浆膜腔积液、痰液、尿液等）；第三类主要是妇科液基细胞学标本，临床医师用特殊的刷子取材后，将刷子上的细胞放入细胞保存液中送到细胞室行细胞制片检查。

细胞学涂片制作前质控要求如下。

（1）涂片前应准备好各种用具，如干净的载玻片、固定液、吸管、玻璃棒、小镊子。

（2）各类标本要新鲜制作，4 ℃冰箱保存的标本不超过 4 小时。

（3）涂片制作要轻巧，以免损伤细胞。

（4）涂片制作要均匀，厚薄要适度，掌握细胞量与溶液比例的稀释度。细胞量多的标本制片宜薄，细胞量少的标本制片宜集中。

（5）细胞应有效固定在载玻片的位置上，各类涂片制作后原则上以湿固定为佳，特殊情况下涂片也可半湿干固定。

细胞学制作中的质控要求，详见制片流程中相关部分。

（刘　楠）

第二节　细胞学标本采集原则和方法

一、标本采集原则

（1）采集标本必须保持新鲜，以免细胞自溶，影响细胞着色和正确诊断。

（2）采集方法应简便，以减轻患者痛苦，且不至于引起严重的"并发症"或促使肿瘤扩散。

（3）正确选择取材部位，尽可能由病区直接采取细胞并获取丰富有效的细胞成分。

（4）绝对避免错号和污染（器具和玻片干净、固定液及染液过滤、每份标本一瓶）。

（5）针吸穿刺操作时有两人配合完成采集标本较好，并了解病情和影像学资料，选择恰当的体位及穿刺点。

二、标本采集前准备

（1）所有细胞学送检标本容器清洁并要求即采集即送检。

（2）送检标本必须填写细胞送检申请单，每份标本一瓶并写明患者姓名、性别和年龄。

（3）临床送检血性胸腔积液、腹腔积液、心包液为防止标本凝固，应在容器中加入抗凝剂。可用商品化的肝素抗凝试管或用 100 g/L 浓度的乙二胺四乙酸钠（EDTA-Na），也可用 3.8% 的柠檬酸钠，与标本量之比为 1 : 10。

三、标本采集方法

1. 标本采集方式

（1）直观采集外阴、阴道、宫颈、阴道后穹隆、鼻腔、鼻咽、眼结膜、皮肤、口腔、肛管等部位，可用刮片、吸管吸取、擦拭或刷洗的方法。

（2）宫颈细胞采集从早期棉棒阴道后穹隆分泌物法、木制宫颈刮片法到现代的专用扫帚状刷取样法。

（3）用纤维光束内镜带有的微型网刷直接在食管、胃、十二指肠、气管、肺内支气管等部位的病灶处刷取细胞涂片。

（4）体表可触及的原发病变和体内脏器标本收集可采用针刺抽吸收集方式，用穿刺针准确刺穿皮肤进入病变区域后，通过提插针方式，使针尖斜面部对病变组织进行多次切割；并同时借助针管内的持续负压将切割获得的标本吸入针芯及针管内。

2. 分泌液收集法

细胞学检查收集的分泌液包括自然分泌液：尿液、痰液、前列腺液等。

（1）尿液：男性用自然排尿，女性采取中段尿。尿量不应少于 50 mL，标本要新鲜，尿液排出后 1~2 小时内制成涂片。如不能立即制片，可在标本内加 1/10 尿量的浓甲醛液或等量的 95% 的乙醇。但尿内加入上述固定液可使细胞变形或影响制片，因此，尽可能新鲜尿液离心沉淀制成涂片。

（2）痰液：指导患者漱口、深咳痰液，约三口量的痰液。挑选来自肺、支气管内的带铁锈色的血丝痰，或透明黏液痰及灰白色颗粒状痰等有效成分进行薄层均匀的涂片，每例患者制片 2~3 张。

（3）前列腺液：采用前列腺按摩取分泌物直接涂片。

3. 灌冲洗收集法

此法常用于采集胃脱落细胞，例如用于胃肠、腹腔、卵巢肿瘤术后向空腔器官灌冲。冲洗一定数量的生理盐水，使肿瘤细胞脱落，然后将冲洗液抽取离心沉淀后取细胞层直接涂片。

4. 浆膜腔积液收集法

此法常用于胸腔、腹腔、心包腔等器官内积液的抽取，抽取胸腹腔积液送检，通常由临床医师操作完成。送检胸腹腔积液的容器瓶必须事前加入抗凝剂（3.8% 的柠檬酸钠），送检浆膜腔积液的量为 20~200 mL 较合适。因特殊原因不能马上制片的标本，应放入 4 ℃ 的冰箱内保存，时间不应超过 16 小时。

（刘 楠）

第三节 细胞学涂片固定

一、固定目的

细胞离体后如果不及时固定，就会释放出溶酶体酶将细胞溶解，导致组织自溶，丧失原有结构。因此，细胞采集后应选用合适的固定液进行固定，使细胞内的蛋白质凝固、沉淀成不溶性，并使细胞尽可能保持原有的形态结构和所含的各种物质成分。细胞涂片的固定在细胞学制片中极为关键。细胞固定的好坏会直接影响后续的涂片和染色，进而影响细胞学诊断的准确性。

通过乙醇能迅速凝固细胞内的蛋白质、脂肪和糖类，使其保持与活细胞状态相仿的成分和结构，使细胞各部分尤其是细胞核染色后能清楚地显示细胞的内部结构。进行经典的巴氏染色，用乙醇和乙醚或甲醇固定细胞涂片是极为重要的。假如乙醇浓度不够、细胞核固定不佳，易造成人为的假阴性报告。

二、固定液种类

乙醇是细胞涂片常用的固定液，可使细胞内的蛋白质、核蛋白和糖类等迅速凝固，产生不溶于水的沉淀。乙醇很少单独使用，通常与冰醋酸、乙醚等混合使用。在巴氏染色中，乙醇类固定液更是首选的固定液。

常用的固定液如下。

1. 95%的乙醇-冰醋酸固定液

95%的乙醇   100 mL

冰醋酸   1 mL

常用的细胞涂片固定液，冰醋酸渗透力强，可加快细胞的固定。

2. 乙醇-乙醚固定液

无水乙醇   49.5 mL

乙醚   49.5 mL

冰醋酸   1 mL

常用的细胞涂片固定液，固定快速，尤其是作巴氏染色，为首选的固定液。乙醚容易挥发，气味较大，应密封保存。

3. Carnoy 固定液

无水乙醇   60 mL

三氯甲烷   30 mL

冰醋酸   10 mL

适用于核酸、糖原、黏蛋白等特殊染色；也适合固定含血较多的细胞标本，冰醋酸能够加强胞核染色，也能溶解红细胞，并可减低细胞由于乙醇引起的收缩。一般固定 3~5 分钟，再用 95%的乙醇继续固定 15 分钟。

4. 甲醇固定液

用于干燥固定的涂片（血片）和某些免疫细胞化学染色。

5. 丙酮固定液

冷丙酮常用于酶的细胞化学染色和免疫荧光染色。

6. 10%的中性缓冲甲醛固定液

主要用于固定细胞沉渣制作细胞蜡块。如果用于固定细胞涂片，固定较慢，也容易引起细胞脱落，因此，不适宜直接固定细胞涂片。

三、固定方法

1. 浸泡湿固定法

（1）固定操作：将细胞涂在玻片上后，应稍晾干，但不能完全干燥，在涂片快干但还湿润时，立即浸泡在固定液中固定15～20分钟。这种固定方法也称为湿固定。

（2）注意事项：①玻片标本固定时应将玻片垂直置入固定液，避免涂片相互摩擦；②各种细胞涂片均应及时用湿固定法进行固定，否则涂片干燥后会严重影响染色效果。

2. 喷雾固定法

将采集的细胞涂好片后，平放在架子上，将乙醇等固定液喷洒在涂片上进行固定，干燥后保存或待染色。染色前需要在蒸馏水中浸泡约10分钟。优点是简单快速，缺点是容易固定不均匀。

四、质量控制

1. 制作标本要新鲜

送检标本要新鲜制作，在室温下不能停留超过2小时，脑脊液更不能超过1小时。胸腹腔积液、心包积液、痰液可在冰箱内放置12～24小时。尿液在冰箱中停放不超过2小时。

2. 湿固定的原则

制片后标本玻片尾部最易干燥，干燥后的玻片会引起细胞核膨胀和着色不清，胞质干燥后巴氏伊红、亮绿着色不鲜艳，诊断受影响。

3. 固定液要过滤

每天每次使用后的固定液要用滤纸或棉花过滤后才能重复使用，但乙醇浓度不能低于90%的含量，否则要更换新固定液，主要是防止交叉细胞污染。

（胡成乙）

第四节　细胞学常规染色技术

一、染色的作用

没有经过染色的细胞，难以通过显微镜观察到细胞核和细胞质内部各种细微的结构。因此，需要用不同的染料将细胞的形态结构及不同的成分显示出来，以便在显微镜下进行观察。

二、染色的机制

细胞染色机制比较复杂，一般认为细胞染色主要是通过物理吸附作用和化学结合作用来使细胞核和细胞质染上不同的颜色，并且产生不同的折射率，从而能通过显微镜来观察。

1. 物理吸附作用

染料的色素成分被吸附进入组织和细胞间隙内而显色。

2. 化学结合作用

染料的助色团具有与组织细胞很强的亲和力，能够与细胞及其细胞内相应物质结合生成有色的不溶性的化合物沉淀而显色。

三、染料分类

（1）染料根据其来源可分为天然染料如苏木精和人工合成染料如结晶紫等。

（2）根据染料所含有的发色团分为硝基染料、偶氮染料、醌亚胺染料、苯甲烷染料、蒽醌染料、重氮盐和四重氮盐类和四唑盐类染料等。

（3）根据染料所含有的助色团性质分为酸性染料、碱性染料和中性染料等。

四、常规染色方法

细胞学染色方法有多种，主要有常规染色、特殊染色（或称细胞化学染色）和免疫细胞化学染色。可根据不同的检验要求和研究目的加以选择应用。

常规染色法有巴氏染色、苏木精-伊红（HE）染色和迈格林华-吉姆萨染色（MGG染色）法等。

（一）巴氏染色

巴氏染色起初仅用于阴道上皮雌激素水平的测定以及检测生殖道念珠菌、滴虫等病原体的感染。染色方法经过不断改良后，胞质染色液分别有EA36、EA50和EA65。目前主要用于妇科细胞学涂片染色，多采用EA36和EA50染色液，是用来筛查宫颈癌及癌前病变的常用细胞学染色方法。巴氏染色也适合胸腔、腹腔积液，痰液等非妇科标本的染色，常采用EA65染色液。

巴氏染色染液中含有阳离子、阴离子和两性离子，具有多色性染色效能。因此，染出的细胞质具有色彩多样、鲜艳、透明性好及细胞核的核膜、核仁、染色质结构清晰的特点。巴氏染色主要有两组染液，胞核染液如苏木精，胞质染液如EA36，以达到核质对比清晰鲜艳的目的。

1. 试剂配制

（1）改良 Lillie-Mayer 苏木精染液。

苏木精　5 g

无水乙醇　50 mL

硫酸铝钾　50 g

蒸馏水　650 mL

碘酸钠　500 mg

甘油　300 mL

冰醋酸　20 mL

分别将苏木精溶于无水乙醇，硫酸铝钾溶于蒸馏水（可加热至40~50 ℃使硫酸铝钾更容易溶解），用玻璃棒轻轻搅动使彻底溶解，待恢复至室温后，与苏木精无水乙醇液充分混合，再加入碘酸钠，最后加入甘油和冰醋酸。

（2）碳酸锂水溶液。

碳酸锂 1 g

蒸馏水 100 mL

（3）橘黄 G 染液。

橘黄 G 0.5 g

蒸馏水 5 mL

用橘黄 G 0.5 g 溶于 5 mL 蒸馏水，再加无水乙醇 95 mL，然后加 0.015 g 磷钨酸，使用前过滤。存储在深棕色瓶中。

（4）0.5% 的淡绿乙醇储备液。

淡绿 0.5 g

95% 的乙醇 100 mL

（5）0.5% 的伊红 Y 乙醇储备液。

伊红 Y 0.5 g

95% 的乙醇 100 mL

（6）1% 的伊红 Y 乙醇储备液。

伊红 Y 1 g

95% 的乙醇 100 mL

（7）0.5% 的俾斯麦棕乙醇储备液。

俾斯麦棕 0.5 g

95% 的乙醇 100 mL

（8）EA36 染液。

0.5% 的淡绿乙醇储备液 45 mL

0.5% 的伊红 Y 乙醇储备液 45 mL

0.5% 的俾斯麦棕乙醇储备液 10 mL

磷钨酸 0.2 g

（9）EA50 染液。

0.5% 的淡绿乙醇储备液 6 mL

1% 的伊红 Y 乙醇储备液 40 mL

纯甲醇 25 mL

冰醋酸 2 mL

95% 的乙醇 21 mL

磷钨酸 2 g

2. 染色操作流程

（1）涂片用 95% 的乙醇，冰醋酸固定液固定 10 ~ 15 分钟。

（2）95% 的乙醇、80% 的乙醇、70% 的乙醇、蒸馏水分别浸泡 1 分钟。

（3）改良 Lillie-Mayer 苏木精染液染色 5 ~ 10 分钟。

（4）自来水冲洗多余染液。

（5）1% 的盐酸乙醇液分化约 4 秒。

（6）1%的碳酸锂水溶液蓝化1分钟，自来水洗5分钟。

（7）依次置入70%的乙醇、80%的乙醇、95%的乙醇（Ⅰ）和95%的乙醇（Ⅱ）各1分钟。

（8）橘黄G液染色1~2分钟（此步可省略）。

（9）依次在95%的乙醇（Ⅰ）、95%的乙醇（Ⅱ）漂洗去掉多余橘黄G染液。

（10）EA36染液染色3~5分钟。

（11）依次用95%的乙醇（Ⅰ）、95%的乙醇（Ⅱ）、无水乙醇（Ⅰ）和无水乙醇（Ⅱ）脱水各1分钟。

（12）二甲苯透明，中性树脂封片。

3. 结果

角化细胞胞质呈粉红色，全角化细胞胞质呈橘黄色，角化前细胞胞质呈浅蓝色或浅绿色，细胞核呈蓝紫色，核仁呈橘红色，白细胞核呈蓝色，胞质呈淡蓝淡绿色，红细胞呈橙红色。

（二）苏木精-伊红（HE）染色

1. 试剂配制

（1）改良Lillie-Mayer苏木精染液。

（2）0.5%的伊红Y乙醇液。

2. 染色操作

（1）涂片从95%的乙醇-冰醋酸固定液内取出，80%的乙醇浸泡1分钟。

（2）蒸馏水洗1分钟。

（3）改良Lillie-Mayer苏木精染液染色5~10分钟。

（4）自来水冲洗1分钟。

（5）0.5%的盐酸乙醇液分化3~5秒。

（6）自来水冲洗促蓝10分钟，80%的乙醇浸洗1分钟。

（7）0.5%的伊红Y乙醇液染色1分钟。

（8）80%的乙醇浸洗1分钟。

（9）依次用95%的乙醇（Ⅰ）、95%的乙醇（Ⅱ）、无水乙醇（Ⅰ）和无水乙醇（Ⅱ）脱水各1分钟。

（10）二甲苯透明，中性树胶封片。

3. 结果

胞质呈淡红色，胞核呈紫蓝色，核仁呈红色。

（三）迈格林华-吉姆萨染色（MGG染色）

1. 染液配制

（1）迈格林华染液。

迈格林华（May-Grunwald）原液　1 mL

蒸馏水　9 mL

新鲜配制，不能保存。

（2）吉姆萨染液。

吉姆萨（Giemsa）原液　1 mL

蒸馏水　9 mL

新鲜配制，不能保存。

2. 染色操作

（1）涂片固定后蒸馏水洗 2 mL。

（2）迈格林华染液滴染 15 分钟。

（3）倒弃涂片上的染液，用自来水冲洗干净。

（4）吉姆萨染液滴染 15 分钟。

（5）倒弃涂片上的染液，用自来水冲洗干净。

（6）甩干水分，镜检。必要时干燥后用中性树胶封片。

3. 结果

细胞核呈紫红色，细胞质和核仁呈深浅不同的蓝色。

4. 注意事项

（1）适用于淋巴造血系统（血片）或胸腔、腹腔积液等标本。

（2）必要时可干燥染片后用中性树胶封片，不宜用乙醇脱水，否则容易脱色。

五、质量控制

（1）固定好细胞涂片是染色质量的保证。细胞样本涂片完成后应及时固定，但要注意涂片含水太多，立即固定时容易使细胞脱落；太干燥又会使细胞胀大，甚至溶解，导致胞核染色不佳、结构模糊。

（2）常用 EA 染色液有 EA36、EA50 和 EA65 三种，均由淡绿、伊红 Y、俾斯麦棕和磷钨酸组成，各自比例不同，但染色结果相似。EA36 适用于妇科标本染色，而 EA65 比较适合于非妇科的标本。

（3）橘黄 G 和 EA 类染液通常使用 15 天，时间过久，会使胞质染色的颜色不够鲜艳，应根据染片量定期更换。

（4）配制 EA 染液时，pH 的调节对胞质分色好与差有较大影响。如 pH 偏高，则上皮细胞质染色偏红色，可加少许的磷钨酸降低其 pH；如 pH 偏低，则上皮细胞质染色偏蓝或绿色，可加少许饱和碳酸锂溶液调高其 pH。

（5）细胞核在盐酸分化时要把握好时间和盐酸的浓度，着色过浅或过深对细胞学的诊断都会造成严重的影响。

（6）血液多和蛋白质多的液体标本，容易造成核染色过深或背景复杂，应先用缓冲液或标本清洗液处理后再制作标本涂片。

（7）可选用商品化的染色试剂，建立规范的操作流程。

（8）苏木精染色注意事项：使用染色时应控制好苏木精染色时间，掌握盐酸、乙醇的浓度及分化时间，避免核染色过深或太浅。苏木精质量较差或使用过久的苏木精染液，会导致核浅染或核染色质不清，也会出现蓝染的结晶颗粒。

（9）注意脱水：应及时更换脱水透明的 100% 乙醇或在其后增加一道苯酚，二甲苯脱水透明剂（在南方潮湿天气尤其适合选用），避免脱水不彻底引起片子出现雾状，使细胞轮廓模糊不清，不利于镜下观察。如果细胞片封片不及时，吸入空气中的水分，鳞状上皮细胞质会出现深褐色斑点。

（10）分开固定：细胞涂片中的细胞较容易脱落，不同病例的细胞片应分开固定，避免样本之间的交叉污染；染片中有皱褶而且重叠的细胞，应考虑到在染色中有可能发生的交叉污染。

（11）涂片量较多时选用分多次染色，应该先染脑脊液和尿液等细胞量较少的标本，其次是宫颈脱落细胞标本，最后染痰、支气管冲洗、纤支镜毛刷和体液等细胞涂片；并每天过滤染色所用的试剂和染色液。

（胡成乙）

第五节 其他细胞学染色技术

在临床细胞学诊断中，许多在常规巴氏染色和 HE 染色难以诊断的疾病，需要通过应用其他一些细胞学染色技术进一步确诊。

一、特殊染色和组织化学染色技术

在细胞学诊断中，用常规的染色方法很难观察到细胞中的一些物质如细菌、黏液和色素等，需要用特殊染色方法来将这些特殊的物质显示出来。因此，通过应用特殊染色和组织化学染色技术，可使一些细胞学常规染色难以诊断的疾病得到进一步确诊，有助于提高细胞病理诊断水平。

细胞学特殊染色方法有很多种，显示不同的物质可选用相应的染色方法，其试剂配制和染色操作和组织的特殊染色操作相似。

二、免疫细胞化学技术

免疫细胞化学技术是在常规染色和细胞化学染色的基础上，根据抗原抗体反应原理而发展起来的染色技术，广泛应用于临床病理诊断，也是细胞诊断中重要的辅助技术之一。尤其是对于判断肿瘤细胞的来源、分类和鉴别诊断起着重要作用。许多用常规染色依靠细胞形态学难以诊断的疾病，通过应用免疫组织化学技术大部分可得到确诊。

细胞涂片的免疫细胞化学技术染色操作和组织的免疫组织化学技术染色操作相似，但也有不同之处，如固定液的选用，是否需要抗原修复等会有所差异；尤其是细胞涂片中细胞膜完整，抗原抗体要通过细胞膜浸入，往往需要进行增加细胞膜通透性等处理。而细胞蜡块切片的染色操作和组织切片的染色操作相同。

三、分子病理学技术

细胞学分子生物学技术是新兴的病理学诊断辅助技术之一，是指在细胞学的基础上，将分子生物学和细胞遗传学的一些技术，在分子水平上检测细胞中的生物性标志物来辅助细胞学诊断。在肿瘤的早期诊断、鉴别诊断以及指导和评估临床治疗方面有重要作用。随着技术的稳定，越来越广泛地应用于临床细胞学诊断，成为临床细胞学诊断不可缺少的辅助技术，有助于提高细胞学诊断水平。在临床细胞学诊断中，主要应用显色原位杂交技术和荧光原位杂交技术。细胞学原位杂交和组织学原位杂交相似，但也有所不同。目前大多采用商品化检查试剂盒，不同的试剂盒操作步骤不同，应按试剂盒说明书进行操作。

四、涂片重染方法

常规涂片染色一般都有 2 张或 2 张以上的涂片，当诊断需要再行其他特殊染色或免疫细胞化学染色时，要将其中一张片脱色来重新染色；一些旧片因褪色，或染色错误，也需要将其脱色后再进行重染。

1. 去除盖玻片

将片子先轻微加热，使中性树胶软化，然后浸入二甲苯并经常上下移动玻片，直到盖玻片自然脱下。不能人为将盖玻片移除，否则容易把细胞一起脱下。

2. 水化脱去盖玻片

再用二甲苯完全洗去中性树胶，用 95% 的乙醇洗去二甲苯，80% 的乙醇洗 1 分钟，蒸馏水洗 2 分钟。

3. 胞核褪色

将涂片浸入 1% 的盐酸乙醇液浸泡 15～30 分钟或更长时间，在镜下观察，直至将苏木精完全脱去，流水冲洗 10～15 分钟完全除去盐酸。

4. 胞质褪色

将细胞核脱色后的涂片浸泡在 80% 的乙醇中，至胞质颜色脱去，蒸馏水洗 2 分钟。

5. 完全脱色的涂片

根据需要重新染色。

（彭　鹏）

第三章

肿瘤病理诊断技术

第一节　肿瘤病理学概论

一、概述

（一）肿瘤的概念

肿瘤是机体细胞在内外致瘤因素长期协同作用下导致其基因水平的突变，失去了对其生长的正常调控，从而促使细胞持续过度增殖并导致发生转化而形成的新生物。

（二）肿瘤组织的特点

肿瘤组织一般具有以下 3 个特点。

（1）肿瘤是机体变异细胞的过度增生，具有异常的形态、代谢和功能，并在不同程度上失去了分化成熟的能力，与生理状态下的增生以及炎症和修复时的增生有着本质上的区别。

（2）肿瘤组织的生长与机体不协调，往往不受机体的正常调控，具有相对的自主性。

（3）肿瘤组织生长旺盛，即使在致瘤因素去除以后，仍具有无限制生长的能力。

二、肿瘤的发展阶段

恶性肿瘤的发生和发展往往需要经历漫长的演变过程，当调节细胞生长、增殖、分化和凋亡等基因发生突变、缺失或扩增时，将导致基因表达调控失常，细胞的形态和功能发生改变，转化为肿瘤细胞。

肿瘤的发展可分为 4 个阶段。

1. 癌前病变

是指一类可能发展为恶性肿瘤的前驱阶段病变，如不治疗即可能转变为癌；常见的消化系统肿瘤癌前病变有慢性萎缩性胃炎、结肠多发性腺瘤性息肉病、结节性肝硬化等。

2. 上皮内瘤变

包含各类上皮的非典型增生性病变，组织学表现为上皮内细胞不同程度的异型增生。上皮内瘤变分为轻度、中度和重度（即高级别）3 级。以食管鳞状上皮为例，轻度异型增生指异型增生的鳞状细胞限于食管黏膜上皮的下 1/3，中度异型增生扩展到上皮的中下 2/3，重度异型增生则达到上皮的中下2/3以上，累及整个上皮但尚未突破基底膜时，称为原位癌。高级别上皮内瘤变提示为癌前病变，包括以往描述的上皮重度不典型增生和原位癌，病变具有高癌变危险性和不可逆转性。

3. 早期浸润癌

癌细胞突破表皮或黏膜的基底膜或黏膜肌层达真皮或黏膜下，但侵犯周围组织局限在一定范围内，称为早期浸润癌。早期浸润癌的诊断标准一般以浸润深度为准，但不同器官或部位不完全一致；早期胃癌为癌组织局限于黏膜层和黏膜下层，而不论有无淋巴结转移，腺癌限于黏膜层，可分为小黏膜癌（直径 <4 cm）和浅表性癌（直径 >4 cm）两种，当黏膜下层广泛浸润时，称为穿透性变型；早期大肠癌为癌组织局限于黏膜层和黏膜下层，一般无淋巴结转移。早期肝癌为单个癌结节或相邻两个癌结节直径之和 <3 cm。WHO 工作小组明确指出，诊断结直肠癌时必须存在通过黏膜肌层浸润到黏膜下层的特点，否则不能诊断为癌。同时，进一步指出具有腺癌形态特点的病变限于上皮或只侵犯固有膜而缺乏通过黏膜肌层浸润到黏膜下层，实际上无转移的危险。因此，WHO 工作小组认为"高级别上皮内瘤变"比"原位腺癌"恰当，"黏膜内瘤变"比"黏膜内腺癌"恰当。

4. 浸润性癌

癌浸润周围组织的范围超过早期浸润性癌。

三、肿瘤的分类

（一）根据肿瘤的生物学行为分类

1. 良性肿瘤

肿瘤通常生长缓慢，限于局部，呈膨胀性或外生性生长，边界清楚，常有包膜。肿瘤分化较成熟，色泽和质地接近相应的正常组织，组织和细胞形态变异较小，核分裂象不易见到。一般情况下，肿瘤不复发，也不转移。

2. 恶性肿瘤

肿瘤通常生长迅速，呈浸润性或破坏性生长，边界不清，无包膜或仅为纤维性假包膜，常伴有出血和坏死。肿瘤分化差，色泽和质地不同于相应的正常组织，组织和细胞形态变异大，显示异型性，核分裂象增多，并可见病理性核分裂。肿瘤常复发，容易转移。

3. 交界性肿瘤

指一组生物学行为介于良性肿瘤和恶性肿瘤之间的肿瘤，也称为中间性肿瘤。

（二）根据肿瘤的组织学和遗传学特征分类

1. 上皮组织肿瘤

起自外胚层（如皮肤）、内胚层（如胃肠道）或中胚层（如泌尿生殖道）。按功能可分为被覆上皮和腺上皮两种，前者包括表皮和被覆空（管）腔壁黏膜上皮，后者包括腺管和腺泡。

2. 间叶组织肿瘤

起自于软组织（包括纤维组织、脂肪组织、肌组织、脉管、滑膜和间皮）、骨和软骨。

3. 淋巴造血组织肿瘤

多发生于淋巴结、骨髓、脾脏、胸腺和各部位的淋巴组织。

4. 神经组织肿瘤

起自于中枢和周围神经。

5. 神经外胚层肿瘤

起自神经外胚层，如神经母细胞瘤、原始神经外胚层瘤和骨外尤文肉瘤。

6. 性索和生殖细胞肿瘤

如卵黄囊瘤和胚胎性癌。

7. 胚胎残余及器官胚基肿瘤

前者如脊索瘤、颅咽管瘤和中肾管残余组织形成的肿瘤，后者如视网膜母细胞瘤、肝母细胞瘤、肺母细胞瘤和肾母细胞瘤。

8. 神经内分泌肿瘤

瘤细胞具有神经内分泌细胞性分化，如胰岛细胞瘤和副神经节瘤。

9. 细胞分化未定的肿瘤

如滑膜肉瘤和上皮样肉瘤。

10. 混合性肿瘤

如畸胎瘤和癌肉瘤。

四、肿瘤的命名

（一）一般命名法

主要依据肿瘤的生物学行为来命名。

1. 良性肿瘤

按部位＋组织分化类型＋瘤，如腮腺混合瘤、卵巢浆液性乳头状囊腺瘤和颈部神经鞘瘤等。

2. 交界性肿瘤

按部位＋交界性或非典型性或侵袭性＋组织分化类型＋瘤，如卵巢交界性浆液性乳头状囊腺瘤。

3. 恶性肿瘤

向上皮组织分化的恶性肿瘤，按部位＋上皮组织分化类型＋癌，如食管鳞状细胞癌、直肠腺癌；向间叶组织分化的恶性肿瘤，按部位＋间叶组织分化类型＋肉瘤，如腹膜后平滑肌肉瘤；向胚胎组织分化的肿瘤，按部位＋母细胞瘤，多数为恶性，如肝母细胞瘤、胰母细胞瘤等；肿瘤内同时含有上皮和肉瘤成分时，按部位＋癌或腺＋肉瘤；肿瘤内含有两种或两种胚层以上成分时，按部位＋畸胎瘤或未成熟畸胎瘤，如卵巢成熟性囊性畸胎瘤等。

（二）特殊命名法

1. 按人名来命名

如 Hodgkin 淋巴瘤、Ewing 肉瘤、Wilms 瘤、Askin 瘤、Paget 病、Krukenberg 瘤等。

2. 按肿瘤的形态学特点来命名

如海绵状血管瘤、多囊性间皮瘤。

3. 按解剖部位来命名

如颈动脉体瘤等。

4. 按传统习惯来命名

如白血病和蕈样肉芽肿等。

五、肿瘤的分级和分期

（一）分级

肿瘤的组织学分级依据肿瘤细胞的分化程度、异型性、核分裂象和有无坏死来确定，一般用于恶性肿瘤。对于上皮性肿瘤，国际上普遍采用的是三级法，即Ⅰ级为高分化，属低度恶性，Ⅱ级为中分化，属中度恶性，Ⅲ级为低分化，属高度恶性。如食管或肺的鳞状细胞癌可分为Ⅰ级、Ⅱ级和Ⅲ级。胃或大肠癌可分为分化好、分化中等和分化差，或分为低度恶性（包括分化好和中分化）和高度恶性（包括差分化和未分化）。分化好的管状腺癌主要由单个腺管组成，很少有复合腺管，细胞核极性容易辨认，细胞核大小一致，很像腺瘤的上皮；中度分化由单个、复合或稍不规则的腺管组成，细胞核极性不易辨认或消失；分化差的癌腺管高度不规则或失去腺管分化，细胞核极性也消失，分化差的部分占肿瘤的50%或以上。

（二）分期

国际抗癌联盟（UICC）制订了一套TNM分期系统，其目的在于帮助临床医师制订治疗计划，提供预后指标，协助评价治疗效果和便于肿瘤学家之间交流信息。针对每一系统，设立了两种分期方法，即临床分期和病理分期。

六、肿瘤的生长与扩散

（一）肿瘤的生长方式

1. 膨胀性生长

是大多数良性肿瘤的生长方式。

2. 外生性生长

多见于位于体表、体腔或管腔表面的肿瘤，良性肿瘤和恶性肿瘤均可呈外生性生长，但恶性肿瘤常发生坏死、脱落或形成溃疡。

3. 浸润性生长

是大多数恶性肿瘤的生长方式，肿瘤呈蟹足样、树根样或放射状浸润和破坏周围组织。

（二）肿瘤的侵袭

肿瘤沿组织间隙、淋巴管、血管和黏膜面或浆膜面侵袭周围组织。

（三）肿瘤的转移

肿瘤的转移方式主要有以下3种。

1. 淋巴转移

是上皮性肿瘤常见的转移方式。

2. 血行转移

瘤细胞侵入血管后随血流到达远隔部位继续生长，形成转移灶。

3. 种植性转移

位于体腔内器官的肿瘤可浸润至脏器浆膜面，侵破浆膜时瘤细胞脱落，如播种样种植在体腔其他脏器表面，形成多灶性的转移瘤。如 Krukenberg 瘤即由胃癌种植至卵巢所致。

（彭　鹏）

第二节　肿瘤的一般形态和结构

一、肿瘤的肉眼形态

肿瘤的肉眼形态多种多样，并可在一定程度上反映肿瘤的良恶性。

1. 肿瘤的数目和大小

肿瘤的数目不一，通常为一个，称为单发瘤。也可为多个，称为多发瘤。肿瘤的大小可以差别很大。小者只有几毫米，很难发现，如甲状腺的隐匿癌。有的甚至在显微镜下才能发现，如原位癌。大者直径可达数十厘米，重达数千克乃至数十千克，如卵巢的浆液性囊腺瘤。一般来说，肿瘤的大小与肿瘤的性质（良恶性），生长时间和发生部位有一定的关系。生长于体表或大的体腔（如腹腔）内的肿瘤有时可长得很大；生长于密闭的狭小腔道（如颅腔、椎管）内的肿瘤则一般较小。肿瘤极大者通常生长缓慢，生长时间较长，且多为良性。恶性肿瘤一般生长迅速，很快可引起转移和患者死亡，常长得不大，一般不会超过 1 kg。出现多个肿瘤要考虑是否为恶性肿瘤转移，也可为某些特殊的遗传性良性肿瘤，如神经纤维瘤病，或者为不同来源的多发性肿瘤。

2. 肿瘤的形状

肿瘤的形状多种多样，有乳头状、菜花状，绒毛状、蕈状、息肉状、结节状、分叶状、浸润性团块、弥漫肥厚状、溃疡性和囊状等。肿瘤形状上的差异一般与其发生部位、组织来源、生长方式和肿瘤的良恶性密切相关。

3. 肿瘤的颜色和质地

肿瘤的颜色和质地一般接近其来源的正常组织，如脂肪瘤呈黄色，切面有油腻感。恶性肿瘤的切面多呈灰白色或灰红色，但可因其含血量的多寡，有无变性、坏死、出血，以及是否含有色素等而呈现各种不同的颜色。就质地而言，癌的切面一般较干燥，多数肉瘤切面湿润，质嫩，呈鱼肉状。有时可从肿瘤的色泽和质地大致推测其为何种肿瘤，如血管瘤多呈红色或黯红色，脂肪瘤呈黄色，黑色素瘤呈黑色，绿色瘤呈绿色等。

4. 肿瘤的硬度

肿瘤的硬度一般较周围的正常组织为大，并且与肿瘤的种类、肿瘤实质与间质的比例以及有无变性、坏死等有关。如骨瘤很硬，脂肪瘤质软；实质多于间质的肿瘤一般较软，反之则较硬；瘤组织发生坏死时变软，有钙盐沉着（钙化）或骨质形成（骨化）时则变硬。

5. 肿瘤的包膜

一般来说，良性肿瘤常有完整的包膜，与周围组织分界清楚，因而手术时容易分离和完整切除；恶性肿瘤一般无包膜，常常侵入周围组织，以致边界不清，手术时应扩大切除范围。生长迅速的恶性肿瘤可压迫周围正常组织，形成“假包膜”，需与良性肿瘤的真性包膜鉴别。

二、肿瘤的显微镜下组织结构

各种肿瘤的镜下形态改变虽然多种多样，但任何一个肿瘤在镜下都可分为实质和间质两部分。

1. 肿瘤的实质

肿瘤实质是肿瘤的主要成分，克隆性增生之肿瘤细胞的总称。肿瘤的生物学特点以及每种肿瘤的特殊性主要由肿瘤的实质决定。由于身体内几乎所有的器官和组织都可发生肿瘤，故肿瘤实质的形态也多种多样。病理医生在显微镜下通过识别各种肿瘤实质细胞的形态确定其组织来源，对其进行分类、命名和组织学诊断，并根据其分化程度和异型性大小确定肿瘤的良恶性和恶性程度。

2. 肿瘤的间质

肿瘤的间质一般由结缔组织和血管构成，还有数量不等的巨噬细胞和淋巴细胞等。虽然肿瘤的生物学行为主要取决于实质，但间质成分起着支持和营养肿瘤实质的作用，而且构成的微环境以及间质成分与肿瘤实质的相互作用往往对肿瘤的生长和分化起决定性的作用。间质，尤其是纤维组织的多少也决定肿瘤的硬度。间质缺乏的肿瘤较软，呈鱼肉样，如肉瘤；而富于间质的肿瘤则较硬，如乳腺的硬癌。

（庄秋榕）

第三节 肿瘤的组织、细胞病理学诊断

一、肿瘤的组织病理学诊断

（一）常用方法

1. 标本的获取

（1）针芯穿刺活检：又称针切活检或钻取活检。用带针芯的粗针穿入病变部位，抽取所获得的组织比细针穿刺的大，制成的病理组织切片有较完整的组织结构，可供组织病理学诊断，如乳腺肿瘤的针芯穿刺活检。

（2）咬取活检：用活检钳通过内镜或其他器械，咬取或钳取病变组织作组织病理学诊断，如鼻咽部、胃和宫颈等处的活组织检查。

（3）切开活检：切取小块病变组织，如可能，包括邻近正常表现的组织供组织病理学诊断。此法常用于病变太大，手术无法完全切除或手术切除可引起功能障碍或毁容时，为进一步治疗提供确切的依据。

（4）切除活检：将整个病变全部切除后供组织病理学诊断。此法本身能达到对良性肿瘤或某些体积较大的早期恶性肿瘤（如乳腺癌、甲状腺癌）的外科治疗目的。切除活检可仅为肿块本身或包括肿块边缘正常组织和区域淋巴结的各种类型广泛切除术和根治术标本。

2. 大体标本的处理

针芯穿刺、咬取和切开活检小标本的处理较简单，切除活检标本，尤其恶性肿瘤根治标本需按各类标本的要求做出恰当的处理。

在大体标本处理前，病理医师必须了解临床病史、实验室检查和影像学检查等结果，以确定如何取材，是否需要做特殊研究。外科医师应对标本作适当标记，以提供病变解剖方向、切缘等信息，并记载于病理申请单上。

活检标本送达病理科时，通常已固定在4%甲醛（10%福尔马林）或其他固定液中，此时已不宜再做一些特殊研究（如细菌培养、某些免疫组织化学染色、理想的电镜检查和遗传学检测），病理医师应在术前会诊，确定是否需留取新鲜组织供特殊研究，避免标本处理不当而再次活检。小块组织活检常用于确定病变的良恶性，如为恶性肿瘤，则可等待根治性切除标本后再做其他检查。

大体标本，尤其根治性标本应详细描述肿瘤的外形、大小、切面、颜色、质地、病变距切缘最近的距离，所有淋巴结都应分组，并注明部位。恶性肿瘤标本的表面应涂布专用墨水，以便于在光镜下正确判断肿瘤是否累及切缘。所有病变及可疑处、切缘和淋巴结均应取材镜检。

3. 制片的类型

（1）常规石蜡切片：是病理学中最常用的制片方法。各种病理标本固定后，经取材、脱水、浸蜡、包埋、切片、染色和封片后在光镜下观察。全部制片过程一般1天左右可完成，3天内就可发出病理诊断报告。石蜡切片的优点是取材广泛而全面，制片质量较稳定，组织结构清晰，便于阅片。适用于针芯穿刺、咬取、切取和切除等各种标本的组织学检查。有时还可根据诊断或研究工作的需要，做成大切片，把部分或整个病变的切面制成一张切片，长达2~5 cm或更长，以观察病变的全貌。

（2）快速石蜡切片：将上述常规制片过程简化，在加温下进行，依次用甲醛溶液固定，丙酮脱水和软石蜡浸蜡后包埋，切片和染色。整个制片过程需20分钟左右，约30分钟即可做出病理诊断。此法优点是设备简单，制片快速，只要有石蜡切片机的基层医院均可进行。切片质量近似常规石蜡切片，可适用于各种标本的快速诊断，尤其适用于宫颈锥形切除和软组织肿瘤标本。本法的缺点是耗费人力和试剂较多，取材不宜过大，制片质量有时不易掌握，现多已被冷冻切片取代。

（3）冷冻切片：过去用氯乙烷法、二氧化碳法和半导体制冷法制片，由于易受工作环境气温的影响，制片技术要求较高，制片质量欠稳定，现除一些基层医院还在使用外，已被恒冷切片机制作的冷冻切片代替。恒冷切片机在制作切片时，整个切片过程均在恒冷箱内进行，制片质量良好且稳定，接近于常规石蜡切片，出片速度快，从组织冷冻、切片到观察，仅需15分钟左右即可做出病理诊断。此法还可用于不适宜固定、脱水和浸蜡等方法处理的某些组织化学和免疫组织化学检查的制片。恒冷切片机制作冷冻切片的成本较高，使用年限通常为8~10年。

（4）印片：将巨检所见可疑组织与玻片接触，制成印片染色后观察，作出快速诊断，此法虽属细胞学诊断，但常与冷冻切片同时应用，以提高术中诊断的确诊率，也可作为无法进行冷冻切片时的应急措施。

（二）应用范围

1. 常规组织病理学检查

所有活组织标本均应进行病理学检查，绝对不允许把标本随意丢弃，以致延误病情而影响诊治。如本院或本地无病理科时，应将标本及时送到邻近有条件的病理科（室）作病理学检查。在病理学检查中，80%~90%病例应用常规石蜡切片，HE染色后作病理学诊断。

2. 手术中快速组织病理学检查

这是临床医师在实施手术中，就与手术方案有关的疾病诊断问题请求病理医师进行紧急会诊的一种快速组织病理学检查，病理医师要在很短的时间内（通常 15~30 分钟），向手术医师提供参考性病理学诊断意见。现大多采用快速冷冻切片技术，少数情况采用快速石蜡切片技术。

与常规石蜡切片的病理学诊断相比，快速冷冻切片会诊具有更多的局限性和误诊的可能性。因此，临床各科如需要做冷冻切片协助诊断，应事先向病理科提出申请，手术前一天向病理科递交快速活检申请单，填写患者的病史，重要的影像学、实验室检查等资料以及提请病理医师特别关注的问题，尽可能不要在手术进行过程中临时申请。负责冷冻切片诊断的主检病理医师应了解患者的相关临床情况，必要的术前检查和既往有关的病理学检查情况等。

（1）冷冻切片指征：由于冷冻切片耗费人力，有一定的局限性和无法确诊率，事后仍需用常规石蜡切片对照方能做出最后诊断，故冷冻切片主要用于手术中病理会诊，必须严格掌握应用指征。

1）需要确定病变性质，如肿瘤或非肿瘤，若为肿瘤，需确定为良性、恶性或交界性，以决定手术方案。

2）了解恶性肿瘤的播散情况，包括肿瘤是否侵犯邻近组织、有无区域淋巴结转移。

3）确定手术切缘情况，有无肿瘤浸润，以判断手术范围是否合适。

4）帮助识别手术中某些意想不到的发现以及确定可疑的微小组织，如甲状旁腺、输卵管、输精管或交感神经节等。

5）取新鲜组织供特殊研究的需要，如组织化学和免疫组织化学检测、电镜取材、微生物培养、细胞或分子遗传学分析以及肿瘤药物敏感试验等。

（2）确诊率：冷冻切片诊断由于取材少而局限、时间紧迫、技术要求高，确诊率比常规石蜡切片低，有一定的误诊率和延迟诊断率。冷冻切片的确诊率一般为 92%~97%，误诊率为 1%~2%，延迟诊断率为 2%~6%。

冷冻切片诊断对手术治疗有重大帮助和指导意义，Ackerman（1959）指出"冷冻切片的唯一目的在于做出治疗上的决策"。由于冷冻切片诊断有一定的局限性，有较高的误诊率和延迟诊断率，因此，除在手术前外科医师需与病理医师沟通外，在手术中如遇到疑难问题，病理医师应及时与手术医师联系或亲临手术室了解术中情况和取材部位。当冷冻切片诊断与临床不符或手术医师对冷冻诊断有疑问时，应立即与病理医师联系，共同商讨处理办法。对需截肢或手术范围广泛的根治性切除之前，冷冻切片诊断一般应有两位高年资病理医师共同确诊才可签发报告。

（三）诊断报告书

1. 基本内容

（1）患者基本情况：包括病理号、姓名、性别、年龄、送检医院或科室、住院号、门诊号、送检和收验日期。

（2）巨检和镜检要点描述：包括标本类型、大体表现，肿瘤的组织学类型、亚型或变型，病理分级（分化程度）、浸润深度，脉管和神经浸润情况，淋巴结转移情况，切除标本的切缘有无肿瘤浸润以及有无继发性病变或伴发性病变等。对于罕见或特殊的肿瘤、交界性肿瘤或生物学行为不明确的肿瘤，应在备注栏内注明意见或参考文献，以供临床参考。

（3）与病理学诊断相关的特殊检查：包括免疫组织化学、电镜、细胞和分子遗传学等特殊检查的结果和解释。

（4）提供恶性肿瘤的预后和进一步治疗选择的指标：病理学报告还可提供恶性肿瘤的预后指标（癌基因、抑癌基因和增殖活性等）以及进一步治疗选择的指标（如雌、孕激素受体，CD20、CD117 和 c-erbB2 表达情况）。

2. 诊断表述基本类型

（1）Ⅰ类：检材部位、疾病名称、病变性质明确和基本明确的病理学诊断。

（2）Ⅱ类：不能完全肯定疾病名称、病变性质，或是对于拟诊的疾病名称、病变性质有所保留的病理学诊断意向，可在拟诊疾病/病变名称之前冠以诸如病变"符合为""考虑为""倾向为""提示为""可能为""疑为""不能排除（除外）"之类词语。

（3）Ⅲ类：检材切片所显示的病变不足以诊断为某种疾病（即不能做出Ⅰ类或Ⅱ类病理学诊断），只能进行病变的形态描述。

（4）Ⅳ类：送检标本因过于细小、破碎、固定不当、自溶、严重受挤压（变形）、被烧灼、干涸等，无法做出病理诊断。

对于Ⅱ、Ⅲ类病理学诊断的病例，可酌情就病理学诊断及其相关问题附加建议、注释和讨论。Ⅳ类病理学诊断的病例，通常要求临床医师重取活组织检查。

（四）病理会诊

病理会诊是病理科常规工作之一，其目的是征询第二种或更多种意见，以提高病理学诊断的质量。由于用于病理学诊断的组织学切片可以永久保存，同时能够让不同或相同，一名或多名病理医师在相同或不同时间进行评价，这对疑难或有争议的病例进行会诊提供了可能。

我国现有的大多数医院病理科几乎每天都要面对涉及全身各部位的不同疾病作出病理学诊断，而病理医师由于自身经验、知识累积和工作条件所限，任何一名病理医师都不可能通晓所有疾病的诊断。临床医学的发展，各学科的分支越来越细，仅外科就已分成神经外科、胸外科、普外科、泌尿外科、矫形外科、小儿外科、肿瘤外科等十几个亚专科，对病理学诊断的要求也越来越高。综合性医院的病理科医师对专科疾病（如血液病理学、肾脏病理学、肝脏病理学、神经病理学和皮肤病理学等）的诊断标准较难于掌握，而专科医院的病理科医师一般也不熟悉本专科以外疾病的病理诊断和鉴别诊断。所以，对病理医师而言，需要病理会诊来解决一些疑难病例和少见病例的病理学诊断。

病理会诊可在病理诊断报告书签发之前或之后进行。病理诊断报告书签发之前的病理会诊常因病例疑难或少见，主检病理医师难以作出明确诊断，递交科内或院外会诊。病理诊断报告书签发之后的病理会诊原因较复杂。第一种情况是原诊治医院受医疗技术限制，无法治疗或无法进一步治疗而需要转院，收治医院的临床医师为确保在准确诊断前提下进行治疗，提出病理会诊；第二种情况是原诊治医院的临床医师认为病理学诊断结果与临床不符，与病理医师沟通后仍不能达成一致意见，提出院外会诊；第三种情况是患者及其家属对原诊治医院病理学诊断的报告存有疑虑而要求院外会诊，此时往往由患者或其家属到一家或多家医院要求会诊；第四种情况是基层医院病理科条件所限，不能进行一些特殊检查如免疫组织化学、电镜等，要求上一级有条件医院会诊；第五种情况是原诊治医院与患者发生医疗纠纷，患者及其家属提出法律诉讼，法院要求上一级医院予以会诊。

病理会诊可由申请方（医院或患方）将病理切片直接带至会诊方会诊，这称为直接会诊。申请方如通过图像传送系统要求会诊方进行远程切片会诊，称为间接会诊。无论何种情况，会诊方如接受会诊，应提出会诊意见。病理会诊报告是会诊方组织有关病理专家个人或集体阅片后的咨询意见。会诊意见书上应写明："病理医师个人会诊咨询意见，仅供原病理学诊断的病理医师参考。"原病理学诊断的病理医师应自行决定是否采纳病理会诊的咨询意见和采纳的程度。

二、肿瘤的细胞病理学诊断

（一）常用方法

正确采集肿瘤细胞是细胞病理学诊断的先决条件，也是提高确诊率的关键。采集样本要尽可能从病变处直接取样方能代表主要病变。采集方法应安全、简便，患者不适感少，且要防止引起严重并发症或促使肿瘤播散。

1. 脱落细胞学检查

对体表、体腔或与体表相通的管腔内肿瘤，利用肿瘤细胞易于脱落的特点，取其自然脱落或分泌排出物，或用特殊器具吸取、刮取、刷取表面细胞进行涂片检查，也可在冲洗后取冲洗液或抽取胸腔、腹腔积液离心沉淀物进行涂片检查。

适用于脱落细胞学检查的标本有痰液、尿液、乳头排液、阴道液涂片；宫颈刮片、鼻咽涂片、食管拉网涂片、各种内镜刷片；抽取胸腔积液、腹腔积液、心包积液和胸脊液离心涂片；支气管冲洗液沉淀涂片。

2. 穿刺细胞学检查

用直径 <1 mm 的细针刺入实体瘤内吸取细胞进行涂片检查。对浅表肿瘤可用手固定肿块后直接穿刺，对深部肿瘤则需在 B 超、X 线或 CT 引导下进行穿刺。

3. 涂片制作

取材后应立即涂片，操作应轻巧，避免损伤细胞，涂片须厚薄均匀。涂片后应在干燥前立即置于 95% 乙醇或乙醇乙醚（各半）混合液固定 15 分钟，以保持良好的细胞形态，避免自溶。常用的染色方法有苏木精-伊红（HE）法、巴氏法、吉姆萨法和瑞氏法等。

传统的涂片用手推，近年来应用一项在取材、涂片和固定等多个环节上均有革新的细胞学技术——液基细胞学。此项技术最早用于宫颈细胞学检查，现已广泛应用于非妇科细胞学标本。该技术利用细胞保存液，将各类标本及时固定，并转化为液态标本，然后采用密度梯度离心或滤膜过滤等不同的核心技术，去除标本中可能掩盖有诊断意义细胞的物质，如红细胞、炎症细胞、黏液或坏死碎屑等，进而利用自动机械装置涂片，使细胞均匀薄层分布于直径 1~2 cm 的较小区域内进行阅片。该技术可获得背景清晰的高质量涂片，可大大减少阅片时间，提高阳性诊断率。此外，细胞保存液延长了标本保存期，便于标本转运，并可重复制片，还能保护细胞中的 RNA、DNA 和蛋白质免受降解，有利于分子生物学和遗传学等技术的开展。除此之外，薄层涂片技术使计算机自动细胞图像分析筛选成为可能。

（二）应用范围

1. 脱落细胞学检查

（1）阴道脱落细胞学：吸取或刮取宫颈或阴道后穹隆的细胞制备涂片，通常用巴氏或

HE 染色。最常用于宫颈鳞状细胞癌的诊断和普查，诊断正确率可达 90% 以上。此外，还可用来观察女性内分泌激素水平的变化。

（2）痰涂片和支气管刷片细胞学：可用于肺癌的诊断和组织学分型，如鳞状细胞癌、小细胞癌或腺癌。

（3）胸腔、腹腔积液脱落细胞学：抽取胸腔、腹腔积液，经离心后吸取沉淀物制备涂片，可用于肺癌、胃肠道癌、卵巢癌和恶性间皮瘤等诊断和鉴别诊断。

（4）尿液脱落细胞学：收集尿液，经离心后吸取沉淀物制备涂片，常用于膀胱肿瘤的诊断。

（5）乳房、乳头溢液细胞学：可用于诊断乳腺炎症性疾病、导管上皮细胞增生、非典型增生和乳腺癌。

（6）其他：食管拉网涂片检查常用于食管鳞状细胞癌和其他病变的诊断；胃灌洗液涂片可用于胃腺癌的诊断；脑脊液和心包积液抽取后离心沉淀，制备涂片，分别用于神经系统炎症和肿瘤以及心包转移性肿瘤和恶性间皮瘤的诊断。

2. 穿刺细胞学检查

某些器官或组织既无自然脱落细胞，内镜又不能达到，需用穿刺细胞学检查。最常用于浅表可触及的肿块，如淋巴结、乳腺、涎腺、甲状腺、前列腺和体表软组织，也可在超声引导、X 线或 CT 定位下穿刺深部组织的肿块，如肝、肺、胰腺、肾脏、卵巢、腹膜后、软组织和骨等。

（1）淋巴结：是穿刺细胞学最常见的部位，可用于诊断淋巴结转移性癌，也可用于区分恶性淋巴瘤和反应性增生，结合免疫组织化学技术还可对某些类型恶性淋巴瘤进行组织学分型，对疑为恶性淋巴瘤者，为确保正确分型，最好做组织病理学检查。

（2）乳腺：穿刺细胞学检查有助于术前确定乳腺肿块的性质，便于制订治疗计划和决定手术方式，诊断正确率达 80% ~90%。穿刺涂片还可行雌、孕激素测定，以利于术前化疗药物的选择。

（3）涎腺：主要用于大涎腺（腮腺、颌下腺和舌下腺）的穿刺细胞学检查，以确定肿块性质和肿瘤的良恶性。诊断的正确率较低，一般在 70% ~80%。由于涎腺肿瘤的上皮和间质成分变化多端，而良性肿瘤大多有包膜，有些学者认为应谨慎应用。

（4）甲状腺：穿刺细胞学检查对甲状腺炎、结节性甲状腺肿、乳头状癌、髓样癌和间变性癌有帮助，但不能用于滤泡性腺瘤和癌的诊断和鉴别诊断。

（5）胸腔、腹腔脏器：在超声、X 线或 CT 引导下的细针穿刺细胞学检查可用于肝、肺、胰腺、肾脏和卵巢等实质脏器肿块的诊断，诊断正确率达 80% ~90%。

（6）其他：纵隔、腹膜后、软组织和骨等部位也可用细针穿刺做细胞学检查，但诊断较困难，常难以正确区分肿瘤的良恶性或做出明确的组织学分型。

（三）诊断报告书

1. 基本内容

填写患者基本情况同组织病理学诊断报告书，包括病理号、姓名、性别、年龄、送检医院或科室、住院号、门诊号、送检日期和收验日期。

2. 诊断表述基本类型

（1）直接表述性诊断：适用于穿刺细胞学标本的诊断报告。根据形态学观察的实际情况，对于某种疾病或病变做出肯定性（Ⅰ类）、不同程度意向性（Ⅱ类）细胞学诊断，或是提供形态描述性（Ⅲ类）细胞学诊断，或是告知无法做出（Ⅳ类）细胞学诊断。

（2）间接分级性诊断：用于查找恶性肿瘤细胞的细胞学诊断。

1）三级法：分阳性、可疑和阴性。阳性为找见肯定的恶性细胞，临床医师可依据细胞学诊断报告行手术切除、化学治疗或放射治疗；可疑为找见难以确诊的异型细胞，临床医师应重复细胞学检查或做活组织检查，如临床和影像学等检查强烈提示恶性，也可进行治疗；阴性为仅找见正常或炎症变性细胞。

2）四级法：分为阳性、可疑、非典型性和阴性。非典型性细胞属于狭义的癌前病变中见到的细胞，还可能包括异型显著的炎症变性细胞，甚或数量很少而形态不典型的癌细胞。非典型细胞的临床意义不明确，需进一步检查，不能单独依据此结果进行治疗。

3）五级法：Ⅰ级为无异型或不正常细胞；Ⅱ级为细胞学有异型（核异质细胞），但无恶性证据；Ⅲ级为细胞学怀疑为恶性；Ⅳ级为细胞学高度怀疑为恶性；Ⅴ级为细胞学确定恶性。

4）Bethesda 系统分级法：用于宫颈和阴道涂片细胞学检查，采用巴氏染色法。为两级法，即低级别鳞状上皮内病变（LGSIL）和高级别鳞状上皮内病变（HGSIL）。

WHO 不推荐用数字式分级诊断，建议细胞学报告应采用诊断性名称，如有可能还应说明类型（鳞状细胞癌、腺癌、小细胞癌等）。

（四）优点和局限性

1. 优点

细胞学检查取材方便，所需设备较简单，操作、制片和检查过程快速，给患者造成的痛苦很小，易于推广和重复检查，是一种较理想的肿瘤诊断方法。细胞学检查还适用于宫颈癌和食管癌等肿瘤的普查。

2. 局限性

细胞学检查有较高的假阴性率，一般为 10% 左右，因此，阴性结果并不能否定恶性肿瘤的存在；深部肿瘤如肝癌、肺癌、胰腺癌和肾癌等，常难以取得较理想的标本；早期食管癌、贲门癌和肺癌，尽管拉网或痰液细胞学检查为阳性，影像学检查往往不能显示出肿瘤的确切部位，难以精确定位而影响治疗，还需进一步做内镜检查来确定肿瘤的部位。细胞学检查结果如与临床不符或有争议的病例，应设法取活组织作组织病理学检查，明确诊断。

（庄秋榕）

第四节　肿瘤病理学诊断的特殊技术

一、特殊染色和组织化学技术

目前实验室常用的特殊染色和组织化学技术主要有以下 8 种。

（一）PAS 染色（高碘酸-雪夫法）

可以显示糖原和中性黏液物质、基膜、大多数真菌和寄生虫，还可以显示腺泡状软组织肉瘤瘤细胞胞质内结晶，阳性反应呈红色。

（二）网状纤维染色

显示网状纤维和基膜物质。网状纤维主要由Ⅲ型胶原纤维组成，基膜则主要由Ⅳ型胶原和层黏连蛋白构成。网状纤维和基膜吸附银并呈 PAS 阳性染色是由于其表面被覆蛋白多糖或糖蛋白。常规工作中，以银为基础的网状纤维染色主要用于区分：①上皮性和非上皮性肿瘤；②各种间叶性肿瘤之间的鉴别；③原位癌和浸润性癌。

显示网状纤维染色的方法很多，常用方法有 Gomori 和 Gorden-Sweets 氢氧化银氨液浸染法，结果显示网状纤维呈黑色，胶原纤维呈黄棕色，胞核呈灰褐色或红色（核固红复染）。

（三）三色染色

为结缔组织多色染色法，是用 3 种颜色显示多种结缔组织成分，如胶原、肌肉、淀粉样物质、黏液物质、纤维素、软骨、神经胶质和血细胞成分等，主要用于显示或区分各种纤维成分。由 3 种染料成分所显示的 3 种组织结构分别是细胞核、胞质和细胞外纤维。如 Masson 三色染色法结果为胶原纤维、黏液、软骨呈蓝色，胞质、肌肉、纤维素、神经胶质呈红色，胞核呈黑色。

（四）淀粉样物染色

淀粉样物质是一种病理性细胞外蛋白质，因其与淀粉在碘液中呈相同染色反应而得名。常规 HE 染色，淀粉样物质为无细胞均一、淡嗜伊红色物质，其化学成分约 90% 为原纤维性蛋白，10% 为 P 成分（一种糖蛋白）。淀粉样原纤维性蛋白主要有两大类：一为淀粉样轻链（AL）蛋白，由浆细胞分泌，含免疫球蛋白轻链；另一为淀粉样相关（AA）蛋白，由肝细胞合成的非免疫球蛋白物质。淀粉样物沉着可见于肿瘤、慢性感染和某些遗传性疾病等多种疾病。在骨髓瘤、重链病、Waldenstrom 巨球蛋白血症、甲状腺髓样癌、胰岛细胞瘤、肺小细胞癌等肿瘤中存在淀粉样物质。

刚果红染色显示淀粉样物质呈红色，胞核呈蓝色，在荧光显微镜下呈橘黄色或红色，在偏振光显微镜下呈苹果绿色双折光性。甲基紫染色显示淀粉样物质呈紫红色或红色，胞核呈蓝色。

（五）亲银和嗜银细胞染色

分布在全身各处的神经内分泌组织和细胞具有亲银或嗜银特性。亲银细胞具有将银溶液直接还原成不溶性黑色金属银的能力，而嗜银细胞则需加入还原剂后才能将银溶液还原成金属银。肾上腺嗜铬细胞瘤、少数类癌（起源于后肠）亲银细胞染色阳性，大多数类癌嗜银细胞染色阳性，甲状腺髓样癌、垂体腺瘤、胰岛细胞瘤、皮肤 Merkel 细胞癌、全身各处神经内分泌癌等可呈亲银或嗜银细胞染色阳性。

常用的亲银细胞染色是 Masson-Fontana 银染色法，亲银细胞颗粒呈棕黑色，黑色素也呈黑色，胞核呈红色。常用的嗜银细胞染色是 Grimelius 硝酸银染色法，此法最好采用 Bouin 液固定组织，嗜银细胞颗粒呈棕黑色，背景呈黄色或浅棕色。

（六）中性脂肪染色

脂质在组织化学上可以分为单纯脂质、复合脂质和衍生脂质 3 类。中性脂肪通常采用脂溶性色素染色法，脂溶性色素主要有苏丹Ⅲ、苏丹Ⅳ、油红 O 等，这些色素既能溶于有机溶剂又能溶于脂质内，故不能用于石蜡包埋的材料，只能在新鲜组织冷冻切片上进行染色。

目前，肿瘤病理诊断上主要用于皮脂腺肿瘤和脂肪肉瘤的诊断，卵巢纤维瘤与卵泡膜纤维瘤的鉴别诊断，有时也可用于恶性纤维组织细胞瘤、黄色瘤和肾上腺皮质肿瘤的诊断和鉴别诊断。苏丹Ⅳ（猩红）和油红 O 染色法都能将脂质染成红色，但油红 O 染色反应最强，且能显示细小脂滴。

（七）色素染色

许多色素在一般常规 HE 染色切片上很相似而不易区分，通常需要采用不同的特殊染色方法显示，来确定色素的性质。肿瘤病理学诊断工作中使用比较多的是含铁血黄素和黑色素染色。

显示含铁血黄素的常用方法是 Perls 染色法，含铁血黄素组织呈蓝色，其他组织呈红色。显示黑色素的常用方法是 Masson-Fontana 银染色法，含黑色素组织呈黑色，其他组织呈复染的颜色，可用于恶性黑色素瘤的诊断，也可为一些含黑色素的病变如色素痣、蓝痣，含黑色素的肿瘤如色素性神经鞘瘤、透明细胞肉瘤等的诊断和鉴别诊断提供依据。

（八）黏液染色

黏液可分为中性和酸性两大类。中性黏液由氨基己糖和游离己糖组成，不含酸性反应基（游离酸根或硫酸酯）；酸性黏液较复杂，可分为硫酸化结缔组织黏液（包括涎酸的羧基化黏液）和透明质酸。

中性黏液对 PAS 染色呈阳性反应，不能被淀粉酶消化。酸性黏液因其成分不同，对奥辛蓝（AB）、甲苯胺蓝、胶体铁、高铁二胺（HID）以及硼氢化物/氢氧化钾/高碘酸雪夫（PB/KOH/PAS）染色呈不同染色反应。

胃型胃癌、黏液表皮样癌、某些黏液腺癌、脊索瘤和滑膜肉瘤含中性黏液，PAS 染色阳性。肠型胃癌和结直肠癌含酸性黏液，AB 染色呈蓝色，HID 染色则可将硫酸化酸性黏液染成棕黑色，而羧基化（涎酸）酸性黏液染成蓝色。

含黏液的间叶性肿瘤如黏液脂肪肉瘤和黏液纤维肉瘤中的黏液为透明质酸，在 AB 染色前先用透明质酸酶消化则可使染色反应消失，黏液软骨肉瘤 AB 染色阳性，但不能用此法取消 AB 的蓝色反应。

二、电子显微镜技术

电子显微镜（电镜）是病理形态诊断和研究中的一个重要工具。电镜分辨率高，最大分辨率可达 0.2 nm，是光镜（0.2 μm）的 1 000 倍，能清楚显示细胞的微细结构（亚细胞结构），可用于肿瘤病理诊断和鉴别诊断的辅助检查，也可用于肿瘤的病因和发病机制的研究。电镜有数种类型，包括透射电镜、扫描电镜、超高压电镜和分析电镜等。下文仅叙述肿瘤病理诊断中最常用的透射电镜。

（一）应用

1. 区别分化差的鳞癌和腺癌

鳞癌有发育良好的细胞间桥粒和胞质中张力微丝；腺癌有微绒毛，连接复合体，胞质内黏液颗粒或酶原颗粒。

2. 区别分化差的癌和肉瘤

癌有细胞连接和基膜；肉瘤通常无细胞连接，也无基膜，但可有外板。

3. 区别腺癌和恶性间皮瘤

腺癌的微绒毛少，短而钝，中间微丝和糖原颗粒少，含黏液颗粒或酶原颗粒；恶性间皮瘤的微绒毛多、细长，中间微丝和糖原颗粒较丰富，不含黏液颗粒和酶原颗粒。

4. 无色素性黑色素瘤

胞质内存在不同成熟阶段的前黑色素小体。

5. 神经内分泌肿瘤

胞质内含有神经分泌颗粒，依据颗粒的大小、形状、电子致密度和空晕的有无和宽度等特征还可进一步区分不同类型的神经内分泌肿瘤。

6. 小圆细胞恶性肿瘤

小细胞癌的细胞器发育差，偶见桥粒、张力微丝和原始细胞连接，有时在胞质内含神经分泌颗粒；胚胎性横纹肌肉瘤有肌动蛋白和肌球蛋白微丝以及 Z 带物质；Ewing 肉瘤的细胞器很少，但有丰富的糖原颗粒；成神经细胞瘤的胞质内含微管和致密核心颗粒，胞膜有许多细长的树突状突起。

7. 确定某些软组织肿瘤的起源或分化

平滑肌肉瘤有伴致密体的肌微丝，质膜下微饮空泡和外板；血管肉瘤的胞质内可找见特征性 Weibel-Palade 小体；腺泡状软组织肉瘤有类晶体和大量线粒体；透明细胞肉瘤有黑色素小体。

8. 其他

Langerhans 组织细胞增生症中能见到呈杆状的 Birbeck 颗粒；精原细胞瘤的胞核中可见显著的核仁丝。

（二）注意事项

（1）电镜检查在肿瘤病理诊断中仍起着一定的作用，与其他辅助方法如特殊染色或免疫组织化学技术一样，电镜结果的解释必须结合临床资料、大体形态、常规光镜检查和其他辅助方法一起做出。

（2）组织离体后必须迅速取材和固定，超过 1 小时未固定的组织不宜做电镜检查。电镜观察范围很小，应结合光镜、先在 1 mm 薄切片定位后再做超薄切片观察。

（3）检查者必须了解自溶和坏死等人工伪像的超微结构形态特点，必须熟悉各种肿瘤电镜表现的特点和变化范围。

（4）电镜确定肿瘤的细胞起源时，通常需证实假定细胞的一组超微结构特征。例如，要确定为平滑肌细胞，在电镜下应观察到有伴致密体的肌微丝、质膜下微饮空泡和外板。肌成纤维细胞也可以见到伴致密体的微丝束，但无其他平滑肌的超微结构特征，而有胞质内发育良好的粗面内质网和细胞间的纤维连接。

（5）肿瘤电镜诊断时，超微结构特点一般无法用于区别肿瘤的良恶性。在分化差的恶性肿瘤中，不是每个肿瘤都有特征性超微结构特点。

（6）电镜诊断报告书应单独做出，并附于病理诊断报告书中。

三、免疫组织化学技术

（一）概述

免疫组织化学（IHC）技术是用已知抗体或抗原在组织切片上检测组织和细胞中相应未

知抗原或抗体的一种特殊组织化学技术。IHC 方法特异性强，敏感性高，将形态、功能和物质代谢密切结合一起，已成为现代诊断病理学上最重要、必不可少的常规技术。

当前 IHC 所用的抗体多达上千种，可分为多克隆抗体和单克隆抗体两大类。多克隆抗体的优点是制备方便，敏感性高，可用于石蜡切片，部分多克隆抗体有较好抗原特异性，缺点是非特异性交叉反应较多，抗血清效价不太稳定。单克隆抗体的优点是抗原特异性强，质量和效价稳定，可根据需要随时批量生产，非特异性交叉反应少，缺点是敏感性较低，有些单克隆抗体只能在冷冻切片上染色。最近研制的兔源性单克隆抗体的敏感性增高，且大多数常用的抗体都能在石蜡切片上标记。

IHC 检测方法很多，目前应用最多的方法是过氧化物酶-抗过氧化物酶法（PAP 法）和亲和素-生物素复合物法（ABC 法），其他可选择的方法有生物素-链霉亲和法（B-SA 法），碱性磷酸酶-抗碱性磷酸酶法（APAAP 法）和多聚体标记二步法（如 En Vision 法）等。

（二）常用标记物

1. 上皮性标记物

最常用的是角蛋白（Ker）和上皮膜抗原（EMA），其他标记物包括桥粒蛋白和包壳蛋白等。

（1）角蛋白（Ker）：又称细胞角蛋白（CK），是一组分子量 40~68 kD 的中间微丝（直径 8~10 nm）蛋白，为细胞骨架蛋白的一部分，存在于上皮细胞内和复层鳞状上皮的无细胞角质层内。在胶电泳上至少可以区分出 20 种不同类型的角蛋白，按等电点不同分为碱性和酸性两大组，在上皮细胞内常成对表达。正常的复层上皮和导管上皮主要表达高分子量角蛋白，单层上皮和腺上皮则主要表达低分子量角蛋白。

抗角蛋白抗体种类很多，但没有一种抗体能识别所有亚型角蛋白。主要识别高分子量角蛋白的抗体有 AE3 和 34βE12，主要识别低分子量角蛋白的抗体有 AE1、35βH11 和 CAM5.2。将 AE1 和 AE3 混合或 34βE12 和 35βH11 混合，则可同时识别高分子量和低分子量角蛋白。角蛋白阳性的肿瘤有癌、恶性间皮瘤和生殖细胞肿瘤（精原细胞瘤除外），阳性反应定位在细胞质中；角蛋白阴性的肿瘤则有大多数肉瘤、恶性淋巴瘤和恶性黑色素瘤。要进一步区分鳞癌和腺癌或特殊组织和器官来源的癌时，则可用针对不同分子量的角蛋白抗体（如 CK5、CK10、CK7、CK20 等）和其他标记物。有些间叶来源的肿瘤可表达角蛋白，通常为 CK8 和 CK18，而不表达 CK7、CK19 和其他角蛋白。

（2）上皮膜抗原（EMA）：一种人乳脂肪小球膜上的跨膜糖蛋白，存在于正常乳腺组织肿瘤中，也存在于许多其他上皮性肿瘤中，EMA 定位于正常乳腺上皮细胞膜的顶端，但在肿瘤细胞上定位于整个细胞膜上。EMA 的敏感性不如角蛋白，肝细胞癌、基底细胞癌、胚胎性癌、垂体腺瘤、甲状腺髓样癌和肾上腺皮质腺癌不表达 EMA。EMA 的特异性也不如角蛋白，浆细胞瘤、间变性大细胞淋巴瘤、霍奇金淋巴瘤和某些间叶性肿瘤可表达 EMA。EMA 与角蛋白一起应用能作为上皮细胞的补充标记物。

2. 非上皮性标记物

与上皮性标记物相对，包括间叶组织标记物波形蛋白和肌组织、内皮、组织细胞和细胞外间质等各种标记物。

（1）波形蛋白：一种分子量 57 kD 的中间微丝蛋白，存在于成纤维细胞、肌细胞、内皮细胞、淋巴细胞、施万细胞、室管膜细胞和黑色素细胞中，也可出现在各种间叶源性肿瘤中。由于波形蛋白缺乏细胞类型特异性，对诊断帮助不大，但可作为有用的"对照标记物"，阳性反应定位在细胞质中。

（2）肌动蛋白：一种具有收缩功能的细微丝蛋白（直径 5~6 nm），广泛存在于各种不同类型细胞。肌肉特异性肌动蛋白有两种：α-平滑肌肌动蛋白（α-SMA）存在于平滑肌、肌成纤维细胞和肌上皮细胞及其相应肿瘤中，阳性反应定位在细胞质中；肌肉特异性肌动蛋白（MSA）存在于平滑肌和横纹肌及其相应肿瘤中，阳性反应也定位在细胞质中。

（3）结蛋白（Des）：一种分子量 53 kD 的中间微丝蛋白，存在于大多数肌细胞（骨骼肌、平滑肌和心肌）及其相应肿瘤中，阳性反应定位在细胞质中。

（4）肌源性转录因子 D 家族（myoD 家族）：两种核内蛋白 myoD1 和成肌蛋白能特异性定位在向横纹肌分化肿瘤的核内。

（5）钙调结合蛋白：钙调结合蛋白存在于平滑肌、肌成纤维细胞和肌上皮细胞及其相应肿瘤的细胞质中。

（6）CD31、CD34 和第 8 因子相关抗原（F8）：存在于内皮细胞、血管瘤和血管肉瘤中，是血管内皮细胞标记物，其中 CD31 的特异性较高。

（7）D2-40：淋巴管内皮细胞和淋巴管肿瘤的标记物，阳性反应定位于细胞膜上，正常血管内皮不表达 D2-40。D2-40 还可在恶性间皮瘤、精原细胞瘤、卵巢浆液性肿瘤和胃肠道间质瘤等肿瘤中表达。

（8）CD68、CD163、溶质酶（Lys）和第ⅩⅢa 因子：这些组织细胞或所谓纤维组织细胞标记物中，除 CD163 的特异性较强外，其他标记物可在许多其他肿瘤中表达，特异性差，阳性反应均定位在细胞质中。

（9）纤维连接蛋白（FN）、层黏连蛋白和骨连接蛋白（ON）：这些细胞外间质标记物可出现在成纤维细胞、骨母细胞和基底膜中，可用于肿瘤诊断和肿瘤浸润的研究。

3. 淋巴造血组织标记物

淋巴造血组织，尤其是淋巴细胞在其发育和分化过程中能形成许多分化性抗原，应用相应的抗体能区分出免疫表型不同的细胞系，同一细胞系的不同亚型和不同分化阶段的细胞群。这些标记物在现代淋巴瘤和白血病的诊断和分型中必不可少。

（1）白细胞共同抗原（LCA、CD45）：一种存在于所有造血细胞、分子量 220 kD 的抗原，它不存在于非造血组织中。抗 LCA 抗体是区别造血组织与非造血组织的良好标记物，特异性高达 100%，敏感性达 96%，至今未发现假阳性反应，故广泛应用于淋巴瘤的诊断和鉴别诊断。阳性反应定位在细胞膜上。

（2）免疫球蛋白（Ig）：免疫球蛋白重链有五类（μ、γ、α、δ 和 ε），而轻链仅两类（κ 和 λ）。Ig 是 B 淋巴细胞和 B 细胞淋巴瘤可靠的标记物，几乎所有不同分化阶段的 B 细胞及其相应肿瘤都可在细胞表面和（或）胞质内表达 Ig。病理诊断中最常用 Igκ 和 Igλ 是否克隆性表达来鉴别反应性滤泡增生还是滤泡性淋巴瘤，有时也可用 IgH 来区别某些类型的 B 细胞淋巴瘤。

（3）全 B 细胞标记物：最常用的是 CD20 和 CD79α，其他标记物有 CD19、CD22、Oct-2 和 Bob-1。约 90% 以上 B 细胞淋巴瘤和结节性淋巴细胞为主的霍奇金淋巴瘤表达上述抗体。除 CD79α 为胞质染色、Oct-2 和 Bob-1 为胞核染色外，其余均为胞膜染色。

（4）全 T 细胞标记物：常用的有 CD3、CD45RO，其他标记物有 CD2、CD5 和 CD7。T

淋巴细胞和 T 细胞淋巴瘤能表达上述抗体，阳性反应定位在细胞膜上。

（5）NK 细胞相关标记物：CD56 和 CD57，在 NK 细胞、NK 细胞淋巴瘤和 NK 样 T 细胞淋巴瘤中表达，定位在细胞膜上。

（6）组织细胞、树突状细胞和髓细胞相关标记物：CD68 和 CD163 用于标记组织细胞肉瘤，定位于胞质，呈颗粒性。S-100 蛋白、CD1a 和 Langerin 用于标记 Langerhans 组织细胞增生症，S-100 蛋白定位于胞核，其余两种定位于胞质，如单独 S-100 蛋白阳性，见于胶质树突细胞肿瘤。CD21、CD35 和 Clusterin 用于标记滤泡树突细胞肿瘤，定位于胞质。MPO 是粒细胞和髓细胞肿瘤相关标记物，定位于胞质，颗粒性。

（7）淋巴细胞不同分化阶段或亚群相关标记物：TdT 是 B、T 或 NK 细胞系的淋巴母细胞肿瘤标记物，定位于胞核。CD10 和 bcl-6 可用于确定滤泡中心细胞来源的肿瘤，而 MUM-1 则用于确定活化 B 细胞来源的肿瘤（包括浆细胞肿瘤），其中 CD10 定位于胞质，bcl-6 和 MUM-1 定位于胞核。CD38 和 CD138 用于标记浆细胞、浆母细胞和某些免疫母细胞肿瘤，阳性反应定位于细胞膜上。

（8）其他：CD15 和 CD30 用于诊断霍奇金淋巴瘤，阳性反应定位在 Golgi 区和细胞膜。cylinD1 用于诊断套细胞淋巴瘤，定位在胞核。CD30 和 ALK 用于诊断间变性大细胞淋巴瘤，ALK 定位在胞核或胞质。bcl-2 可用于鉴别反应性滤泡增生和滤泡性淋巴瘤，前者阴性，后者阳性，定位在胞质。TIA-1、粒酶 B 和穿孔素用于 NK 细胞肿瘤或 NK 样 T 细胞淋巴瘤的辅助诊断，定位在胞质，颗粒性。Ki-67 是反映肿瘤活性的标记物，定位在胞核。

4. 神经组织标记物

（1）胶质纤维酸性蛋白（GFAP）：一种分子量 51 kD 的中间微丝蛋白，它是星形胶质细胞的主要成分，也存在于室管膜细胞、胶质瘤和室管膜瘤中。髓母细胞瘤和含胶质细胞或向胶质细胞分化肿瘤内可局灶性存在 GFAP 阳性细胞，阳性反应定位在胞质和胞质突起中。

（2）神经微丝蛋白（NF）：一种由 68 kD、150 kD 和 220 kD 不同分子量亚单位组成的三联体，是神经元特异性中间微丝。NF 存在于神经元、神经节细胞、肾上腺髓质嗜铬细胞、神经内分泌细胞以及相应的肿瘤中。阳性反应定位在胞质中。

（3）神经元特异性烯醇化酶（NSE）：由两个 γ 亚单位组成的烯醇化酶，存在于神经元、神经内分泌细胞以及相应的肿瘤中。商用 NSE 多克隆抗体的特异性很低，需与其他抗体一起使用，结果解释时也应小心。阳性反应定位在胞核。

（4）微管相关蛋白：包括 MAP-2 和 MAP-Tau，为神经元骨架蛋白，表达于神经元、神经元肿瘤和混合性神经元-胶质瘤（如中央性神经细胞瘤、副神经瘤、神经节细胞瘤、节细胞胶质瘤和乳头状胶质神经元瘤等），阳性反应定位在胞质内。

（5）S-100 蛋白：一种含 α 和 β 两条多肽链的可溶性酸性蛋白，分子量 20～55 kD，因能溶于 100% 硫酸铵而得名。在神经系统中，S-100 蛋白存在于胶质细胞、神经元、施万细胞、脑膜上皮细胞以及这些细胞的相应肿瘤中。阳性反应定位在胞核或胞核和胞质中。

（6）其他：神经元相关蛋白 NeuN 定位在神经元肿瘤的胞核上。髓磷脂碱性蛋白（MBP）是髓鞘结构蛋白的主要成分，是少突胶质细胞、施万细胞以及相应肿瘤的特异性标记物，定位于胞质。CD57（Leu7）也能在少突胶质细胞、施万细胞以及相应肿瘤中表达，定位在细胞膜上。同时应用 S-100 蛋白、MBP 和 CD57 标记可提高少突胶质细胞瘤和恶性神经鞘膜瘤的阳性检出率。

5. 内分泌和神经内分泌系统标记物

机体内除垂体、甲状腺、甲状旁腺、松果体、肾上腺和性腺等内分泌器官和组织外，还有一些分散在许多器官中的细胞能表达神经元和典型内分泌细胞的生物合成功能，称为神经内分泌细胞。它们除了能表达一般性神经内分泌标记物外，还能表达产生激素及其相关产物的标记物。

（1）神经内分泌细胞一般性标记物：包括 NSE、嗜铬颗粒蛋白 A（CgA）、突触囊泡蛋白（Syn）、CD56、蛋白基因产物 9.5（PGP9.5）和组胺酶等。这些标记物可用来确定被检测细胞的神经内分泌性质，也可用于神经内分泌肿瘤的诊断和鉴别诊断。除 NSE 定位于胞核外，其余标记物均定位于胞质。

（2）激素及其相关产物标记物：包括垂体激素（ACTH、GH、LTH、TSH、FSH、LH）、胰岛细胞、胃肠道和呼吸道细胞激素（胰岛素、胰高血糖素、胰多肽、生长抑素、促胃液素、血管活性肠多肽、促胃液素释放肽、P 物质、5-羟色胺）和其他激素（肾上腺素、去甲肾上腺素、甲状腺素、甲状旁腺激素、性激素和 hCG 等）。这些标记物均定位于胞质中，能用来确定被检测细胞和相应肿瘤的类型和功能。

6. 器官或组织特异型性抗原标记物

原发部位不明的转移性肿瘤中，约 80% 为上皮性恶性肿瘤，一些器官或组织特异性抗原有助于确定肿瘤的起源部位。

（1）前列腺特异性抗原（PAS）、前列腺酸性磷酸酶（PAP）和前列腺特异性膜抗原（PSMA）：这几种标记物对转移性前列腺癌具有较高的特异性和敏感性，阳性反应定位在胞质中。

（2）甲状腺球蛋白（TGB）：甲状腺滤泡上皮起源的肿瘤都能表达 TGB，但其敏感性随肿瘤分化程度而异，可用于证实转移性甲状腺癌，阳性反应定位于胞质。

（3）甲状腺转录因子-1（TTF-1）：一种细胞核的组织特异性蛋白转录因子，见于甲状腺滤泡上皮及其肿瘤，定位于胞核。TTF-1 比 TGB 敏感，但特异性比 TGB 低，TTF-1 还能在呼吸性和肺泡上皮细胞及其相应肿瘤中表达。

（4）表面活性脱辅基蛋白 A（SP-A、PE-10）：肺泡上皮细胞和 60%~70% 肺腺癌表达 SP-A，其敏感性不如 TTF-1，但特异性高，阳性反应定位在胞质。

（5）巨囊病液体蛋白-15（GCDFP-15）和乳珠蛋白 A：这两种标记物对乳腺癌有较高特异性和敏感性，可用于证实转移性乳腺癌，阳性反应定位在胞质。GCDFP-15 还存在于顶泌汗腺肿瘤中。

（6）胰淀粉酶和 α_1-抗胰蛋白酶（AAT）：对外分泌胰腺以及相应肿瘤有一定特异性，但特异性很低，目前很少应用。

（7）CDX2：肠上皮细胞发育所必需的转录蛋白因子，该标记物在十二指肠至结直肠腺癌中均表达，阳性反应定位于胞核。CDX2 也可在胃、胰腺、胆囊癌和卵巢黏液性癌中表达。

（8）Hep Par1：一种由肝细胞产生的功能未明蛋白，能在石蜡切片上标记的单克隆抗体，能用于肝细胞癌的诊断和鉴别诊断，有较高的特异性和敏感性。阳性反应定位在胞质，呈颗粒性。

（9）胎盘碱性磷酸酶（PLAP）和 OCT-4：PLAP 表达于各种生殖细胞肿瘤，包括精原细胞瘤、无性细胞瘤、胚胎性癌和卵黄囊瘤，阳性反应定位在细胞膜上。OCT-4 是生殖细胞的一个核转录因子，除卵黄囊瘤外，能表达于其他生殖细胞肿瘤中，特异性和敏感性均比 PLAP 高，也可作为检测原位生殖细胞肿瘤的极好标记物，阳性反应定位于胞核。

7. 肿瘤相关抗原标记物

这类标记物种类很多，但只有少数几种抗体在肿瘤诊断中有应用价值。

（1）癌胚抗原（CEA）：一种分子量 180 kD 的糖蛋白。最初认为对结肠癌具有特异性，之后发现也存在于胎儿结肠黏膜，少量存在于成人结肠黏膜中，起源于内胚层的上皮性肿瘤（结肠、胃、胰腺、胆管和肺等）均可表达 CEA。此外，乳腺癌、汗腺癌、膀胱癌和宫颈癌等偶可表达 CEA。阳性反应定位在胞质或胞膜上。

（2）α-甲胎蛋白（AFP）：肝细胞癌和卵黄囊瘤表达 AFP，胚胎性癌中可存在少数 AFP 阳性细胞，定位在胞质。

（3）CA-125：卵巢浆液性肿瘤和内膜腺癌表达 CA-125，但卵巢黏液性肿瘤不表达此抗原，阳性反应定位在胞质或胞膜上，CA-125 也可在部分胆管和胰腺癌中表达。

（4）CA19-9：大多数胰腺癌和胃癌，部分膀胱癌、肺腺癌、乳腺癌和胆囊癌中表达 CA19-9，定位在胞质。

（5）BCL-125：乳腺癌相关糖蛋白，存在于大多数乳腺癌中，也可在宫颈癌和肺鳞癌中表达。

（6）SM-1：一种与肺小细胞癌反应的单克隆抗体。

（7）RC38：一种与肾细胞癌反应的单克隆抗体。

（8）HMB45、meianA 和 NK1/C3：这几种黑色素瘤相关抗原的单克隆抗体对恶性黑色素瘤具有较高特异性，但也可以在其他黑色素细胞病变和少数其他肿瘤中表达，阳性反应定位在胞质。

8. 其他标记物

（1）雌激素和孕激素受体（ER、PR）：乳腺、子宫和性腺组织存在 ER 和 PR，大多数乳腺癌和子宫内膜样癌表达 ER 和 PR，定位在胞核。ER 和 PR 阳性肿瘤对内分泌治疗有效，预后好，故检测 ER 和 PR 有助于乳腺癌等激素依赖性肿瘤的治疗选择和预后估计。

（2）病毒抗原：人乳头状瘤病毒、单纯疱疹病毒、EB 病毒和乙型肝炎病毒等的检测有助于某些肿瘤（如宫颈癌、鼻咽癌、恶性淋巴瘤和肝癌等）的病因学研究和诊断。

（3）细胞增殖活性标记物：最常用的是 Ki-67（MIB-1）和 PCNA，阳性反应定位于胞核。由于 Ki-67 标记更为可靠，故现已很少用 PCNA 来检测细胞增殖活性。

（4）癌基因和抗癌基因标记物：这些基因蛋白产物的抗体可用来检测某些肿瘤中有无异常表达，可间接了解这些基因功能状态和有无突变，为治疗选择和预后判断提供依据。较常用的有 p53、Rb、c-erbB2、ras 和 bc12 等。

（5）生长因子及其受体标记物：如 EGF、EGFR、FGF 和 FGFR 等。

（6）细胞因子标记物：如干扰素和白细胞介素等。

（7）多药耐药基因及其相关基因标记物：如 p170、拓扑异构酶和谷胱甘肽 S-转移酶 π（GST-π）等。

（三）应用

1. 分化差恶性肿瘤的诊断和鉴别诊断

应用角蛋白、波形蛋白、白细胞共同抗原和 S-100 蛋白可大致将癌、肉瘤、恶性淋巴瘤和恶性黑色素瘤区分开来。

2. 确定转移性恶性肿瘤的原发部位

如淋巴结转移性癌表达 TGB 和 TTF-1 提示肿瘤来自甲状腺，骨转移性癌表达 PSA 和 PAP 提示肿瘤来自前列腺。

3. 恶性淋巴瘤和白血病的诊断和分型

如瘤细胞表达 CD20 和 CD79α，提示为 B 细胞淋巴瘤，进一步标记如 cyclinD1 阳性则提示为套细胞淋巴瘤。又如瘤细胞表达 CD3 和 CD45RO，提示为 T 细胞淋巴瘤，如还表达 CD30 和 ALK 则提示为间变性大细胞淋巴瘤。典型霍奇金淋巴瘤表达 CD15 和 CD30。

4. 激素及其相关蛋白检测

用以诊断和分类（神经）内分泌肿瘤或确定非内分泌系统肿瘤异常激素分泌功能。

5. 确定由两种或多种成分组成肿瘤内的各种成分

如 Triton 瘤（"蝾螈"瘤）由施万细胞和横纹肌细胞两种成分组成，可分别用 S-100 蛋白和结蛋白予以证实。

6. 研究组织起源不明的肿瘤

如软组织颗粒细胞瘤曾被认为起自肌母细胞，免疫组织化学显示瘤细胞表达 S-100 蛋白，结合电镜显示神经膜细胞（施万细胞）分化证据，现已知为周围神经的良性肿瘤。

7. 研究某些病原体与肿瘤发生的关系

如某些类型的乳头状瘤病毒（HPV16 和 HPV18）与宫颈癌发生关系密切；EB 病毒与鼻咽癌、Burkitt 淋巴瘤、霍奇金淋巴瘤和 NK/T 细胞淋巴瘤发生关系密切。

8. 研究和寻找癌前病变的标记物

如凝集素 PNA、SJA 和 UEA-1 在结直肠腺瘤、腺瘤癌变和腺癌中呈逐渐递增的改变。

9. 确定肿瘤良恶性或估计恶性肿瘤生物学行为

如用免疫球蛋白轻链 κ 和 λ 来鉴别反应性滤泡增生（$κ^+/λ^+$）还是滤泡性淋巴瘤（$κ^+/λ^-$ 或 $κ^+/λ^+$）。应用细胞增生活性标记物（如 Ki-67）或癌基因蛋白产物（c-erbB2、p53）可估计恶性肿瘤生物学行为，提供肿瘤的预后指标。

10. 为临床提供治疗方案的选择

乳腺癌 ER 和（或）PR 阳性患者应用内分泌治疗（如他莫昔芬、来曲唑）可获得长期缓解，存活期延长。多药耐药基因蛋白产物 p170 表达则提示该肿瘤对化疗药物有耐药性。最近，肿瘤药物靶向治疗要求检测相应靶点，用于提供治疗的选择。例如，B 细胞淋巴瘤表达 CD20，可应用利妥昔单抗治疗；胃肠道间质瘤表达 CD117，可应用伊马替尼治疗；乳腺癌强表达 c-erbB2，可应用曲妥珠单抗治疗。

四、流式细胞术

（一）概述

流式细胞术是一种应用流式细胞仪（FCM）进行细胞定量分析和细胞分类研究的新技

术。FCM 又称为荧光激活细胞分类仪（FACS）。

FCM 能以高达 5 000 ~ 10 000 个细胞/秒的速度分类细胞，精确性和灵敏性高，纯度达 90% ~ 99%，且可同时测定 6 ~ 8 个参数。由于 FCM 只能检测单个分散细胞，故必须使用细胞悬液。对实体瘤则必须先将组织剪碎，加蛋白酶消化使之分散为单个细胞后才能检测，最好使用新鲜未固定组织制备细胞悬液。

（二）应用

（1）肿瘤细胞增殖周期分析、染色体倍体测定、S 期比率和染色体核型分析等，有助于估计肿瘤的生物学行为。

（2）单克隆抗体间接荧光染色法鉴定不易区分的正常和克隆性原始幼稚的血细胞，进行白血病和恶性淋巴瘤的分型诊断。

（3）肿瘤相关基因（如 p53）定量分析，为预后判断提供依据。

（4）多药耐药基因（mdr1）产物的定量，为化疗药物的选择提供依据。

（5）肿瘤疗效监测，残存肿瘤细胞检测以及肿瘤有无复发的判断等。

五、图像分析技术

（一）概述

病理学和组织学研究主要依据形态学观察和描述，为解决在显微镜下客观地测量组织特征，图像分析仪（IAA）已用于病理学的诊断和研究。IAA 是应用数学方法将观察到的组织和细胞二维平面图像推导出三维立体定量资料，包括组织和细胞内各组分的体积、表面积、长度、平均厚度、大小、分布和数目等，称为图像分析技术，又称为形态计量术。近年来应用光学、电子学和计算机研制成的自动图像分析仪，能更精确计量和分析各种图像的参数。

（二）应用

（1）观察和测量肿瘤细胞的面积、周长、最大长径和横径、核的形态、核浆比例、实质细胞和血管的多少等参数，为进一步研究肿瘤浸润和转移等生物学行为提供精确的定量数据。

（2）Feulgen 染色法将细胞核内 DNA 染成紫红色后，可用图像分析技术精确测量肿瘤细胞中 DNA 含量和作染色体的倍体分析。

（3）其他：von Kossa 染色未脱钙骨组织后，用于诊断代谢性骨病（如骨软化症、骨质疏松症），并能精确定量骨和骨样组织的含量，以估计疾病的严重程度。ATP 酶和 NADH 染色肌肉，测定 I 型和 II 型肌纤维的各种形状因子和比例，用于肌病的诊断和研究。此外，还可用于测定小肠绒毛的面积来估计吸收功能；测定内分泌细胞的形状因子以判断内分泌功能等。

六、细胞遗传学和分子生物学技术

（一）染色体分析

1. 概述

染色体分析又称为核型分析，是用形态学方法研究正常和变异性状遗传物质，即染色体的一种常规细胞遗传学分析方法。将新鲜组织处理后使细胞分散，经培养后用秋水仙碱处理，使分裂细胞终止在分裂中期，然后用显带技术来显示染色体结构和数目异常。研究证实，几乎所有肿瘤细胞都有染色体异常，其结构变化和数目增减往往不是随机的，因此，这种细胞遗传学分析可作为肿瘤诊断的一种辅助方法。在实体瘤中，许多恶性淋巴瘤、软组织肿瘤和骨肿瘤有频发性、非随机性染色体异常。最常表现为染色体易位，其他异常包括染色体缺失、倒位、重复，等臂染色体，环状染色体，三体和单体等。

2. 应用

（1）淋巴瘤和白血病：如92%慢性粒细胞性白血病存在Ph染色体，即t（9；22）（q34；q11）；70%~95%滤泡性淋巴瘤t（14；18）（q32；q21）；70%~80%间变性大细胞淋巴瘤t（2；5）（p23；q35），这些频发性、非随机性染色体易位可用于诊断和鉴别诊断。又如B慢性淋巴细胞白血病/小淋巴细胞淋巴瘤常存在del（13q14），少数存在del（11q22~23）、del（17p13）和+12，这些染色体异常并非完全特异，在肿瘤诊断中帮助不大，但对预后判断有价值。其中-13q是预后良好的指标；-11q常见于淋巴结广泛转移，生存期短；-17p见于晚期患者，预后不良：+12不是原发性遗传学改变的指标，可能与疾病进展相关，最近研究表明+12与预后无关。

（2）软组织肿瘤和骨肿瘤：如90%以上滑膜肉瘤存在特征性染色体易位t（x；18）（p11；q11）；约85% Ewing肉瘤t（11；22）（q24；q12），这在分化差的滑膜肉瘤和小圆细胞恶性肿瘤的诊断和鉴别诊断中非常有用。又如成神经细胞瘤患者30%~40%存在del（1p36），30%~50%存在del（11q23），约25%存在双微染色体（DM）或均一染色区（HSR）。DM或HSR提示位于染色体2p24上的MYCN基因扩增，这些MYCN扩增的成神经细胞瘤分化差或未分化，临床上进展迅速，预后差。

（3）其他肿瘤：肾细胞癌的细胞遗传学分型使这些肿瘤的诊断性形态学特点更明确。约90%透明细胞癌del（3p）；乳头状肾细胞癌有7、17和20号染色体的三体，无del（3p）；嫌色细胞癌则有1、2、4、10、13、17和20号染色体杂合子丢失的低二倍体。最近还发现一种因Xp11.2易位导致TFE3基因融合相关的肾癌，该肿瘤好发于儿童和青少年，瘤细胞的胞浆透明或呈嗜伊红色，可有乳头状结构，常伴有大量砂粒体，临床分期常为Ⅲ~Ⅳ期，但临床经过较缓慢。

睾丸生殖细胞肿瘤（尤其是精原细胞瘤）常存在12号染色体结构异常，即等臂染色体，i（12p）；约50%髓母细胞瘤为i（17q）；脑膜瘤最常见的染色体异常为22号染色体单体。

（二）荧光原位杂交

1. 概述

荧光原位杂交（FISH）是应用荧光素标记DNA的特定探针与组织切片上的肿瘤组织杂交，在荧光显微镜下能显示与其相应的染色体某个区段或整条染色体。这些探针通常含（1×10^4）~（1×10^6）碱基的核苷酸序列，可应用于分裂中期细胞和间期细胞分析。而且，FISH不仅能用新鲜组织检测，还能在石蜡切片上进行分析。该法比标准的染色体分析技术省时、价格相对低廉，不需要新鲜组织，但需要荧光显微镜观察，且组织切片上荧光染色易淬灭，不能长期保存。

2. 应用

FISH能有效检测染色体结构和数目异常，尤其适用于染色体易位、缺失和扩增。由于应用的探针较大，故不能识别大多数点突变。

成神经细胞瘤中 2p24 上的 MYCN 基因扩增用 FISH 法检测，能提高检测阳性率。乳腺癌中 17q11 ~ q12 上的 HER2 基因扩增可用 FISH 法或 IHC 法检测，但 FISH 法检测更为准确，是选择靶向药物曲妥珠单抗治疗乳腺癌的标准检测方法。

（三）基因座特异性原位杂交

基因座特异性原位杂交（LISH）也能应用于组织切片，能在保持肿瘤结构和细胞学特点下分析染色体的改变。该法用酶代替荧光检测，又称为比色原位杂交（CISH），其敏感性虽不如 FISH 法，但不需要荧光显微镜、照相设备和分析软件，且价格更低廉，组织切片能长期保存。LISH 最常用于基因扩增，如乳腺癌中的 HER-2/NEU 基因扩增。

（四）比较基因组杂交

比较基因组杂交（CGH）是在分别提取肿瘤细胞和正常淋巴细胞中 DNA 后，用不同荧光染料染色并进行杂交，然后确定肿瘤细胞所有染色体上整个基因组是否存在某些染色体区段或整条染色体的增加或减少的遗传学分析方法。与标准细胞遗传学分析不同的是，CGH 仅依赖于可得到的基因组肿瘤 DNA，不需要肿瘤分裂中期细胞或特异性 DNA 探针。CGH 可从新鲜组织、细胞或石蜡包埋组织中提取 DNA 进行检测。

CGH 主要用于检测染色体的缺失和重复，即染色体丢失、获得以及基因扩增。例如，不同类型肾细胞癌有其特征性染色体的获得或丢失，CGH 能将所有染色体数目异常检测出来，故 CGH 是发现基因组失平衡的一个有用的检测方法，但不能用于检测染色体易位、倒位、倍体改变和点突变。

（五）Southern 印迹杂交

Southern 印迹杂交是将肿瘤细胞中提取的 DNA 用限制性核酸内切酶消化，经琼脂糖凝胶电泳按分子量大小分离酶切 DNA 片段，再使其变性，形成单链 DNA 片段，然后吸印在硝酸纤维素滤膜上，再用已知标记的 DNA 探针杂交，检测是否存在被探针杂交的 DNA 片段。

Southern 印迹杂交是检测因抗原受体重排产生克隆性淋巴细胞的最有用方法，可通过分析 IgH 有无重排用于诊断 B 细胞淋巴瘤或白血病，也可通过分析 TCRB 或 TCRγ 基因有无重排来诊断 T 细胞淋巴瘤或白血病。Southern 印迹杂交还可用于染色体易位的检测，但检测的断裂点 DNA 区段需为 15 ~ 20 kb。本法最大优点是能检测抗原受体基因所有的重排，但操作复杂、费时，限制了其在病理诊断中的应用。

（六）聚合酶链反应（PCR）

聚合酶链反应是另一种扩增特定 DNA 区段的高效方法，能扩增约 1×10^3 bp 的 DNA 区段。PCR 技术以单链 DNA 为模板，用寡核苷酸或长度 20 ~ 40 bp 小片段 DNA 为引物，利用 DNA 聚合酶，在 DNA 自动合成仪中合成 DNA。肿瘤细胞中提取的特定 DNA 区段可通过此法检测出来，如果提取肿瘤细胞的 mRNA，经反转录酶作用，合成 cDNA，再以此为模板进行聚合酶链反应，称为反转录 PCR（RT-PCR）。

PCR 和 RT-PCR 常用于检测恶性淋巴瘤中 IgH 和 TCR 基因重排，该法比 Southern 印迹杂交技术操作简便、快速、敏感性高，故已作为常规分子生物学检测的方法。PCR 和 RT-PCR 还能用于检测染色体易位、核苷酸序列的微卫星重复或短串联重复的改变。由于 PCR

技术的敏感性非常高，1 000 个细胞中只要有一个异常细胞即能被检出，因此能用于检测微小的残留肿瘤细胞。

（七）其他分子生物学技术

1. DNA 测序技术

DNA 测序仪能可靠地检测出各个 DNA 核苷酸是否发生点突变。为了避免 PCR 扩增产物由于反应本身出现碱基配对差错，应选用高保真的 TagDNA 聚合酶，并进行正反双向测序。

2. DNA 单链构象多态性（SSCP）技术

单链 DNA 分子中碱基的变异可导致构象的改变，其泳动速度也随之改变。SSCP 技术是在复性凝胶电泳的 PCR 扩增序列上检测点突变，这是因为大多数含有突变的 DNA 片段在复性凝胶电泳上有异常迁移。依据有突变碱基的 DNA 迁移率与正常对照 DNA 迁移率不同而出现不同 DNA 条带，用于肿瘤诊断和研究。

3. 微阵列技术

又称为生物芯片技术，用微量点样方法将大量核酸片段、多肽分子或细胞等生物样品有序列地固定于支持物（玻片、硅片、聚丙烯酰胺凝胶和尼龙膜等载体）的表面，然后与标记的待测样品中靶分子杂交，再通过特定的仪器对杂交信号的强度进行快速、高效的分析，从而判断样本中靶分子的数量改变。依据生物芯片上样品所储存的不同类型信息，可分为基因芯片、蛋白芯片、细胞芯片和组织芯片等。这一技术的标记物并不针对 DNA 的突变或改变，而是针对全部基因在转录的 RNA 水平上的差异。生物体中细胞和组织的所有特点最终取决于基因表达的产物，因此，基因表达的详尽描述可为肿瘤的分类提供极为准确的方法，且可预测对治疗的反应和确认干预治疗的生物学途径。

应用肿瘤的基因表达谱（GEP）可对形态学上难以进一步分型的肿瘤进行分子分型。例如，按 GEP 能将弥漫性大 B 细胞淋巴瘤至少分为发生中心 B 细胞样和活化 B 细胞样两大类，前者对 CHOP 方案治疗反应好，5 年生存率明显高于后者。又如乳腺癌的 GEP 分析可证实存在临床上不同的 5 种亚型，即腔 A 型、腔 B 型、ERBB2 过表达型、基底样型和正常乳腺样型，不同分子亚型的预后不同；GEP 分析还证实了预测乳腺癌无转移生存率和总生存率的基因表达印记。滤泡性淋巴瘤的 GEP 分析发现影响未治疗患者生存期的预测基因表达印记不是来自肿瘤细胞，而是来自肿瘤浸润免疫细胞。

七、肿瘤常用病理学检查技术

病理学是研究疾病的病原、发病机制、病理变化（形态、功能与代谢）和转归的科学。其任务是揭示疾病本质，确立新的病种或变型，根据病原和病理变化明确疾病诊断，解释临床表现，预测疾病的转归。

病理学检查是诊疗过程中进行的各种检查中的一种，是病理医师应用病理学知识、有关技术和个人专业实践经验，对送检的标本（或称检材，包括活体组织、细胞和尸体等）进行全面检查，并结合有关临床病史、影像学检查和其他实验室检查资料，通过分析、综合后获得关于该标本病理变化性质的判断和具体疾病的病理诊断。与其他检查报告不同，作为病理学检查结论的病理学诊断，其反馈的信息既不是某些生理和生化指标的变化，也不是有无定位和（或）占位病灶及其在影像学上的特征，而是反映疾病的本质，即病变的性质和（或）疾病的种类，为临床医师诊断疾病、制订治疗方案、评估疾病预后和总结诊治疾病经验等提供重要的（有时是决定性的）依据，并在疾病预防，特别是传染病预防中发挥重要作用。

（一）常规病理制片技术

疾病的发生常具有其各自的形态特征，病理诊断属形态学范畴，通常依据大体标本的肉眼检查和组织切片的显微镜下观察做出。常规病理技术包括取材、固定和石蜡切片的制作。

1. 取材

此步骤在技术员协助下由病理医师完成。有经验的病理医师往往能借助大体观察（巨检）确定或大致确定病变性质（如肿瘤的良恶性等）并准确采取到显微镜下观察所需要的检材。

（1）肉眼检查的一般原则：可概括为看、触、切、取。

看：标本的种类、性状，病变的部位、形状、数目、大小、色泽、与周围的关系等。

触：标本的坚度、质地。

切：切面观察标本的结构，囊性标本注意内容物的性状和含量。

取：选取合适的组织块切片诊断。

（2）剖检标本的一般原则：虽然标本的大小、形状各不相同，切法有所区别，但应遵循下列原则：①暴露最大切面，其中一个切面须通过病灶中心；②做切面时勿切到底，使一端互相连着，便于观察标本各部分的相互关系；③能显示脏器标本的主要管道分布。

实性标本：一般沿最大面切开，并相隔0.5~1 cm做多个平行切面。皮肤、黏膜等标本应由表及里垂直切开，观察横切面。

管状标本：一般从病变对侧将管道纵行剖开。小器官如阑尾、输卵管等可横切数个切面。

囊状标本：无定向，视病变情况选择囊壁厚处或病变穿透囊壁处做多个切面。

（3）取材的一般原则。

1）小块活检组织的取材：内镜所取食管、胃、肠、支气管、膀胱等处组织，肝、肾等穿刺组织及宫颈活检，必须全部取材，标记包埋面，并用吸水纸包裹，以防遗失。其他较小或不规整组织，如刮宫内膜、部分肿瘤组织等，可选择有代表性的病变包埋制片。

2）大标本的取材：切除的大标本取材应有代表性。不同特点的病变分别取材，不可遗漏重要病变。一般应包括病变、正常组织、病变与正常组织交界处、病变切缘以及其他附带组织。切片要用墨汁标记，便于镜下观察定位。如系恶性肿瘤，局部淋巴结须分组逐个检出取材。切取组织块的面积一般不超过2.0 cm×1.5 cm，厚度不超过3 mm。切面须尽量平整。如系骨组织或钙化物质，先行脱钙处理。

2. 固定

通过添加固定剂让组织中的所有细胞及细胞外成分迅速死亡，以免细胞中溶酶体成分的破坏作用，保持离体组织细胞与活组织时的形态相似，并防止细菌繁殖所致的腐败，以保存蛋白质与核酸的基本结构。病理标本的制作和组织切片都必须先进行固定。常用固定剂有10%甲醛溶液（福尔马林）、乙醇等。固定应"适当"，其内涵如下。①固定方法和固定剂选择恰当（如欲观察糖原，宜选用无水乙醇或Carnoy液作固定液）。②固定液量恰当，以常规使用的10%甲醛溶液为例，标本与固定液的比例约为1∶5。③固定时间恰当。一般固定液在24小时内，不能穿透厚度超过3 mm的实体组织，或超过5 mm的多孔疏松组织。依此推算，大的实体标本，即使采取 1 cm 为间距的书页式切开，按固定液由两面同时透入计算，固定时间也应在 24 小时左右。但在取材后，因组织块厚度为 2～3 mm，依双面透入计，约 12 小时即可。考虑到 10% 甲醛溶液固定 >24 小时可能会影响以后的免疫组织化学效果，故一般情况下，固定时间应为 12～24 小时。较小标本（厚 1 mm）固定 4～6 小时即可。④如果另有目的（如杀死结核杆菌等），固定时间应在 5～7 天。

手术切除的组织标本，应及时投入固定液中固定。固定液为 10% 甲醛溶液时其量不得少于标本体积的 5 倍。标本容器上要标明患者的姓名及所取组织部位、块数，以免混淆。做术中冷冻切片及做酶组织化学染色的标本时，均不要固定。胃黏膜和子宫内膜取出后，应先平铺于小滤纸片上，黏膜表面向上，然后放入固定液中。肌肉组织取出后平铺于卡片纸上，按原来肌肉的张力用大头针钉住固定。

各种体液、穿刺液细胞学检查标本应于获取后立即送检。因故不能及时送检时，可经离心沉淀，取沉渣均匀涂片 2 张，晾干后放入 95% 乙醇中固定，然后连同固定液或涂片表面涂以甘油后送检。其他如穿刺液涂片、印片、刮取细胞和刷取细胞涂片等，也应如上固定后送检。

3. 石蜡切片

是常规病理最基本的技术，切片制作的优劣、完美与否将直接影响病理诊断的准确性。石蜡切片的制作除组织固定外，还包括脱水、包埋、切片、染色、封片 5 个主要步骤。

（1）脱水：利用脱水剂将组织内的水分置换出来，以利于有机溶剂的渗入。其彻底与否，直接关系到组织是否能充分透明；而脱水过度则容易造成组织变脆。目前绝大多数医院的组织脱水通过脱水机来完成，按一定的程序进行，主要试剂为二甲苯和乙醇。

（2）包埋：用包埋剂来支持组织的过程。其关键一是平整，二是方位。蜡的熔点应在 56～58 ℃。

（3）切片：用切片机将包埋有组织的蜡块切成薄片。切片厚度一般为 4～6 μm，切片的要求是完整、薄、均匀。

（4）染色：未经染色的组织切片不能直接在光学显微镜下观察。苏木精和伊红染色（HE）是最通用的染色方法。

（5）封片：切片滴中性树胶后加盖玻片封片。

（二）细胞制片

细胞制片包括各种来源的样本制备，如宫颈脱落细胞、痰涂片和呼吸道刷片、胸腔积液、腹腔积液、尿液、脑脊液脱落细胞、消化道脱落细胞等。涂片的制片方式包括手工涂片或膜式、沉降式及甩片式液基细胞涂片等，染色可为 HE（苏木精—伊红）或吉姆萨，依各实验室的习惯而定。宫颈脱落细胞多用巴氏染色。

（三）冷冻切片

冷冻切片是利用物理降温的方法将新鲜的组织标本冷冻使其产生一定的硬度进行切片的技术方法。制冷的方法有氯乙烷喷洒、二氧化碳喷射、半导体等，恒温冷冻切片机可以制作适于各种目的的冷冻切片，是目前最为常用的理想冷冻切片制片方式。与石蜡切片相比，由于冷冻切片不需脱水包埋，故制片速度快，是术中为手术医师提供病理诊断的良好方法。此外由于冷冻切片的标本是未经固定的新鲜组织，也是脂肪染色、酶组织化学染色以及某些免疫组织化学染色和原位分子杂交的理想制片方法。冷冻切片的不足是组织细胞的形态略逊于石蜡切片。

（四）特殊染色

为了显示与确定组织或细胞中的正常结构或病理过程中出现的异常物质、病变及病原体等，需要分别选用相应的显示这些成分的染色方法进行染色。常用的有：胶原纤维染色（Masson 等）、网状纤维染色、弹性纤维染色、肌肉组织染色（磷钨酸苏木精）、脂肪染色（苏丹Ⅲ）、糖原染色（PAS）、黏液染色（PAS）等。

（五）免疫组织化学

免疫组织化学是应用免疫学基本原理——抗原抗体反应，即抗原与抗体特异性结合的原理，通过化学反应使标记抗体的显色剂（荧光素、酶、金属离子、放射性核素）显色来确定组织细胞内的抗原（多肽和蛋白质），并对其进行定位、定性及定量的方法。多用于组织病变的诊断与鉴别诊断、肿瘤预后的评估并指导药物的选择等。免疫组织化学方法有直接法和间接法；按照标记物的种类可分为免疫荧光法、免疫酶法、免疫铁蛋白法、免疫金法及放射免疫自影法等。

（六）电镜技术

电镜技术分为透射电镜和扫描电镜，两者标本的制备和用途各有不同，与光学显微镜（LM）相比，透射电镜（TEM）的主要优势在于其分辨力得到了极大提高，能够显示细胞亚结构或超微结构。由于电镜产生的电子束穿透能力很弱，必须把标本切成厚度 < 0.1 μm 的薄片才能适用，这种薄片称为超薄切片，切片的制作过程基本上和石蜡切片相似，只是组织需要包埋在极硬的可耐受电镜镜筒内的真空环境及电子穿过切片所产生的热的环氧树脂材料里。扫描电镜标本经过喷涂处理后用于观察细胞表面的微细结构。

（七）流式细胞术

流式细胞术是一门综合了光学、电子学、流体力学、细胞化学、免疫学、激光和计算机等多门学科和技术的方法，可在液流系统中，加速测定单个细胞或细胞器的生物学性质，并把特定的细胞或细胞器从群体中加以分类和收集，既是细胞分析技术，又是精确的分选技术。其特点是通过快速测定库尔特电阻、荧光、光散射和光吸收来定量测定细胞 DNA 含量、细胞体积、蛋白含量、酶活性、细胞受体和表面抗原等许多重要参数；此外可根据这些参数将不同性质的细胞分开，以获得供生物学和医学研究用的纯细胞群体。目前最高分选速度已达到每秒钟 3 万个细胞。在肿瘤的诊断中多用于白血病的分型、肿瘤细胞染色体的异倍性测定等。

（八）分子诊断技术

通过从分子水平上完成 DNA、RNA 或蛋白质检测，从而对疾病作出诊断的方法。目前常用的有基因诊断和肿瘤标记物检测。

1. 基因诊断

用分子生物学的理论和技术，通过直接探查基因的存在状态或缺陷，从基因结构、定位、复制、转录或翻译水平分析基因的功能，从而对人体状态与疾病做出诊断的方法。基因诊断不仅能对某些疾病做出确切的诊断，如确定某些遗传病，也能确定基因与疾病有关联的状态，如对疾病的易感性、发病类型和阶段的确定等。基因诊断的主要技术有核酸分子杂交（原位杂交、Southern 杂交、Northern 杂交、斑点杂交等）、PCR、基因测序和生物芯片技术。

2. 肿瘤标记物检测

指肿瘤细胞和组织由于相关基因或异常结构的相关基因的表达所产生的蛋白质和生物活性物质，在正常组织中不产生或产量甚微，而在肿瘤患者组织、体液和排泄物中可检测到。此外，在患者机体中，由于肿瘤组织浸润正常组织，引起机体免疫功能和代谢异常，产生一些生物活性物质和因子，虽然这些物质和因子特异性低，但与肿瘤的发生和发展有关，也可用于肿瘤的辅助诊断。肿瘤标记物分别有：原位性肿瘤相关物质、异位性肿瘤相关物质、胎盘和胎儿性肿瘤相关物质、病毒性肿瘤相关物质、癌基因、抑癌基因及其产物等。肿瘤标记物测定方法包括流式细胞术、Western Blot 和组织芯片等。

3. 激光显微切割

激光显微切割技术是快速可靠的从组织切片的特定显微区域获取纯的单个或多个细胞的有力工具，可应用于不同的分子分析技术中。该技术在获取细胞的同时，既可以保留细胞和组织的形态，又可以保持 DNA、RNA 和蛋白质的完整性。

细胞可以从冰冻、石蜡或塑料包埋的组织切片、血涂片及细胞培养（活的或者固定的）中获取。组织切片可以是未染色的或用改良的苏木精-伊红（HE）染色的。其他的染色方法可包括用荧光剂或显色剂的免疫组织化学（IHC）、原位荧光杂交技术，这些可根据后续要做的检测来选择。

激光显微切割、激光捕获显微切割以及激光电压弹射操纵显微切割这些术语的命名与获取细胞时使用的仪器有关，每种仪器有其特有的细胞获取方法。一些仪器的系统是激光移动代替镜台移动，另一些是组织切片/细胞被黏附到膜上以用来切取。这些方法的特征是：切取的细胞如何从玻片上或从培养皿里转移到收集容器中。

激光显微切割技术的一个主要优点是能够获取纯的细胞来做分子学分析。来自纯细胞的资料意味着比来自含有异源性细胞的同源组织更加特异；另一个优点是最大限度减少标本丢失，提供对标本进行不同染色和准备程序的机会。

（隋小龙）

第四章

乳腺疾病

第一节　乳腺病变的病理学诊断方法

一、细胞学诊断方法

细针吸取活检自 20 世纪 80 年代起，在各个系统中广泛引用，乳腺是应用最广泛、最成功的器官。肿块细针抽吸细胞学诊断因为创伤轻微、准确率高，目前已成为乳腺病变术前病理诊断的重要手段。

（一）细针穿刺细胞学检查

针吸可选用普通肌内注射用注射器，大多选用 10 mL 塑料注射器，6 ~ 8 号注射针头。

1. 指征

（1）孤立性病变，临床上考虑为囊肿、炎症、乳腺增生性病变、结核、良性或恶性肿瘤。

（2）乳腺癌切除术后在切除部位瘢痕组织上出现的孤立或多发的小结节。

（3）可疑的远处转移病灶，包括皮肤结节、肿块以及其他部位肿大的淋巴结等。

2. 优点

（1）操作方便，不需要特殊的设备，诊断迅速、安全，易为患者所接受；阳性率较高，在 80% ~ 90%，凡得到确诊的病例，无需冰冻切片检查，可直接施行手术。

（2）能明确肿物的性质，例如结核、脂肪瘤、积乳囊肿、乳腺增生病、纤维腺瘤、乳腺癌等，进行鉴别诊断，使之得到适当的治疗和手术。

（3）根据乳腺癌细胞的分化程度，进行细胞形态学分级，可以帮助预测乳腺癌的预后。

（4）针吸肿瘤细胞可用于 ER、PR 和 HER2 的测定和 DNA 分析，帮助选择合适的治疗方案。

（5）操作简单，患者痛苦少，可用于乳腺癌的普查工作，能帮助发现早期乳腺癌。

3. 乳腺癌细针穿刺细胞学检查

乳腺癌细针穿刺细胞学检查主要分为对于乳腺原发肿瘤部位和发生区域转移淋巴结的细针穿刺检查两种。乳腺癌原发部位细针穿刺活检取代手术开放性活检，对乳腺病变进行手术前诊断。乳腺癌区域淋巴结的细针穿刺活检对于晚期乳腺癌的定性诊断有重要意义，通过对区域淋巴结转移情况的评估，指导术前新辅助治疗。

4. 乳腺恶性肿瘤的细胞学诊断标准

恶性肿瘤的细胞学诊断，必须应对细胞的"恶性"无可怀疑，因此，在考虑恶性的诊断之前，必须至少有两个主要的恶性诊断标准。乳腺癌细胞形态常包括以下特征：①细胞丰富，常布满涂片；②癌细胞之间黏附力差，常常单个散在分布，或者癌细胞聚集成大片，癌细胞排列紊乱，细胞之间有相互重叠；③细胞核明显增大，大小不一致，多形性，着色深和深浅不一，核形不规则，核仁大或多个，常可见核分裂象；④胞质常少，有核偏位现象，偶见细胞噬入，即一个新月形细胞环抱另一个圆形细胞；⑤无双极裸核细胞，若有也很少。乳腺针吸细胞学诊断的主要任务是确定病变为良性或恶性。因此，细胞学诊断为乳腺癌后，一般不做分型。但某些特殊类型的乳腺癌有相应的细胞形态特征。

胞核和胞浆的比例不能完全作为诊断依据，许多恶性细胞看不到胞浆，故此诊断恶性的首要依据是核的改变，包括核的增大和核的多形性，这是公认的标准。恶性肿瘤的核较良性大数倍，其直径为 $12 \sim 40 \ \mu m$，最简便的方法是与红细胞相比，红细胞直径为 $7.5 \ \mu m$。只有一个例外，即变异的小细胞乳腺癌，其核大小常与良性上皮细胞者相似，因此，该细胞易于误诊。其次是"多形性"，在文献上是指细胞核的形状多样，核大小不一，在乳腺癌这两种现象均可见到。偶尔在纤维腺瘤或乳腺囊性增生病的涂片上，可见到某种程度的多形性。低倍光镜下，在大约15%的乳腺恶性肿瘤中，瘤细胞核呈现一致性，这种常诊断为分化良好的癌，在高倍光镜下可见核膜不规则，核膜增厚，出现裂口现象，边缘呈扇形。

（1）恶性肿瘤的间接征象：细胞团集现象消失，单一细胞成分显著增多，是诊断恶性肿瘤的重要间接征象。细胞群分离在鳞状癌细胞是由于细胞间桥的消失，在腺癌是由于黏着力减弱，故胞核分布不匀，极性消失。但黏液癌瘤细胞的相互粘连仍保持良好，涂片上细胞丰富，也是乳腺肿瘤的另一特征。因负压抽吸时，可将细胞间粘连分离，例外的是癌组织里胶原丰富，常见少数肿瘤细胞，是假阴性诊断原因之一。组织切片上，癌细胞周围有致密纤维基质围绕，不易分离，只有反复穿刺，或用粗针头才获成功。涂片上出现红细胞或黏液无特殊意义，而核内空泡常是变性，而非恶性变；其次是显著的核内空泡，泡沫细胞的多核现象，增大的导管细胞有明显的核仁等，都由于内分泌紊乱刺激所致。

（2）可疑涂片的诊断标准：细胞学涂片诊断可疑时，切取活检是必要的。细胞学出现下述情况，均属可疑：①轻度或中等的核增大或多形性变；②核一致性增大伴明显核仁，可见炎症或异物反应，也可见于激素治疗后之涂片；③偶见明显的核增大和中度的多形性，例如在纤维腺瘤或囊性增生症常可由此而误诊；④由于核大及明显的多形性，大量的组织细胞与恶性细胞相混淆，但是前者细胞边缘苍白，胞浆呈小空泡样，胞浆边缘不清，故要准确加以辨认；⑤乳腺癌的小细胞，形态变异繁多，难以诊断，因在核大小上很难与良性上皮细胞区别，侥幸的是此细胞不常见。

5. 乳腺良性病变细针穿刺细胞学检查

（1）来自小叶或腺管上皮细胞的特点：是卵圆形或圆形的核及致密的染色质；胞浆边缘轮廓清晰，常成群出现，偶尔上皮细胞呈管状或小叶状排列，单个出现的上皮细胞常无胞浆。

（2）双极裸核：在针吸乳腺纤维腺瘤中，可常见到双极裸核，核卵圆形，较腺管细胞的核稍小，$6 \sim 8 \ \mu m$，染色质呈细颗粒状，均匀一致，染色深，其来源不清楚，有些学者认为来自肌上皮细胞，双极裸核的形态及大小变异也较少。

（3）分泌细胞：在针吸标本中常见，常出现在小囊肿，可形成乳头状团块，如标本来自大囊肿，这可能是唯一见到的细胞成分，细胞边缘清楚，核呈圆形，多集中在中央部，胞浆含有许多嗜酸性颗粒，超微结构下，肿胀的线粒体差异甚大，6～11 μm，但细胞形态相当一致。

（4）泡沫细胞：顾名思义，细胞特点为胞浆内有小空泡，呈泡沫状，大小不一，核常在边缘部分，圆形，核膜清楚，有时多核，其准确来源尚不知，可能来自上皮细胞或组织细胞，因具有吞噬能力，故推测来自组织细胞，但有时又像变形的腺管上皮细胞。

（5）脂肪细胞：常成群出现，核小，染色深，位于边缘，胞浆边缘极薄。

（6）纤维细胞：其为结缔组织的组成部分，呈棘状，核呈圆形或卵圆形，位于细胞中央。

（7）巨细胞：形状不限于单核细胞型，常有多核巨细胞型，在妊娠期常可见到，产后早期，炎症及肉芽处均可见到异物巨细胞，此时在囊肿液内也可见到，结核性肉芽肿内能找到郎格罕巨细胞，放疗后巨细胞之核可呈奇形怪状。

6. 乳腺良性病变的细胞学诊断标准

（1）炎症与感染：在炎症与感染时可见大量淋巴细胞、浆细胞、白细胞、单核细胞和组织细胞等。此外，也常见泡沫细胞及巨核细胞，不典型的组织细胞有时在鉴别诊断上易造成误诊，组织细胞核虽增大，形状多变，胞浆可出现空泡，但组织细胞有光滑而规则的核膜，可资鉴别。涂片背景为成片坏死细胞碎屑和不成形的坏变物质，因而常显涂片厚而脏。在针吸乳腺涂片时，常可见到脂肪坏死，有孤立或成群的脂肪细胞、多形核白细胞、巨细胞以及相当多的组织细胞。患者若自述有外伤史，对诊断很有帮助。乳腺结核在涂片上除可见大量炎性细胞外，还有多核巨细胞及上皮样细胞，形成的结核结节样排列，抽吸时为脓性坏死物。

（2）乳腺囊肿：其细胞学评价与临床处理有密切关系，因大多数病例穿刺不仅是诊断手段，也是治疗方法。囊肿形成的机制：①囊肿发生在扩大的导管内；②囊内含有浓缩的乳汁；③导管炎性扩张易引起囊肿；④外伤性乳腺坏死引起囊肿；⑤囊肿并发管内乳头状瘤。大囊肿衬以单层扁平上皮，偶尔上皮被结缔组织所代替，囊液呈琥珀色，偶呈绿灰色、血性或棕色，一般液内仅有少数细胞，多为泡沫细胞，其次为扁平上皮细胞，泌乳细胞也可出现，此外有白细胞及多核巨细胞，大囊肿含液量可达 40 mL 以上，小囊肿约含 0.55 mL，常用离心法浓缩乳汁，有似牙膏管型样，涂片内常见泡沫细胞及脂性蛋白样物质。

（3）导管内乳头状瘤：易发生在乳头周围的中小导管内，常伴发浆液性及血性积液，乳头状瘤的脱屑细胞群排列形状特殊，其上皮细胞常有长形分支或数个相连，形成杯嵌样的小团，胞浆稍多而均匀，结缔组织罕见，背景为血性，无双极裸核细胞。

（4）乳腺增生症：抽吸时有针吸橡皮感，有一定阻力，进退两难，局部增厚，但无明显边界，吸出物中红细胞量极少，有 3～5 个正常上皮细胞，呈散在排列，背景清亮而淡染，如在涂片中能见到胞浆丰富红染的顶浆分泌汗腺样细胞时，则更有助于乳腺增生症的诊断。

（5）乳腺纤维腺瘤：肿块大小不等，质地较硬，边缘光滑，境界清楚，抽吸时针感松软，可吸出多量成团排列的细胞，其间杂有染色质较深的双极裸核细胞。前者胞核常有间变，染色质粗糙，细胞大小不等，常被误诊为假阳性。

7. 针吸和涂片技术的方法及注意事项

（1）针吸技术：穿刺部位的皮肤局部用碘酒、酒精消毒，不需麻醉，乳头部位较敏感，有时需用局部麻醉，目前常用穿刺针，右手持针，于壁斜行方向进针，左手示、中指固定肿物，刺入肿物。当针尖刺入肿物中心时，用力按压针栓，针芯可切取组织，所切取组织保留在针芯的空槽内，然后拔针。必要时改变1~3次方向，以吸取不同部位的细胞，这样操作常是取材成功的关键。对无明显肿物者，可根据乳腺钼靶照相的可疑部位或局部软组织增厚部位进行针吸取材。

（2）涂片的制作方法：制涂片时，操作要轻，不可来回摩擦，以免损坏细胞。涂片的厚薄适宜，太薄时细胞太少，太厚时细胞重叠，均降低诊断率。涂片在半干状态下，放入1∶1的无水乙醇和乙醚混合液中固定10~15分钟，也可放入95%的乙醇中固定，然后用巴氏染色、HE、吉姆萨或瑞氏染色均可。以吉姆萨染色法较简便，细胞结构清晰，但有夸大感，容易造成假阳性；HE染色法繁杂，但细胞透明度好，核与浆对比鲜明，有利于细胞涂片与病理切片的对比分析。染色不良常可见以下原因：①涂片过分干燥；②不恰当的固定；③载玻片不洁或有油脂；④固定液内有污染；⑤漂洗不够；⑥染色太深或太浅。

8. 影响细胞学诊断的因素

（1）假阴性主要原因：①肿物过小，针吸时不易掌握；②针吸部位不准确也是假阴性的重要原因；③细胞的辨认能力差是另一个重要的影响阳性率的原因；④部分分化好的癌细胞或小细胞型癌细胞形态极难鉴别其良恶性。

（2）出现假阳性：文献报道出现假阳性最多的是纤维腺瘤。纤维腺瘤除有双极裸核细胞外，其周围带有大而间变的细胞，核大，核染色质颗粒粗糙，是误诊为癌的一种常见原因。其次是乳腺结核病，增生的间叶细胞与异型上皮细胞难以区别，易误诊为癌细胞。另外，脂肪坏死细胞变性严重，也易出现假阳性。

（3）取材不准的原因。

1）因肿块过小或肿块部位较深，左手不能很好固定肿物，以至于取材不准。

2）抽吸时未能改换方向，因此不能充分将肿块取材，因而导致取材太少。

3）肿物如有纤维化增生时，组织较硬，穿刺细胞脱落少，故硬癌针吸诊断率较低。

4）肿瘤组织类型不同：以小叶癌、导管癌及其初期浸润性癌、乳腺增生病癌变等早期病变效果为差，由于其病变小而分散，细胞学检查结果假阴性率较高（占34.2%），其次是单纯癌（占12.3%），以髓样癌针吸效果最佳，阳性率高（占95%）。

（二）乳头溢液的涂片细胞学检查

乳头溢液是乳腺疾病的重要临床表现。多数情况由良性病变所引起，如导管内乳头状瘤。但是因为它也可以发生在恶性肿瘤，并作为恶性肿瘤的一个重要症状，对乳腺癌的早期诊断具有一定意义。

乳头溢液的收集方法：自可疑病灶上方用手指顺着乳管引流方向轻轻按摩和挤压，用玻片承接溢出的液体制成涂片。有许多溢液癌细胞的特殊排列和形态特征有助于明确诊断。这些特征性形态包括：①圆形细胞团，团内细胞多少不定，表层细胞呈环绕状，内部细胞紊乱；②嵌入细胞，一个细胞环抱另一个细胞，被环抱者呈圆形，环抱者呈月牙状；③花环状细胞团，数个细胞的核位于外周，胞质向内且有时见腔隙，似腺泡，也有时中央空隙很大而似假腺管；④环绕细胞团，数个细胞环绕在一起，形似鳞状上皮的角化珠；⑤不规则细胞团，细胞明显异型，有时分支呈乳头状，癌细胞也可呈单行排列。

乳头溢液中的细胞属脱落细胞性质，自然比针吸涂片细胞变性明显。变性细胞胞质常变宽、淡染或空泡状，有时固缩而深染，或胞质崩解而呈裸核状；胞核可固缩浓染，可肿大淡染，核形不规则，或出现核碎裂。上述细胞的改变，致使细胞呈假性异型，须警惕误诊为恶性。

另外，有国内学者研究发现，癌胚抗原可作为乳头溢液肿瘤标志物，对伴乳头溢液的乳腺癌诊断符合率达85.7%，并认为乳头溢液肿瘤标志物检测诊断乳腺癌这一方法在诊断率上甚至优于钼靶诊断。

目前还有学者在进行乳头溢液中成纤维细胞生长因子等生物学因子的检测，发现在乳腺癌诊断方面有一定的意义。乳头溢液中肿瘤特异性生物学因子的检测，在细胞学诊断有困难时将有助于对乳头溢液的诊断。

（三）印片细胞学检查

乳头和乳晕或乳腺其他部位有糜烂或溃疡时，可做印片（或刮拉片）细胞学检查。切除的乳腺组织或肿瘤，可用组织块做印片和拉片细胞学检查。如乳头 Paget's 病可见良性鳞状上皮之中有单个或小巢状的腺癌细胞；导管内癌可见成团的癌细胞或伴有凝固性坏死的细胞，其边界清楚，另外以稀疏纤维细胞环绕；浸润性癌，则在稀疏的纤维细胞背景中有大小不一、形态各异的癌细胞巢。

在乳腺癌手术中行冷冻切片检查时，可以附做印片，其细胞形态清晰，可辅助冷冻切片诊断，在特殊情况下，甚至可代替冷冻切片做出诊断。

二、组织学诊断方法

（一）切除活组织检查

切除活检自肿瘤边缘外一定的距离，将肿瘤及其周围部分乳腺组织一并切除，一般适用于癌瘤最大直径<2 cm 的病例，在做好乳腺根治性切除术一切准备的情况下进行，取下肿瘤标本后，快速做冰冻切片，证实为恶性者，立即做乳腺根治手术。目前对于术前诊断尚未肯定的病例，多数医院采用这种方法。准备做放疗的病例，偶尔适用此种方法检查。国内文献报道，除临床Ⅱ期以上，术前切除活检间距手术时间<8 周者较>8 周者 5~10 年生存率有显著差异外，其余未见明显差别，从而认为乳腺癌切除活检一般不影响疾病预后，以切除肿块活检后 8 周内行乳腺根治术为宜。

切除活检不仅能达到活检的目的，同时也能达到治疗的目的，所以，切除活检应尽可能将肿块切除干净，切除范围至少距肿瘤边缘 1.0 cm。

切除活检的指征：①可触及的肿物，有痛性的肿物并不能排除恶性；②非可及性肿物或钼靶片上显示微小的钙化；③一个或两个乳管内持续性自发性的溢液，乳头溢液是常见的乳腺病变的征象，导管内乳头状瘤常出现乳头溢液，癌性的乳头溢液通常为血性；④乳头的异常，乳头周围糜烂、结痂或近来的自发性乳头回缩；⑤乳房皮肤的改变，如出现酒窝征、橘皮样变或无任何近期感染的炎性征象的存在；⑥腋窝淋巴结肿大。

（二）切取活组织检查

适用于较大或已与皮肤粘连的肿瘤，在肿瘤表面切开皮肤和皮下组织，暴露肿瘤后切取小块瘤组织，即刻做冰冻切片。切取时，需用锋利的手术刀，不用剪刀，切忌挤压瘤体。切一小块瘤组织下来，进行快速冰冻切片，并不违反肿瘤治疗原则。否则，若对大的癌瘤做切除活检，引起癌瘤播散的机会可能要比切除活检大。此外，切取活检还适用于癌瘤破溃者，在靠近癌瘤边缘部位切取小块瘤组织必须够深，以免仅仅切取到癌瘤表面的坏死组织。依据日本 57 个单位参加的乳腺癌研究会的资料，仅就 T_1 期病例的手术活检统计结果，切取活检和切除活检的复发率分别为 14.8% 和 9.5%，表明切取活检比切除活检复发率高。做切除活检，尽量避免做切取活检。另外，对乳头湿疹样癌可切取小块乳头或乳晕部糜烂的皮肤送病理检查。对于较晚期乳腺癌，临床上不难确诊，如果只做姑息手术治疗，术前免做活检未尝不可。不过，对诊断尚有疑问者，活检无论如何不能省略。

（三）粗针穿刺活检

粗针穿刺活检不但可以达到对良性肿物切除的目的，而且还可以对恶性肿瘤进行切取活检。由于粗针穿刺活检能穿刺取得长条状组织块，因而粗针活检可以对乳腺病变做出组织学诊断，因此其诊断的可靠性和准确性都高于细胞学诊断；同时，相对于手术活检它具有微创、简单、精确、费用低等优点。而且文献资料表明，粗针穿刺活检对乳腺癌患者的长期生存率无任何影响。因而，近年来国外粗针穿刺活检已成为乳腺癌患者的常规检查措施。在美国的乳腺癌治疗中心，基本上所有乳腺疾病在门诊均行粗针穿刺活检，活检病理结果明确为恶性肿瘤的患者则需入院行进一步手术，而穿刺活检结果为良性的患者则可免于手术活检的痛苦。

目前，粗针活检主要适用于直径 <3 cm 的单发或多发纤维腺瘤的旋切手术，以及早期乳腺癌诊断和局部晚期乳腺癌的诊断和治疗指导，从而可以从根本上提高乳腺癌的长期生存率。在局部晚期乳腺癌中，粗针穿刺活检不但可以在新辅助化疗前，在组织学上对肿瘤进行定性，而且通过对肿瘤治疗前组织细胞中生物学因子的检测，对肿瘤的生物学特性进行评估，并可以预测肿瘤对新辅助化疗的敏感性，从而指导局部晚期乳腺癌的新辅助化疗，有助于提高局部晚期乳腺癌的治疗效果和提高长期生存率。

与细针活检相比，粗针活检的优点是：①可以判断良性病变是否伴有导管上皮的不典型增生；②粗针活检取材较充分，可以兼顾组织学和细胞学特征的评估，病理医师对病理诊断熟悉，不需要专门的细胞病理学培训；③可以做 ER、PR、HER2 等免疫组织化学检查，为术前化疗、内分泌治疗和靶向治疗提供指导依据；④对于良性病变患者，可以避免手术；对于乳腺癌患者，可以减少手术次数；细针活检与手术切除活检相比有瘢痕小、花费少、创伤小、耗时少的优点；⑤可以区分是原位癌还是浸润癌，提高了诊断的准确性。

（四）乳管内窥镜

系统组成包括光导系统、影像图文工作站、超细光导纤维镜等部分，其中超细光导纤维柔软，直径 <1.0 mm。该项检查的优点是无创伤，可通过肉眼清晰见到乳管内细微结构上的变化，适用于乳头溢液的检查，能够早期发现乳腺癌。

1. 适应证

（1）乳头溢液。

（2）乳头分泌物中 CEA 的测定。

（3）乳头分泌物细胞学。

（4）超声检查提示乳管内肿瘤。

（5）乳管造影提示乳管内缺损、管壁不整。

2. 应用范围

乳头溢液的定性和定位；明确乳腺导管内病变的部位、性质；诊断乳管内良性病变、癌前病变和恶性肿瘤，如乳管内乳头状瘤、乳头状癌、乳腺癌、乳管内上皮非典型性增生；治疗良性乳头溢液、积乳性囊肿；治疗乳痛症如闭塞性乳管炎、乳腺炎、乳晕下脓肿；检测乳腺癌患者的内分泌、免疫、病理学方面的各项指标。乳腺导管扩张症表现为管壁粗糙，局部毛细血管丰富，易出血，管腔内有絮状渗出，乳管内乳头状病变为生长在管壁上凸向管腔的乳头状隆起，常为结节样，结节可为扁圆形、舌形，也可为息肉状向腔内生长，导管内癌病变特点是沿管腔内壁纵向伸展，大体上为不规则隆起，常伴有出血。

三、常用病理学诊断技术的应用及评价

（一）冷冻切片病理检查

术中送检冷冻切片检查的主要目的是在手术时明确病变的性质，以决定进一步手术的方案；确定切除乳腺标本切缘是否有肿瘤组织残留，以决定手术的范围；近年来因为保乳手术的开展，前哨淋巴结的术中冰冻检查也日益增多。

由于冰冻组织取材有限，而且冰冻有时间要求，因为这些条件的限制，冷冻切片诊断主要是解决病变的良恶性，对于肿瘤的具体分型不可能很准确。

尽管乳腺病变冷冻切片诊断准确率已经高达99%，但因为存在冰冻的局限性，仍然有少数假阴性、假阳性和不能确诊的病例。在乳腺冷冻切片诊断中，对于导管内乳头状瘤和导管内乳头状癌，硬化性腺病和乳腺癌，导管上皮不典型增生和低级别导管原位癌等在冰冻切片中鉴别起来有很大困难的病变，常规策略是延期诊断，直到取得石蜡切片再做最后决定，以免误诊。

冷冻切片诊断应注意的几个问题：①重视临床资料和病史；②注意仔细检查大体标本，准确取材；③严格掌握诊断标准，实事求是做出诊断。特别要注意避免出现假阳性诊断，以免给患者造成无法挽回的创伤。对于冷冻切片诊断有困难的病例，宁可等石蜡切片结果，决不可勉强做出诊断。

（二）常规石蜡切片病理检查

乳腺癌切除标本都需常规进行石蜡切片病理检查，以决定患者的最后诊断。

1. 肉眼检查

送检标本的名称、外形、三径测量，附有皮肤的大小、形状、颜色及乳头和乳晕的变化；乳腺内肿块的大小、硬度、颜色、位置、距皮肤深度与乳头距离、边缘及内容物性状；腋窝淋巴结数目、各组淋巴结中最大淋巴结直径及肉眼可见转移或其他病变位置和大小。

2. 组织学检查

原发瘤组织学类型、组织学分级，是否有血管侵犯，是否有淋巴管及神经侵犯，肿瘤边缘反应及是否侵犯周围组织；癌旁未受侵犯的乳腺组织的病变描述；腋下各组淋巴结数量及肿瘤转移淋巴结数量，每组转移的最大淋巴结的大小及淋巴结外是否受侵；ER 状态及HER2 等生物学因子的表达情况。

乳腺癌常规石蜡切片病理检查是乳腺癌的最后诊断，能提供有关肿瘤的全面资料，在乳

腺癌预后判断和指导治疗方面是有决定性意义的。

（三）免疫组织化学检查方法

大部分的乳腺病变仅靠对 HE 切片的观察就可作出正确的病理诊断，然而，由于乳腺病变组织结构复杂，形态学有一定的相似性，对这一类乳腺疾病采用免疫组织化学的方法，是日常诊断工作中必不可少的重要辅助手段。

免疫组织化学检测显示以下标记物在乳腺癌中可以有不同程度的阳性表达：ER、PR、CerbB-2、p53、Ki-67、AR、CD10、S-100、SMA、calponin、CK5/6、cytokeratin8、cytokeratin19、EGFR、EMA、nm23、p16、等。这些标记物的使用为病理诊断提供了必要的帮助，这些标记物中有些可作为鉴别乳腺良恶性病变的诊断指标，例如肌上皮细胞的标记，P63、CD10、calponin 等，有些可作为判断乳腺癌预后以及指导乳腺癌下一步治疗方案的指标，例如 ER、PR、c-erbB2、Ki-67 等，对于指导临床治疗及判断预后具有重要意义。

应用免疫组织化学对乳腺疾病进行分析具有一定的作用。

1. 鉴别乳腺原位癌和浸润癌

肌上皮标记物包括 CD10、p63、S-100、SMA、calponin、CK5/6 等一组抗体，如果肿瘤细胞巢周边显示出肌上皮层时支持原位癌的诊断；反之则是浸润癌，对于鉴别诊断，建议使用一组肌上皮的标记物，p63、S-100 和 SMA 是很好的互补抗体。

2. 区分导管原位癌和小叶原位癌

因为两者治疗方案不同，区分是有必要的，建议联合使用抗体 P120、E-cadherin 和 β-catenin，E-cadherin 阴性和 P120 浆表达，β-catenin 失去膜表达则支持小叶原位癌，而导管原位癌则相反。

3. 鉴别普通导管上皮增生和非典型导管上皮增生/低级别导管原位癌

如果增生导管上皮细胞不表达 CK5/6，则支持非典型导管增生和低级别导管原位癌的诊断，若增生呈斑驳状表达则倾向普通型导管增生。

4. 鉴别乳腺腺病和浸润性导管癌

乳腺腺病包括硬化性腺病、盲管性腺病和微腺性腺病有时和浸润性导管癌在 HE 图像上很难区分，需经免疫组织化学与浸润性导管癌相鉴别。

5. 化生性癌与其他梭形细胞增生和肉瘤的鉴别

以梭形细胞为主的化生性癌、增生以及低度恶性的肉瘤鉴别起来是困难的，化生性癌的免疫组织化学是 ER、PR 和 HER2 都是阴性，而高分子量蛋白（P63、CK14、CK5、CK17）则是不同程度的阳性，但可以是非常局部而且是弱阳性表达，梭形细胞增生和肉瘤则高分子量蛋白 CK5、CK14、CK17 和 P63 阴性。

6. 叶状肿瘤

CD34 和 Bcl-2 在良性叶状肿瘤的间质表达为阳性，恶性叶状肿瘤 CD34 和 Bcl-2 的表达则为阴性。

7. 证明各种转移性腺癌

主要与卵巢癌（WT-1 阳性）、肺癌（TTF-1 阳性）、胃癌（CK20 阳性）和恶性黑色素瘤（HMB45 阳性）鉴别，乳腺原发的癌一般 GCDFP-15、GATA-3 和 Mammaglobin 阳性，ER 和 PR 常为阳性。

（隋小龙）

第二节 乳腺发育异常

一、异位乳腺组织

异位乳腺组织是指在正常乳腺解剖范围以外部位的乳腺组织，又称异位乳腺。临床极为少见，可位于肩胛部、背侧、胸腹、中线、唇部、颈背处、耳面部等处。异位乳腺组织没有乳头和乳晕，构成异位乳腺的导管和小叶都存在，但不如正常乳腺或副乳腺组织结构完善。

（一）光镜

正常乳腺小叶结构存在，导管上皮可出现增生或扩张成囊，间质纤维组织常有增生，同时可伴发囊肿、纤维腺瘤等多种病变。

（二）鉴别诊断

1. 转移癌

可找到原发病灶，形态学上具有恶性组织和细胞学特点。

2. 汗腺肿瘤

发生于乳头皮肤，通常部位比较浅，镜下无典型的乳腺导管和小叶结构。

3. 软组织肿瘤

乳腺组织内可见梭形细胞增生，细胞可出现异型性，需与副乳腺化生性癌区别。

4. 其他

乳腺囊肿性病变、纤维腺瘤、乳头状肿瘤等。

二、乳腺肥大

（一）女性乳腺肥大

1. 早熟性乳腺肥大

原发性发病年龄多在 8～12 岁，比继发性晚，乳头下方形成盘状的软组织块，无其他性征发育异常。随着性发育成熟，肿块可消失。继发性多在 4～8 岁发病，甚至可以更早，因为体内雌激素水平增加，导致双侧乳腺肥大，外阴明显发育，可出现腋毛和月经来潮。而这一现象的出现常常因为体内有产生性腺激素的肿瘤（如卵巢粒层细胞瘤、肾上腺皮质肿瘤、垂体瘤等），肿瘤切除则恢复正常。

光镜：主要为少量腺体、脂肪以及腺体间增生的纤维结缔组织。

2. 青春期乳腺肥大

发病年龄多在 10～20 岁，可为单侧也可双侧同时发生，肿块多在 1～2 年内迅速增大，少数可形成巨乳症。

（1）大体：巨乳症乳腺可重达数十千克，高度下垂，乳房皮肤表面可见曲张静脉，可破溃和继发感染，切面脂肪和纤维结缔组织增生明显。

（2）光镜：主要由过度增生的脂肪、纤维组织和腺体构成。导管增生，分支少，形态相对正常，缺乏正常小叶结构，类似于男性乳房发育，导管上皮可增生，极少数可发生乳腺癌。

（3）鉴别诊断。

1）幼年性纤维腺瘤：青春期女性，乳腺导管上皮和间质都不同程度的增生，间质细胞增生显著，细胞丰富，有完整包膜。

2）错构瘤：界限清楚的结节，由乳腺导管、小叶、纤维和脂肪组织以不同比例混合组成。

（二）男性乳腺肥大

男性乳腺肥大又称男性乳腺发育症。因不同原因而出现的可恢复性的乳腺肥大。上皮和间叶成分均有不同程度的增生，又被称为男性女乳。可分为生理性和病理性两大类，均为内分泌激素影响所致。

1. 大体

大多数形成圆形肿块，界限清楚，有轻度压痛。少数乳腺弥漫性增大，甚至可达女性乳房大小，有周围组织融合，边界不清，质地较软。

2. 光镜

随病变持续时间不同而变化，贯穿全程的病变是导管数量及分支增多，并可有导管扩张，通常没有小叶结构，缺乏腺泡，少数情况可有流产的小叶（图4-1）。

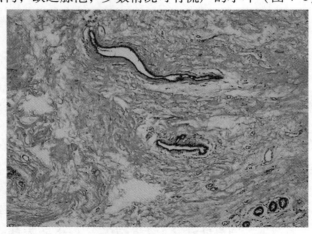

图4-1　男性乳腺肥大

仅见导管，没有正常的小叶结构

（1）早期：导管上皮可具有柱状上皮特点，上皮增生形成微乳头样细胞丛突入管腔，也可形成乳头状、筛状或实性结构，导管周围间质水肿，细胞密度增加，黏液样基质内为增生的成纤维细胞和肌纤维母细胞。

（2）后期：导管周围水肿黏液区消失。间质纤维化玻璃样变，上皮萎缩。

（3）纤维组织内可见少量炎细胞浸润及假血管瘤样间质增生。

（4）极少数可伴发乳腺癌。

3. 鉴别诊断

（1）导管原位癌：导管上皮增生明显，形成筛状、乳头状结构时要注意与导管原位癌鉴别。诊断导管原位癌的标准应更为严格，导管上皮异型增生，细胞单一，导管腔内可见坏死。

（2）乳腺纤维腺瘤，纤维腺瘤中无大导管扩张，管周无水肿样纤维间质。

（周卉卉）

第三节 乳腺化生性病变

乳腺疾病中常见有化生，传统化生的概念是从组织细胞水平定义的，是指疾病中同类成熟型细胞的转化，如乳腺固有腺上皮转化为鳞状上皮。现今，特别是肿瘤化生的概念有了更宽泛的含义，细胞的化学成分发生了转变（如胞质内出现了原来没有的黏液、神经内分泌成分等），以及肿瘤细胞特征发生了跨组织类别的转化（如上皮细胞具有间叶细胞的某些特点），都可以归入化生（异向分化）的范畴，在良恶性乳腺病变中均可出现化生。

一、透明细胞化生

透明细胞化生又称透明细胞变，其原因尚不清楚。

1. 光镜

发生在终末导管小叶单位腺上皮，呈灶状分布，病变小叶较周围正常小叶大，稍膨胀，腺上皮胞质透明或淡染。增大的腺泡可呈实性，也可有腺腔形成，细胞核小、圆形和深染，无明显核仁，一般无核分裂。

2. 特染和免疫组织化学

奥辛蓝和黏液卡红阴性。CK 和 S-100 蛋白阳性，GCDFP-15、肌上皮标记和 α-乳球蛋白阴性。

3. 鉴别诊断

（1）透明细胞型小叶原位癌：腺泡明显膨大，界限清楚，无腺腔。核稍大，可有小核仁。

（2）妊娠样改变：有时细胞质呈透明，但有明显分泌性改变，腺腔面存有"脱落性"分泌。

（3）胞质透明的大汗腺化生：细胞质可呈淡染泡沫到透明，其透明细胞只是局部表现，其他区域具有大汗腺化生的典型特征，GC-DFP-15 阳性。

（4）肌上皮腺病：肌上皮可增生而且胞质透明，其位于腺上皮和基膜之间，有时腺管腔狭小闭塞，腺上皮不易辨认。肌上皮 p63、calponin、SMA 等肌上皮标记物阳性。

二、泌乳细胞化生

泌乳细胞化生又称假泌乳性增生及妊娠样变。发生在非妊娠和哺乳期的妇女，乳腺组织出现泌乳，形态与哺乳期相似。

1. 光镜

累及终末导管小叶单位，通常为灶性分布。其腺泡呈妊娠/哺乳期乳腺改变。增生时上皮层数增多，可呈簇状、乳头状或实性。也可发生不典型增生，细胞形态和组织结构出现不典型性。可伴有囊性高分泌性增生（图4-2）。

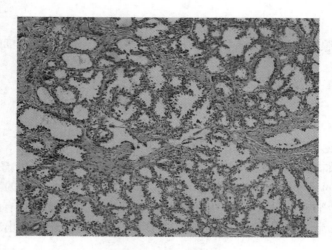

图 4-2 泌乳细胞化生
局部呈泌乳改变，腺腔内衬细胞呈"鞋钉"状，胞质内有分泌空泡，腔内有分泌物

2. 特染和免疫组织化学

奥辛蓝和黏液卡红阴性。α-乳球蛋白和 S-100 蛋白阳性。

3. 鉴别诊断

泌乳细胞化生在冷冻切片常可见较多印戒细胞，特别是有不典型增生时容易误诊。

（1）妊娠和哺乳期乳腺：有妊娠和哺乳史，弥漫分泌性增生改变。

（2）复旧不全：小叶变形、不规则，上皮扁平或消失，基膜增厚呈锯齿状，周围常无乳腺增生症改变。

（3）分泌性癌：缺乏乳腺正常的小叶结构，细胞内外有分泌，肿瘤呈浸润性生长，无肌上皮，黏液染色阳性。

（4）小叶原位癌：腺泡高度实性，扩大变形，缺乏典型分泌性改变，黏液染色常为阳性。

三、柱状细胞化生

柱状细胞化生又称柱状细胞变，是柱状细胞病变谱系的一种，包括柱状细胞增生、平坦上皮不典型性增生。

1. 光镜

终末导管小叶单位增大，腺泡增大伴有不同程度的扩张，形状不规则，被覆 1~2 层柱状上皮细胞，被覆上皮细胞常出现顶浆分泌突起（图 4-3），腺管内衬立方—扁平上皮，细胞大小相对一致，核呈卵圆形，垂直于基底膜，核染色质细，核仁不明显，核分裂象罕见，腺腔内常有分泌物或者腔内钙化。肌上皮层通常清晰可见。上皮细胞只有一层或两层时，腺泡呈不同程度的扩张。细胞核均匀一致，诊断为柱状细胞改变；超过两层形成分层或突起，细胞重叠、拥挤，可形成小丘状、簇状，诊断为柱状上皮增生；柱状细胞化生、增生伴轻度不典型性时称平坦上皮非典型增生，细胞呈相对单一的卵圆形核，核浆比增加，核仁出现，形态学上类似于低级别导管原位癌（DCIS）。平坦只是一个相对的术语，平坦型上皮非典型增生柱状细胞呈现更复杂的组织结构类型，如出现细胞桥，拱形、筛孔状或开窗状增生等。

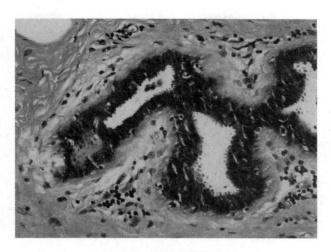

图 4-3　柱状细胞化生

腺腔被覆单层柱状上皮，可见顶浆分泌型胞突

2. 免疫组织化学

Bcl-2 及 ER 阳性，CK5/6 通常阴性。

3. 鉴别诊断

柱状细胞化生经常和其他病变共存，它的存在并不影响对其他病变的诊断。①平坦上皮不典型性（导管内增生性病变）；②囊性高分泌增生，腺管的囊状扩张更显著，腔内充满明显匀质甲状腺胶质样分泌物，钙化少见；③大汗腺囊肿，胞质嗜酸性颗粒状，腔面更为突出，核圆中位，核仁明显。Bcl-2 及 ER 通常阴性；④黏液囊肿样病变，囊腔内为黏液，细胞为扁平、立方上皮，常有间质黏液湖。

四、大汗腺化生

大汗腺化生是指组织细胞水平的一种细胞类型的改变，形态上具有大汗腺细胞的所有特征：胞质丰富、嗜酸性颗粒状，可有胞突；泡状核、中等、核膜厚、核仁明显。在乳腺疾病中十分常见。大汗腺化生是大汗腺病变谱系的一种，其他还包括大汗腺增生、大汗腺不典型增生、大汗腺型导管原位癌及浸润性大汗腺癌。

1. 光镜

（1）细胞呈柱状、锥形或立方形，单层排列，细胞间有黏附性，均匀分布。

（2）细胞质丰富、均匀，呈嗜酸性颗粒状，于腔缘侧浓集，常有胞突（图4-4）。偶有较大核上空泡。有时胞质淡染甚至透明，呈泡沫颗粒状或小空泡状（和皮脂样细胞类似）（常出现在不典型大汗腺病变中）。

（3）细胞核增大，呈卵圆形泡状，染色质呈均匀颗粒块状，核膜增厚光滑，有明显一致的核仁。少数情况核可较小深染，核仁不明显。

（4）细胞无坏死，核分裂象罕见。

乳头状大汗腺化生，扩大的腺管内有乳头状结构，乳头纤维血管轴心表面被覆单层柱状大汗腺细胞，细胞核及核仁一致，缺乏淡染泡沫状胞质，局部稍拥挤但没有明显的细胞增生。

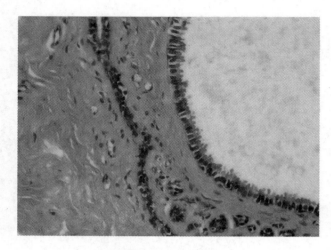

图4-4 大汗腺化生

导管呈囊状扩张，细胞呈柱状，胞浆嗜酸性，胞浆有突起

2. 特染和免疫组织化学

黏液卡红局灶阳性，奥辛蓝阴性。AR、AE1/AE3、EMA、CEA、催乳素（prolactin）和大囊肿病液体蛋白-15（GCDFP-15）阳性，ER（ER 的 β 亚型部分阳性）、PR、CK5/6、α-乳球蛋白、Bcl-2 和 S-100 蛋白阴性。

3. 鉴别诊断

（1）具有嗜酸性颗粒状胞质的非大汗腺细胞：某些导管内衬细胞及导管内癌细胞可具有嗜酸性颗粒状胞质，但缺乏大汗腺细胞核的基本特征（核大、淡染，染色质块状，核仁明显）。

（2）柱状细胞化生：柱状细胞常有大汗腺细胞样胞突，但不具有大汗腺细胞的全部特点，其核小深染，染色质细，核仁不明显，也无明显嗜酸性颗粒状胞质。

（3）斜切假象：组织细胞斜切可造成人为假象，上皮细胞丰富、折叠，貌似复层排列，细胞核呈假复层排列，貌似核不在基底侧。也可使乳头（有纤维血管轴心）看似细胞团（无纤维血管轴心），产生大汗腺细胞增生/不典型增生的错觉。

（4）大汗腺细胞不典型性增生/低级大汗腺型导管内癌：两者的鉴别尚无标准可循，有时十分困难（见导管内增生性病变）。

（5）大汗腺样异型性：十分少见，可能是上皮增生的退变现象，出现在终末导管小叶单位，通常为小群奇异细胞，邻近管腔界限不清，核大、不规则折叠状，染色质深染模糊，胞质宽红染。

五、鳞状细胞化生

鳞状细胞化生较大汗腺细胞化生少见，也可见于乳腺各种病变，包括某些炎症、反应性（如医源性病变）和增生性病变、良恶性肿瘤等。

1. 光镜

伴随其他病变，通常为局灶性，少数病变比较广泛。常为成熟性的鳞状上皮（图4-5），可有不同程度的角化，也可出现不典型改变。

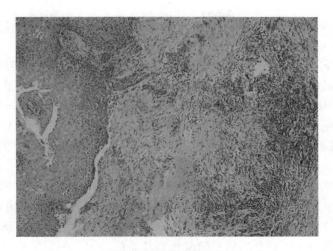

图 4-5 鳞状细胞化生

图左侧可见分化成熟的鳞状上皮，为大导管的鳞状化生

2. 免疫组织化学

CK5/6、p63 等阳性。

3. 鉴别诊断

病变广泛时要想到是否有鳞癌可能。①鳞状细胞癌：鳞状细胞化生可有细胞学上的不典型性，有时在胶原化背景中出现鳞状细胞团，很容易误诊为浸润，特别是在冷冻切片时容易和鳞状细胞癌混淆。后者呈浸润性生长，细胞有更明显的异型性。②梭形细胞癌：梭形细胞癌的梭形细胞形态温和，而且常有鳞状化生，容易和反应性纤维母细胞增生伴鳞化等病变混淆，特别是纤维组织显著增生且细胞有一定程度的不典型性时，两者从形态上鉴别起来可能会很困难，免疫组织化学染色梭形细胞癌里的梭形细胞 p63 和 AE1/AE3 可以局灶弱阳性，后者梭形的纤维组织 p63 和 AE1/AE3 阴性，鳞化部分可以阳性。③低度恶性腺鳞癌：肿瘤内有腺样结构，细胞分化好，常有不同程度的鳞化和角囊肿形成，呈浸润性生长，常有较明显的间质反应。

六、其他化生

包括皮脂腺细胞化生、黏液细胞化生及神经内分泌细胞化生，均很少见。

1. 光镜

（1）皮脂腺细胞化生：化生细胞类似皮脂腺细胞，常伴有鳞化。

（2）黏液细胞化生：一般病变局限，腺管衬覆细胞质内出现黏液，核受压靠边，细胞呈印戒样。

（3）神经内分泌细胞化生：通常没有细胞学的明显改变，但细胞质化学成分发生改变，出现神经内分泌颗粒。

2. 特染和免疫组织化学

（1）皮脂腺细胞化生：AB/PAS 阴性。EMA 不同程度阳性，CK5/6/7/14、GCDFP-15、p63 阴性。

（2）黏液细胞化生：黏液卡红、奥辛蓝阳性，CK5/6 常阴性。

（3）神经内分泌细胞化生：神经内分泌标记物阳性，CK5/6 常阴性。

3. 鉴别诊断

（1）黏液细胞化生：乳腺正常和增生的导管-腺泡上皮缺乏细胞内黏液。如果观察到增生细胞内出现含有黏液的印戒样细胞、细胞质内空泡（特别是大空泡或空泡内有小红球）和（或）黏液染色阳性，均提示病变有恶性转化，这时需要仔细观察黏液细胞的范围及其他细胞和组织学特征，来判断是单纯性黏液细胞化生还是肿瘤性改变（不典型增生或原位癌），如果含有黏液的细胞很局限且细胞和组织学特征均支持普通导管增生，一定不要轻易作出癌的诊断。

（2）神经内分泌细胞化生：正常乳腺和良性增生性上皮病变通常缺乏神经内分泌分化细胞。如果证实增生细胞有比较明显的神经内分泌分化细胞，就要警惕病变是否有恶性转化。提醒有神经内分泌分化的形态学改变有：导管增生呈实性乳头状，细胞一致而温和，出现梭形细胞、含有黏液的细胞及胞质呈嗜酸性颗粒状的细胞，细胞围绕间质轴心排列整齐呈栅栏状。

（周卉卉）

第四节　乳腺反应性和瘤样病变

一、导管扩张症

导管扩张症又称导管周围性乳腺炎，基本组织学特征为腺管周围伴不同程度炎症细胞浸润、腺管周围纤维化和导管扩张。

临床多见于中老年妇女，常累及一侧乳腺。早期可有疼痛，乳头溢液，为浆液性、血性或脓性，病程可持续数年。晚期乳晕下可触及肿块，可出现乳头凹陷或偏斜，溃破瘘管形成，也可有腋下淋巴结肿大。常与乳腺癌难以鉴别。影像学检查可有钙化，与导管原位癌类似。

1. 大体

乳头及乳晕下肿块，质地较硬，界限不清，直径多在 1～3 cm，导管扩张，管壁增厚，可有小囊形成，内含黄褐色黏稠分泌物，易被误认为粉刺型导管原位癌。

2. 光镜

导管有不同程度扩张，内衬上皮呈扁平、立方状或消失。管腔内有浓缩的分泌物、脱落的上皮细胞，病程长者可出现胆固醇结晶和（或）钙化，管壁及其周围不同程度纤维化和多少不等的慢性炎细胞浸润。部分病例可见到含有脂褐素的组织细胞（褐黄细胞）、黄瘤样和（或）肉芽肿改变，也可有脂肪坏死。少数情况可见急性炎细胞浸润，并可形成融合性病变，有脓肿和（或）溃破形成瘘管。长期病变可导致导管周围显著纤维化，致使管腔闭塞，浸润细胞以淋巴细胞、浆细胞等慢性炎细胞为主，可形成淋巴滤泡。

3. 鉴别诊断

因其他原因手术切除的 50 岁以上妇女乳腺标本中，常可见到小叶外导管有不同程度的扩张，此种情况不足以诊断为乳腺导管扩张症。

（1）原位癌/浸润性癌：管腔内容物及残留或脱落的上皮细胞有时和肿瘤性坏死和癌细

胞不好区分。浆细胞可聚积成堆或呈条索状排列，特别是冷冻切片，其核浆结构不清，容易和浸润癌混淆。两者的核浆比例、核形态及背景不同。

（2）肉芽肿性小叶性乳腺炎：可伴有导管扩张症，病变主要在小叶，常有微脓肿形成。少数融合性病变不易区别。

（3）结核性乳腺炎：肉芽肿伴干酪样坏死，可查见结核杆菌。

（4）脂肪坏死：缺乏沿输乳管、大导管分布的特点。

（5）乳汁潴留性囊肿：通常见于哺乳期，囊肿内为乳汁，周围常有泌乳性腺泡。

（6）囊肿病：位于终末导管小叶单位，常有上皮增生、化生性改变，浆细胞浸润不是特点，缺乏弹力纤维（弹力纤维染色）。

二、脂肪坏死

脂肪坏死最常发生于物理性损伤（如外伤、手术、细针穿刺、放疗等），但约一半病例没有明确的损伤史。多发生在成年人，一侧乳腺多见，早期乳房区皮下肿块，直径2～5 cm，边界不清，质地硬。晚期肿块可与皮肤粘连，皮肤下陷和（或）乳头变形。也可有乳头溢液和腋下淋巴结肿大。

1. 大体

取决于病变持续时间，脂肪组织内圆形硬块，边界不清，质韧，黄白间黯红色，有时可有小囊腔，内含黄白黏稠或血性液体。晚期形成界限较清楚的硬性结节或放射状瘢痕。

2. 光镜

脂肪细胞变性坏死，融合成大小不等的空泡。空泡周围纤维母细胞、脂肪母细胞和上皮样细胞增生及单核细胞、淋巴细胞和浆细胞浸润（图4-6），也可见泡沫状噬脂细胞。后期形成肉芽肿（脂性肉芽肿）和纤维化伴胆固醇结晶和钙盐沉着，可见纤维母细胞增生和胶原沉积，常见散在的慢性炎症细胞浸润和局灶性含铁血黄素沉积。少数病例可有鳞状上皮化生。

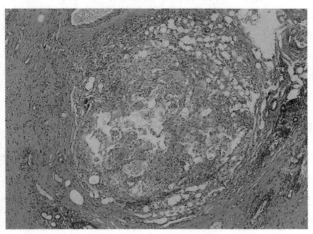

图4-6　脂肪坏死

脂肪细胞变性坏死，空泡周围纤维母细胞、上皮样细胞增生及单核细胞、淋巴细胞等
慢性炎细胞浸润，也可见泡沫状噬脂细胞

膜状脂肪坏死：主要为大小不等的囊腔，囊腔有纤维性囊壁，腔面被覆嗜酸性均质膜状物，可出现假乳头状结构，油红 O、PAS 染色阳性。

3. 鉴别诊断

脂肪坏死临床与影像学检查非常类似于乳腺癌，而且往往选择术中冷冻检查，其肉眼观常呈放射状，组织质硬，有黄色坏死条纹和癌类似，而且常难以获得满意的冷冻切片，冷冻切片中可出现许多印戒样及不典型细胞，容易和癌混淆。

（1）浸润性癌（富脂细胞癌和组织细胞样癌等）：特别是冷冻切片，区别两者有时是很困难的，注意其临床病史及组织学背景特点有助于鉴别。HE 切片，经验不足者易误诊，黏液染色及免疫组织化学染色（包括 CK、CD68、GCDFP-15 等）有助区别。

（2）寄生虫病（如猪囊虫病等）和膜状脂肪坏死：前者有寄生虫的结构特点。

（3）颗粒细胞瘤：具有嗜酸性颗粒状胞质，缺乏炎细胞及多核巨细胞，S-100 阳性，CD68 阴性。

（4）感染性肉芽肿病：可查见病原体和典型病变。

（5）其他肉芽肿病变：脂肪坏死是伴发病变，有其他病变的特点。

三、乳汁潴留性囊肿

乳汁潴留性囊肿又称积乳囊肿和乳汁淤积症等。多见于哺乳期或哺乳后妇女，多位于乳晕下区，常出现单侧囊性肿块，圆形或椭圆形，界限清楚，与皮肤无粘连。

1. 大体

囊性肿块圆形或椭圆形，表面光滑，界限清楚，直径为 1 ~ 2 cm，切面为单房或多房，内容为稀薄乳汁或黏稠炼乳样物。

2. 光镜

囊肿壁由薄层纤维组织构成，内衬扁平上皮。囊内容为红染无定形物质和泡沫状细胞。囊肿周围有多少不等的单核细胞、淋巴细胞、浆细胞、上皮样细胞和异物型多核巨细胞。可见扩张的小导管和泌乳期小叶。急性感染可形成急性炎症或脓肿。

3. 鉴别诊断

（1）单纯性囊肿：和哺乳无关，无分泌改变。

（2）其他肉芽肿病变：无乳汁潴留性囊肿。

（3）囊性高分泌增生/癌：囊内为甲状腺样胶质分泌物。

四、乳腺梗死及出血性坏死

乳腺梗死及出血性坏死多见妊娠期、哺乳期妇女和未婚女青年，常伴有良性肿瘤（如导管内乳头状瘤、纤维腺瘤等），也可发生在恶性肿瘤（如浸润癌等）。少数有引流淋巴结肿大。乳腺广泛出血性坏死极少见，通常发生在抗凝治疗后。

1. 光镜

梗死通常为较一致的凝固性坏死，坏死区常见有核残影，也常有出血和（或）含铁血黄素沉着。边缘可有程度不同的肉芽组织长入、炎细胞浸润和纤维化，可有鳞状上皮化生。也可见原发病变组织（如泌乳腺、导管内乳头状瘤、纤维腺瘤、浸润癌等）。梗死区残留细胞（如泌乳腺细胞）可出现排列紊乱、细胞不典型性和核分裂象增多。出血性坏死有广泛出血和组织细胞坏死，可见急性坏死性血管炎和多发性血栓。

2. 鉴别诊断

乳腺良性病变的梗死远较恶性病变常见。

（1）恶性肿瘤的梗死/坏死：有残留的肿瘤细胞。少数病例几乎完全梗死，此时癌的诊断较为困难，网织染色可显现癌的结构特点。

（2）肿瘤性坏死：有核和胞质的碎片。

（3）梭形细胞癌：可类似梗死后机化的肉芽组织，两者的鉴别有困难，梭形细胞癌上皮性标记物阳性。

（4）导管内癌：常有肿瘤性坏死，具有恶性细胞学特点。

五、淀粉样瘤

淀粉样瘤多发生于 45 ~ 79 岁妇女，右侧乳腺多见，通常为孤立性肿块，质地比较硬。病变表浅者可出现皮肤皱缩。临床容易误诊为癌。

六、褐黄病

乳腺褐黄病只有个例报道。是一种尿黑酸氧化酶缺乏的遗传性疾病，表现为尿黑酸尿和软组织中色素沉积的临床综合征，可有其他部位（如耳、鼻、指甲等）黑变或有家族史。患者有乳腺内肿物。

1. 大体

肿物切面呈棕黑色。

2. 光镜

上皮萎缩，间质纤维化，间质细胞、平滑肌细胞、血管内皮细胞及其周围组织内有大量黄棕色细颗粒状色素沉着，此色素可能是细胞酪氨酸代谢产物，和黑色素类似。

（李喜静）

第五节 良性肌上皮增生性病变

一、肌上皮细胞增生

肌上皮细胞位于乳腺小叶导管内的上皮和基膜之间，许多乳腺良性增生性病变和良性肿瘤中都可见到肌上皮细胞的增生，如乳腺腺病、乳腺囊肿性病变、硬化性腺病和腺肌上皮瘤等，恶性病变中也可以出现肌上皮增生，例如导管内癌。

光镜：肌上皮细胞数目增多，体积增大，肌上皮细胞形态多样，可呈透明、多角形，也可呈梭形，细胞核圆形、卵圆形或短梭形，病变中除了肌上皮增生外，腺上皮也可以增生，当肌上皮和腺上皮均增生时，细胞密度明显增加，细胞成片分布，腺管清楚地呈现双层细胞图像，单纯肌上皮明显增生，腺上皮没有增生时，腺管被增生的肌上皮细胞挤压狭小。少数情况下，乳腺肿瘤完全由增生的肌上皮组成，称为肌上皮瘤。

二、肌上皮增生病

光镜下常常为多灶性病变，肌上皮细胞沿腺管增生。肌上皮细胞有两种形态，一种为梭形，另一种为立方形。

1. 管内增生

两种形态的肌上皮细胞都可增生，增生的梭形肌上皮细胞呈栅栏状排列，立方状肌上皮可出现纵形核沟，细胞温和。

2. 管周增生

腺管周围的肌上皮细胞出现不同程度增生，可形成片状增生，常伴有间质硬化，腺管被挤压变窄。

这两种类型的增生，细胞温和，无细胞不典型和核分裂，增生肌上皮如果出现细胞的不典型性，则称为不典型肌上皮增生病。

三、腺肌上皮型腺病

1. 光镜

不规则的小腺管弥漫分布，腺管周围的肌上皮明显增生。增生的肌上皮细胞缺乏细胞不典型性和核分裂。腺管可出现鳞状上皮化生和大汗腺化生。

2. 鉴别诊断

（1）微腺性腺病：腺管内衬单层立方状上皮，细胞温和较一致，腺管缺乏肌上皮层。

（2）肌上皮增生病：单纯性肌上皮细胞增生，可以成片。

（3）腺肌上皮瘤：腺上皮细胞无增生，腺管周围的肌上皮细胞呈片状显著增生，大体上为境界清楚的肿块。

（4）小叶透明细胞变：小叶内腺上皮细胞胞浆透亮，肌上皮不明显。

（5）透明细胞腺泡型浸润性小叶癌：癌细胞呈浸润性生长，正常小叶结构消失，肌上皮消失。

四、腺肌上皮瘤

腺肌上皮瘤老年妇女多见，为多结节、分叶状、界限清楚的无痛性肿块，多发生在乳腺外周部。切除不净可复发。

1. 大体

肿瘤界限清楚，呈分叶状或多结节状，通常体积较小，平均直径为 1.0 cm，切面灰白色或灰黄色，可见小囊腔。

2. 光镜

典型病变呈多结节、分叶状，病变特点是腺上皮和肌上皮均可以增生，分布不均的腺管外周有明显增生的肌上皮，腺管圆形或卵圆形，内衬的腺上皮呈立方状或低柱状，其周围肌上皮细胞形态多样，可呈梭形或多边形，也可呈透明细胞，在腺体间呈小梁状、片状或巢状分布（图 4-7），被基膜及纤维血管间质隔开。病变中常可见到显著的上皮增生和乳头状瘤病，肿瘤科出现 3 种变型。

（1）梭形细胞型：以梭形肌上皮增生为主，呈巢状片状分布，其中夹杂少量的被覆腺上皮的腔隙。

（2）小腺管型：圆形小管增生，肌上皮细胞增生不明显，腺管外围绕增生的肌上皮细胞。

（3）小叶型：增生的肌上皮细胞巢状生长，周围的纤维组织向肌上皮结节内生长，将肿瘤分隔成小叶状。

增生肌上皮细胞核分裂象罕见，通常≤（1～2）/10HPF。肿瘤中的上皮成分可出现大汗腺、鳞状上皮增生和皮脂腺化生。肿瘤周围偶尔可见厚的纤维间隔，可有透明变或梗死，其周围可有卫星病灶。腺肌上皮瘤为良性肿瘤，切除不干净可复发，尤其是小管型。少见情况下，腺上皮和肌上皮细胞两种成分都可以发生恶变，恶性的指标包括核分裂象增多，细胞显著异型性，肿瘤内可出现坏死。恶性病变可发生复发和转移。

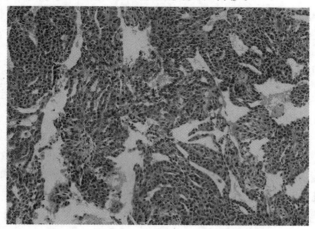

图 4-7 腺肌上皮瘤
肌上皮细胞围绕腺上皮细胞呈片状增生，胞质嗜酸性，呈肌样细胞

3. 免疫组织化学

SMA、calponin、SMMHC、p63 和 CD10、HCK 肌上皮细胞阳性。LCK、ER、PR、desmin 通常阴性。

4. 鉴别诊断

乳腺腺肌上皮瘤在一定程度上与导管内乳头状瘤、导管腺瘤、小管型腺病存在相似之处，前者是以肌上皮增生为主，后者仅为局灶性肌上皮增生。

（1）恶性腺肌上皮瘤：腺肌上皮瘤绝大多数为良性，恶性极罕见。如肿瘤呈浸润性生长，瘤细胞异型性明显，核分裂象>5/10HPF，Ki-67 指数高，肿瘤内出现坏死及远处转移等，要综合分析考虑是否为恶性。

（2）小管型腺肌上皮瘤和腺管型腺瘤的鉴别：后者有包膜，有明显的腺上皮，肌上皮增生不明显。

（3）小叶型或梭形细胞型腺肌上皮瘤与多形性腺瘤的鉴别：后者常有明显的黏液、软骨、骨样化生，胶原化间质及鳞化。

（4）腺病：多有小叶结构，病变呈多样性，常有乳腺增生病的其他改变。

（5）导管内乳头状瘤：上皮呈乳头状增生，有明显的轴心，增生肌上皮 <50%。

（6）腺瘤：形态单一，无复层结构。

（7）化生性癌：没有良性腺性成分，肌上皮分化不是主要成分。

（8）透明细胞癌：有透明细胞癌的特点和免疫表型。

五、肌上皮瘤

乳腺肌上皮瘤极为罕见，仅有几例报道。通常采用扩大切除。

1. 大体

肿瘤通常界限清楚，边缘不规则，质硬，可有灶性出血。

2. 光镜

主要由梭形肌上皮组成，也可有上皮样、浆样细胞，细胞界限不清，胞质透亮或呈嗜酸性，细胞核圆形或卵圆形，核仁常明显，可呈束状、席纹状、旋涡状或栅状排列。肌上皮细胞可增生充满于扩张的导管内。细胞之间可出现基膜样物质。肿瘤中央常有明显的胶原化和透明变。

3. 鉴别诊断

（1）恶性肌上皮瘤：恶性比良性多见，区分两者十分必要，因为良性者仅需局部扩大切除，而恶性者需行根治性乳腺切除加淋巴结清扫，并辅以术后放化疗。如果出现明显的细胞异型性和多形性，核分裂象 >5/10HPF 和 Ki-67 指数 >10%，并出现坏死时，则应考虑恶性肌上皮瘤的诊断。

（2）多形性腺瘤：两者可能是一组相似的肿瘤，前者有腺管状结构、黏液软骨样基质，以及与其相过渡的肌上皮。

（3）梭形细胞癌：梭形细胞癌细胞一般比较温和，有时可以见到导管原位癌的成分，在梭形细胞背景上可见散在上皮细胞团，肌上皮细胞标记阳性。

（4）纤维瘤病：肿瘤界限不清，细胞温和，梭形细胞呈束状或交错状排列，浸润性生长，周围是正常的乳腺小叶结构，免疫组织化学染色 keratin 和 S-100 阴性，actin 少数细胞阳性，β-catenin 核阳性（异位表达）。

（5）肌纤维母细胞瘤：瘤组织内常有宽大透明变的胶原束，瘤细胞为纤维母细胞样，相对比较温和，免疫组织化学染色 desmin 和 CD34 阳性。SMA 可阳性。keratin、calponin、SMMHC（平滑肌肌球蛋白重链）、p63 和 CD10 通常阴性。

（6）其他梭形细胞软组织肿瘤：主要靠免疫组织化学，p63 阴性。

（7）梭形细胞无色素性恶性黑色素瘤：转移性恶性黑色素瘤常可找到原发部位，瘤细胞异型性更明显，CK 和 SMA 阴性，HMB45、S-100、Melan-A 阳性。

（8）透明细胞癌：肌上皮标志物阴性。

（李喜静）

第六节　乳腺炎症性病变

一、急性化脓性乳腺炎

通常见于产后哺乳期妇女乳腺的化脓性炎症，尤以初产妇多见，早期乳房胀痛，患处出现压痛性硬块，乳房红、肿、热、痛，局部和腋下淋巴结可肿大，随着炎症的进一步发展，痛性肿块逐渐变成液化性包块，局部症状缓解。

1. 光镜

软组织急性化脓性炎，乳腺小叶结构存在，乳腺及导管内有乳汁淤积，大量中性粒细胞浸润，伴有脓肿形成、组织坏死及肉芽肿形成。病变继续发展，小脓肿互相融合，形成乳腺脓肿，随着炎症的局限，组织细胞聚集，成纤维细胞及新生血管增生。

2. 鉴别诊断

（1）浆细胞性乳腺炎：以浆细胞和淋巴细胞为主细胞。

（2）肉芽肿性小叶性乳腺炎：病变小叶性分布，肉芽肿内小脓肿。

（3）乳晕下脓肿：为非哺乳期病变，有显著鳞化。

（4）炎性乳癌时皮肤改变广泛，往往累及整个乳房，其颜色为黯红色或紫红色，化脓性乳腺炎皮肤相对局限，乳腺癌内有肿瘤性导管。

二、乳晕下脓肿

乳晕下脓肿又称 Zuska 病、输乳管鳞状上皮化生、乳腺导管瘘。主要发生在非哺乳期妇女，可能与吸烟有关。大多数出现乳晕区肿胀或肿块，有乳头溢液、乳头内翻及输乳管瘘形成，黏稠排出物具有恶臭，常被临床误诊为脓肿。临床反复发作，抗生素治疗和（或）切开引流通常无效，经久不愈，需手术彻底清除病灶，甚至楔形切除乳头，方能治愈。

1. 光镜

主要为一个或多个输乳管上皮明显鳞状上皮化生角化，上皮及角化物脱落充塞管腔，导致输乳管破裂，角蛋白进入周围间质并继发感染，引起急慢性炎症，形成以输乳管为中心的乳晕下脓肿及异物巨细胞反应。

2. 鉴别诊断

（1）脓肿：因常被临床误诊为脓肿，因此开始总是被切开引流，由于取出送检组织有限，仅常表现为化脓性炎及异物巨细胞反应。结合临床，需要排除本病，必须仔细进行组织学检查，寻找角化物及伴有鳞状上皮化生和（或）含有角蛋白的导管。必要时需提醒临床医生切除更多的标本送检。

（2）导管原发性鳞状细胞癌：细胞异型性明显，常伴有导管周围的浸润。

（3）起源于主输乳管的乳头状汗腺囊腺瘤样肿瘤：除有鳞状上皮分化伴角化外，仍可见被覆两层上皮（内层柱状、外层立方状）的乳头状结构。

（4）其他良性病变的鳞状上皮化生：可以见到其他病变的典型形态学改变，如导管内乳头状瘤，虽有鳞状上皮化生，但可见到乳头状瘤的典型改变。

三、肉芽肿性小叶性乳腺炎

肉芽肿性小叶性乳腺炎又被称为特发性肉芽肿性乳腺炎，是一种少见的慢性非感染性炎症性疾病。其病因不清。临床上表现为乳腺肿块。多发于年轻经产妇，大多数与近期妊娠有关。常单侧乳腺受累，以乳腺的外周部多见。可有皮肤溃破及窦道形成。临床容易误诊为乳腺癌。

1. 大体

切面有灰白色病变区，界限清楚或不清楚，长度 1.5 ~ 6 cm，其内可见黄色粟粒样病灶，质硬韧，有沙砾感。

2. 光镜

以乳腺终末导管小叶单位为中心的肉芽肿性炎。小叶内形成肉芽肿，其有多种炎细胞浸润，肉芽肿的中央常常是微脓肿，另有单核细胞、淋巴细胞、上皮样细胞和巨细胞。可有程度不同的嗜酸性粒细胞浸润（图4-8），病变晚期，乳腺小叶结构消失，并可溃破形成窦道。病变中通常查不出病原菌。

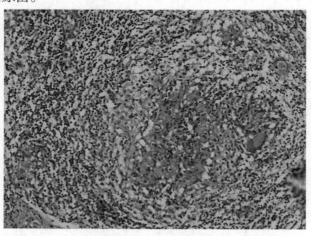

图 4-8　肉芽肿性小叶性乳腺炎

小叶内形成肉芽肿，其有多种炎细胞浸润，肉芽肿的中央是微脓肿，另有单核细胞、
淋巴细胞、上皮样细胞和巨细胞浸润

3. 鉴别诊断

（1）导管扩张症（浆细胞乳腺炎）：病变沿扩张的大导管分布，导管周围肉芽肿。

（2）感染性肉芽肿（如分枝杆菌、真菌及寄生虫）：病变不是沿着小叶分布，肉芽肿中心可以出现坏死，例如结核性肉芽肿，也可以没有坏死，类似于其他部位的肉芽肿。

（3）乳腺脓肿：常和哺乳有关，病变没有沿小叶分布的特点。

（4）脂肪坏死和异物反应：病变不以小叶为中心，为脂性肉芽肿和异物性肉芽肿。

（5）结节病：小叶内和小叶间非坏死性肉芽肿。

四、硬化性淋巴细胞性小叶炎

硬化性淋巴细胞性小叶炎即淋巴细胞性乳腺病及硬化性淋巴细胞性乳腺炎，有人认为是一种自身免疫性疾病。部分患者有 1 型糖尿病，又可称糖尿病性乳腺病。多见于年轻和中年妇女，乳腺有质硬、不规则、可活动的疼痛性肿块。常反复发作，部分病例有自限倾向。临床上往往考虑为恶性肿瘤。

1. 大体

病变区直径 2 ~ 6 cm，灰白色，质韧硬，界限相对清楚。

2. 光镜

乳腺导管周围、小叶周围和血管周围淋巴细胞浸润（主要为 B 淋巴细胞），以及间质内可见上皮样肌纤维母细胞腺泡萎缩或消失。间质明显纤维化透明变，伴有多少不等的上皮样细胞和（或）巨细胞，小血管周围也可有明显的淋巴细胞浸润。

3. 鉴别诊断

（1）淋巴瘤：有肿瘤性淋巴细胞在乳腺实质和血管弥漫浸润。

（2）假性淋巴瘤：有生发中心形成，伴混合性炎细胞和较明显的血管增生。不具有沿乳腺小叶和小血管分布的特点。

（3）乳腺癌（原位或浸润）伴淋巴浆细胞浸润：有明确的癌组织。

（4）硬化性淋巴细胞性小叶炎伴乳腺癌：常有结节性病灶，有明确的癌组织。

（5）硬化性淋巴细胞性小叶炎伴淋巴瘤：出现一致性肿瘤性淋巴细胞，可浸润小叶周围组织和脂肪组织，也可出现比较大的结节性病变。

（6）淋巴上皮瘤样癌：常有结节性病灶，有明确的癌组织。

五、IgG4 相关硬化性乳腺炎

IgG4 相关硬化性病变是最近认识的一种综合征，可以在各种器官中形成肿块性病变，其特征为致密的淋巴细胞和浆细胞浸润伴间质硬化，以外周血 IgG4 升高和组织中表达 IgG4 的浆细胞增多为特征。IgG4 相关硬化性乳腺炎也有文献报道。发病年龄 37～54 岁（平均年龄 47.5 岁），单侧或双侧乳腺可触及包块，可以伴有全身淋巴结肿大、眼皮肿胀等。有报道，病理上可伴有窦组织细胞增生伴巨淋巴结病、硬化性淋巴细胞性小叶炎、肉芽肿性小叶性乳腺炎样病变。

1. 光镜

病变特点为淋巴浆细胞呈结节性弥漫浸润，伴有间质硬化和乳腺小叶缺失。①浸润的淋巴样组织由小淋巴细胞和浆细胞组成，其间可见反应性的淋巴滤泡。大多数淋巴滤泡形态正常，但有些呈哑铃形，套区较薄，小淋巴细胞侵入生发中心，可见到玻璃样变性的血管穿透生发中心。淋巴浆细胞不以导管或小叶为中心累及；②有不同程度的间质硬化，在淋巴浆细胞结节周围常有明显的间质硬化，形成宽大的纤维带或包膜样纤维圆环。硬化性间质呈同质透明变，其中可见少量纤维母细胞；③在重度炎细胞浸润区，小叶腺泡缺少，在病变的外周可见少许残留的导管，其导管周围有纤维化。没有淋巴上皮病变和肉芽肿结构。偶尔可见静脉炎。

2. 免疫组织化学

CD20 和 CD3 均见较多阳性，大部分浆细胞表达 IgG4，IgG4/IgG > 40%，浆细胞呈多克隆性（无轻链限制）。

3. 鉴别诊断

（1）黏膜相关淋巴组织结外边缘区 B 细胞淋巴瘤：存在弥漫成片的 B 细胞浸润，可出现淋巴上皮病变。

（2）透明血管型 Castlemen 病：缺乏大量混合性淋巴细胞和浆细胞浸润，只有少数细胞表达 IgG4。

（3）硬化性淋巴细胞性小叶炎或糖尿病性乳腺病：常发生于糖尿病或自身免疫性疾病

的患者，纤维化没有 IgG4 相关性硬化性乳腺炎明显，硬化带围绕小叶单位和血管周围，浆细胞很少。

（4）肉芽肿性小叶性乳腺炎：常发生在年轻女性，近期有妊娠史，其组织学特点是以小叶为中心的肉芽肿、中性粒细胞浸润及微脓肿形成，也有泡沫组织细胞和淋巴细胞。

（5）浆细胞性乳腺炎：大导管扩张，腔内有浓缩分泌物，导管周有显著的浆细胞浸润及泡沫状组织细胞。

4. 预后

本病预后较好，暂时没有切除后复发的报道。

六、结核性乳腺炎

原发性结核性乳腺炎极为少见。临床可触及局限性或弥漫性肿块。皮肤可有溃疡或形成窦道，也可出现乳房变形、皮肤橘皮样变、乳头凹陷和腋下淋巴结肿大。容易误诊为乳腺癌。

1. 光镜

病变分布没有一定的规律性，通常可见比较典型的结核性肉芽肿，典型病例形成上皮样肉芽肿，中央出现干酪样坏死，周围为上皮样细胞及多核巨细胞（图4-9），间质大量淋巴细胞浸润。有时仅在浸润的炎细胞中见有上皮样细胞及不典型的干酪样坏死。部分患者抗酸染色可找到结核杆菌。如果病变迁延不愈，则可以形成寒性脓肿或窦道。

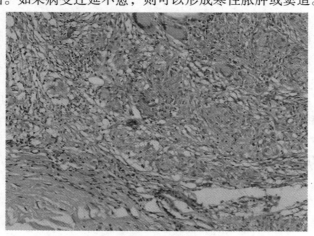

图4-9　结核性乳腺炎

显示多个肉芽肿及郎格罕细胞，未见确切干酪样坏死

2. 鉴别诊断

如病变不典型，病原学证据不足，无乳腺外结核病变，诊断乳腺结核一定要慎重。

（1）乳腺癌伴反应性肉芽肿：在有乳腺癌时，诊断乳腺或引流区淋巴结结核要特别小心，因为乳腺癌组织旁边可有反应性类结核样肉芽肿改变，甚至会出现干酪样坏死。在引流区淋巴结内没有发现转移癌细胞时，肉芽肿和多核巨细胞的出现往往提示淋巴结内可能有转移癌，要多切片仔细寻找，必要时进行免疫组织化学染色寻找癌细胞。

（2）脂肪坏死：围绕脂肪坏死形成脂质性肉芽肿，有大量泡沫状细胞，具有脂肪坏死的特殊形态。

（3）其他肉芽肿病：包括结节病和其他感染性肉芽肿。

七、真菌和寄生虫性乳腺炎

真菌和寄生虫性乳腺炎偶有报道，致病菌和寄生虫包括曲菌、毛真菌、芽生菌、隐球菌、孢子丝菌和组织胞浆菌病等，以及丝虫、包虫、裂头蚴、肺吸虫、猪囊尾蚴和旋毛虫病等。

八、其他感染性炎

包括猫抓病、放线菌病、布鲁杆菌病、伤寒、麻风、梅毒性乳腺炎等均有报道，但十分罕见。

九、结节病

乳腺结节病罕见，通常为全身结节病累犯乳腺，组织学上病变由非坏死性肉芽肿组成，伴小叶内和小叶外间质不同数量的巨细胞。周围炎症细胞较少，即所谓"裸结节"。与其他器官一样，结节病是排除性诊断，必须在排除其他原因（如感染和异物反应引起的肉芽肿性炎）后才能诊断。

十、隆乳性病变

隆乳性病变是指由于隆乳材料（石蜡、硅胶、水溶性聚丙烯酰胺凝胶制品和自体颗粒脂肪等）植入乳腺的继发性病变。常表现为异物肉芽肿，纤维组织增生，临床上可触及肿块，可引起乳腺硬化变形。

1. 光镜

主要表现为乳腺组织的病变，如坏死、炎细胞浸润、肉芽组织增生，最重要的特征是异物性肉芽肿的形成，浸润的炎细胞主要是中性粒细胞和嗜酸性粒细胞。病变中出现特征性的异物性肉芽肿，异物周围可见反应性的异物巨细胞。病变中可出现不同程度的增生和化生，如肉芽组织和纤维组织的增生，鳞状上皮或滑膜细胞化生。在病变组织及吞噬细胞内可见半透明折光性异物。少数可伴有上皮不典型增生、浸润性癌（浸润性导管癌）和恶性淋巴瘤等。自体脂肪组织隆乳者发生脂肪坏死（包括膜状脂肪坏死）。部分病例腋下、胸壁、上臂、骨髓等处可出现异物肉芽肿或脂肪坏死性病变，淋巴结内可见到硅胶结晶和异物。

2. 鉴别诊断

（1）其他异物性肉芽肿：无隆乳史，具有其他异物的形态特点。

（2）感染性/其他肉芽肿病变：无隆乳史，具有感染性/其他肉芽肿病变的形态改变。

（3）浸润性癌/转移癌（特别是黏液癌）：主要是在冷冻切片易误诊，观察到异物、黏液染色和有隆乳病史有助于鉴别。少数病例可有异型性增生或癌变，需仔细观察鉴别。

（4）囊肿性病变：无组织坏死和异物性肉芽肿改变，无隆乳史。

（5）导管原位癌：导管旺炽性增生时需鉴别。

十一、异物性肉芽肿

任何异物植入/误入乳腺都能引起异物性肉芽肿病变。除用于人体的医源性材料（隆乳剂、充填物、敷料、缝线）外，还有毛发、虫胶、丝棉制品、玻璃丝、环氧树脂、油灰、油脂、聚乙二醇和聚尿烷等，镜下可见异物和典型的肉芽肿改变。

十二、肉芽肿性血管脂膜炎

肉芽肿性血管脂膜炎是一种少见疾病。临床上可触及乳房区肿块，界限不清，触之有痛感。表面皮肤呈红斑状改变。

1. 大体

肿块质硬，和周围组织分界不清，病变主要位于乳房区皮下脂肪，也可累及乳腺组织。

2. 光镜

主要特征为皮下脂肪组织内肉芽肿形成，肉芽肿中央无坏死，肉芽肿周围可见组织细胞、淋巴细胞及浆细胞浸润。另外一个特征性病变是出现小血管和毛细血管炎，血管周围可出现袖套状淋巴细胞浸润，乳腺小叶间有淋巴细胞浸润，无异物和病原体。

3. 鉴别诊断

（1）肉芽肿性小叶性乳腺炎：病变以累及小叶为特点，常有化脓性改变。

（2）结节病：其表面皮肤无明显变化，缺乏血管炎和脂肪坏死

（3）巨细胞性动脉炎和 Wegener 肉芽肿病：主要累及中小动脉，常伴有血管壁坏死和血栓形成，Wegener 肉芽肿病有坏死性肉芽肿。

（4）回归热性非化脓性脂膜炎：缺乏结节性肉芽肿改变，有发热、关节痛等临床表现。

（5）脂肪坏死：缺乏结节性肉芽肿和血管炎表现。

（6）感染性肉芽肿：常为坏死性肉芽肿，有病原体。

十三、Mondor 病

Mondor 病是一个临床名词，是指发生在乳腺及相邻胸壁处的血栓性静脉炎。女性多见，多见于乳腺外上象限和邻近胸壁。通常发生在胸部或乳腺创伤、物理性压迫或手术后，也可见于吸毒癖（常于乳腺注射海洛因者）。临床上皮下出现条索状结节，表面皮肤凹陷，可伴有疼痛或触痛。病损常为一处，也可多处或两侧分布，消退后留下纤维性硬块。具有自限性，常常于几个星期到数月后，自行消退。

光镜：具有血栓性静脉炎的特点，有静脉内血栓形成、机化等病理特点。

十四、结缔组织血管性疾病

乳腺结缔组织血管性疾病可见于红斑狼疮、硬皮病、皮肌炎、类风湿病、巨细胞动脉炎、结节性多动脉炎、Wegener 肉芽肿病等，通常为全身疾病的局部表现，少数病例首先在乳腺发现病变。

（赵润珍）

第五章

胸膜肿瘤性疾病

间皮瘤是胸膜最常见的原发性肿瘤，而上皮样间皮瘤是间皮瘤中最为常见的亚型。由于胸膜转移性癌更为常见，尤其是"假间皮瘤样的转移癌"极难与上皮型间皮瘤鉴别。在有些情况下，通过了解病史，特别是结合影像学的特点，可以做出胸膜原发肿瘤的诊断。但在有些情况下，由于疾病并非早期，病变已经累及肺或纵隔（反之亦然），仅依靠胸膜小活检的材料要明确做出是否为胸膜原发性肿瘤是极为困难的，多数情况下需要通过应用辅助技术，例如免疫组织化学和电子显微镜等才可以帮助明确诊断。在肿块不明显或有大量胸腔积液状态下的"有效成分"极少，或炎症和纤维化较重的小活检标本中，与炎症和纤维化病变的鉴别也是非常困难的，此时，P16 基因的纯合性缺失对间皮瘤的诊断具有重要的帮助。

第一节　间皮肿瘤

新的 WHO 胸膜肿瘤分类已于 2015 年公布，与 2004 版相比，胸膜恶性间皮瘤的组织学分类没有明显变化，依然分为上皮样、肉瘤样、促纤维增生性和双向性间皮瘤。但有许多新的认识，包括上皮样间皮瘤的组织学亚型的详细研究；免疫组织化学在鉴别诊断中的作用；恶性间皮瘤与反应性间皮增生的区分标准；肉瘤样间皮瘤各种组织学成分，尤其是异源性成分的定义；以及高分化乳头状间皮瘤的定义和局部侵袭性病例的认识。

一、弥漫性恶性间皮瘤

（一）上皮样间皮瘤

1. 定义

上皮样间皮瘤是一种起源于胸膜表面间皮细胞，表现出上皮样形态和弥漫性生长模式的恶性肿瘤。

2. 临床特点

弥漫性上皮样间皮瘤最常见的病因是石棉暴露，其他的因素包括放疗，通常在放疗后数年发生；遗传易感性，包括胚系突变；猴病毒 40（SV40）的作用。60%~80% 的恶性间皮瘤是上皮样型的。主要见于 >60 岁以上的成人，常表现为钝性胸痛、气短、胸壁肿块和消瘦，以及颈部淋巴结肿大、咯血、副肿瘤综合征等。低热、盗汗、消瘦、疲劳是常见的主诉。影像学最经典的表现是弥漫性生长的胸膜结节、胸腔积液及胸膜斑块。按 AJCC（美国癌症联合委员会）和 UICC（国际抗癌联盟）指南进行临床分期和病理分期。

3. 病理改变

早期间皮瘤常为小结节状，壁层比脏层胸膜多见。后期胸膜增厚可达数厘米，右侧胸膜受累比左侧常见，二者比例约为 3∶2。肿瘤质地软，灰白色，可见囊性变，或黏液样背景。多数上皮样间皮瘤细胞形态温和，胞质呈嗜酸性，泡状核，核分裂象不常见，部分病例也可呈间变样。形态学亚型包括管状、乳头状、腺泡状、微乳头状（图 5-1）、小梁状、实性、腺瘤样以及多形性。管状乳头状即为管状和乳头状不同比例的组合，最为常见，乳头轴心为纤维血管性；乳头状是从胸膜表面向胸腔内突起，而在间质部分多呈管状浸润；微乳头状模式为缺乏纤维血管轴心的乳头状结构组成；小梁状模式中可见砂粒体；实性生长模式表现为肿瘤细胞呈实性巢状、片状或条带状排列（图 5-2），实性生长模式的间皮瘤常表现出明显的异型性，可见较多的核分裂象；腺瘤样模式表现为微囊样结构或网格状排列。多形性的定义是指具有间变特征或显著的巨细胞形态，常多核，核分裂象易见。由于与肉瘤样和双相型具有相似的预后，有文献建议将多形性亚型归入肉瘤样或双相型，但未获 WHO 分类委员会采纳。同一肿瘤可见不同的组织学模式，但以其中一种为主。上皮样间皮瘤的细胞学形态包括透明细胞、移行细胞、蜕膜样细胞和小细胞。纤维间质背景细胞密度多变，可以是无细胞的黏液样背景，也可以是富于细胞的纤维肉瘤样背景，此时易与双相型间皮瘤混淆。5%～10% 的病例黏液样变很显著，阿新兰染色阳性。

4. 免疫组织化学

建议使用一组抗体对上皮样恶性间皮瘤与转移性癌进行鉴别。Calretinin、CK5/6、WT1 和 D2-40 染色阳性支持间皮瘤的诊断，而 CEA、B72.3、BG8、BerEP4 或 MOC31 染色阳性支持转移癌的诊断。在日常临床工作中，建议使用两种间皮标志和两种癌的标志，加上 TTF1。一些特异性器官标志性抗体在考虑转移癌原发灶鉴别诊断时也有帮助，如肺腺癌时 TTF1 和 napsinA，乳腺癌时 ERa、PR、GCDFP15 和 mammaglobin，肾细胞癌和甲状腺癌时 PAX8，卵巢和腹膜乳头状浆细胞癌时 PAX8、PAX2 和 ER，胃肠道腺癌时 CDX2 和 CK20，前列腺癌时 PSA 和 PSMA，鳞状细胞癌时 p40（或 p63）而不使用 CK5/6。

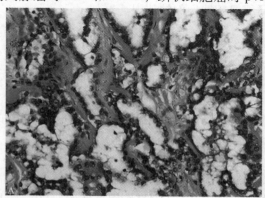
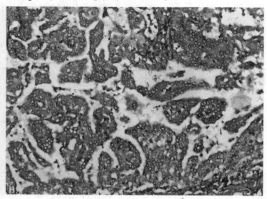

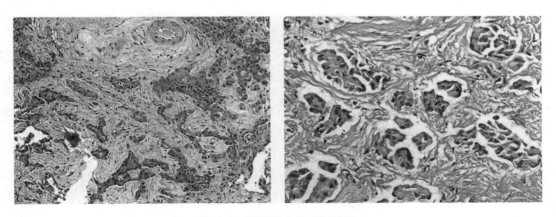

图 5-1　弥漫性上皮样间皮瘤

细胞较温和，可构成管状（A）、乳头状（B）、腺泡状（C）和微乳头状（D）等结构

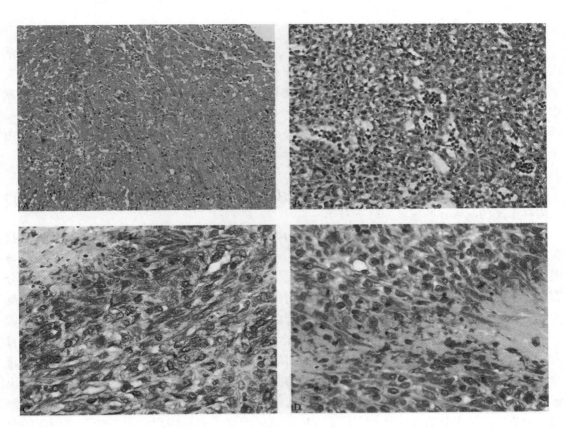

图 5-2

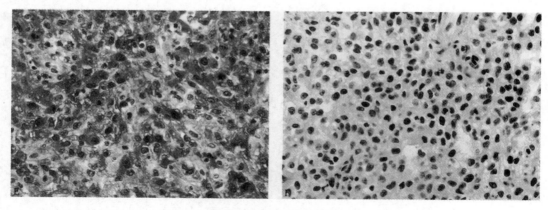

图 5-2　弥漫性上皮样恶性间皮瘤（实性型）

肿瘤细胞呈实性片状生长（A），瘤细胞呈圆形、卵圆形或多形性，胞质丰富嗜酸性，泡状核，核仁明显（B），瘤细胞表达 AE1/AE3（C）、Vimentin（D）、Calretinin（E）和 WT-1（F）

胸膜上皮样细胞形态广谱 CK 染色阴性时，需要考虑其他非间皮源性肿瘤，如大细胞淋巴瘤、恶性黑色素瘤、上皮样血管内皮细胞瘤和上皮样血管肉瘤，增加其他相应的标志物有助于鉴别诊断，如 CD20 和 CD45 针对造血细胞，HMB45、Melan-A 和 SOX10 针对黑色素瘤，内皮细胞标志 CD31、CD34、ERG 和 FLI-1 针对血管肉瘤和上皮样血管内皮细胞瘤，后两者广谱 CK 有时会出现阳性染色，至少是局部的。超过一半的间皮瘤 GATA3 阳性，但由于乳腺癌和膀胱癌也能表达，因此在与此二者鉴别诊断时不建议使用。

5. 鉴别诊断

弥漫性上皮样恶性间皮瘤的鉴别诊断包括良性间皮细胞增生、转移性肺腺癌以及表现出上皮样形态的间叶性肿瘤。

（1）良性间皮细胞增生：良性间皮细胞增生与弥漫性恶性间皮瘤的鉴别标准已确定，包括 6 项主要标准和 3 项次要标准。6 项主要标准为：间质浸润、细胞的丰富度、乳头状情况、生长模式、带状生长情况和血管增生情况。3 项次要标准为：细胞异型性、坏死和核分裂象。良性间皮增生表现为缺乏间质浸润，增生的间皮细胞局限于胸膜表面，衬覆单层细胞的乳头状结构，表面生长模式，远离胸膜区细胞变少的带状生长模式，毛细血管垂直于胸膜的生长方式，以及仅在机化区域存在细胞异型性，坏死罕见，核分裂象有时比较丰富（图 5-3）。弥漫性恶性间皮瘤表现出明确的间质浸润，伴有间质反应的密集生长细胞，衬覆多层细胞和复杂的乳头状结构，复杂混乱的膨胀性结节，无分带结构，不规则随意生长的血管，以及相对温和及单形性的细胞，可见坏死，核分裂象较少但存在异常核分裂象。其中浸润是诊断恶性间皮瘤的最佳标准。广谱 CK 染色可观察到脂肪组织中浸润的间皮细胞的分布。胸膜下方细胞数量增加，远离胸膜朝向胸壁深层时细胞数量减少是判断良性间皮增生有用的指标，而间皮瘤细胞数量在整个增厚的胸膜均增加。在胸膜下方间皮细胞与胶原纤维相互重叠的分层现象是良性间皮增生的征象，分层现象提示胸腔积液形成、机化、留下一层间皮细胞、纤维化，又再一次重复过程。P16 FISH 检测和 BAP1 免疫组织化学染色有助于鉴别良性间皮增生与恶性弥漫性间皮瘤。

（2）转移性肺腺癌：部分周围型肺腺癌浸润胸膜时，可导致胸膜弥漫性增厚，与间皮瘤的结构相似，称为假间皮瘤样腺癌，形态学上极难与上皮样间皮瘤鉴别。患者通常表现为肺内肿块，免疫组织化学有助于鉴别诊断。

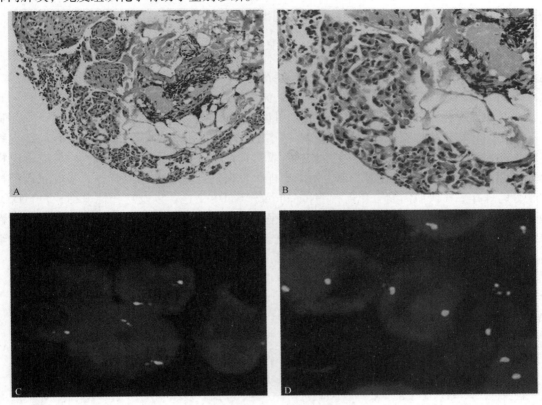

图5-3　良性间皮细胞增生

胸膜表面片状间皮细胞灶性增厚，形成小的乳头状赘生物突入胸膜腔，病变局限于胸膜表面而不侵犯深部结构（A），细胞大小较为一致，无核分裂及坏死（B）。P16 FISH 检测显示良性增生的间皮细胞存在信号（C），而具有 9p21 纯合子丢失的恶性间皮瘤细胞仅显示着丝粒 9p，缺乏 p16 基因（D）

（3）上皮样形态的间叶性肿瘤：上皮样血管内皮细胞瘤常呈簇状生长模式，周围有致密的纤维和黏液样的间质，常导致与弥漫性上皮样间皮瘤混淆。仔细观察是否存在胞质内原始血管腔的形成，选择性加用内皮细胞标志，可作出鉴别诊断。单相型的滑膜肉瘤也时常易误诊为上皮样间皮瘤，TLE1 核免疫组织化学染色没有帮助，但 FISH 检测 t（X；18）易位阴性可排除滑膜肉瘤。近端型上皮样肉瘤可累及胸膜及胸壁，易误诊为上皮样间皮瘤。但 CK 染色呈斑片状，其他间皮瘤标志（calretinin，D2-40，WT1）常阴性，而上皮样肉瘤 fascin 和 Vimentin 强阳性。FISH 检测 SMARCB1 纯合子丢失常阳性，可确定诊断。

（二）肉瘤样间皮瘤

1. 定义

肉瘤样间皮瘤是一种起源于胸膜表面间皮的细胞，表现出间叶细胞或梭形细胞形态，呈弥漫性增生生长模式的恶性肿瘤。

2. 临床特点

肉瘤样间皮瘤约占所有间皮瘤的 10%。体征、症状、部位和分期与上皮样间皮瘤相似，但远处转移频繁，几乎没有胸腔积液，常表现出弥漫性胸膜增厚或以胸膜为基底的肿块。

3. 病理改变

肉瘤样间皮瘤的组织学模式表现为束状增生的梭形细胞或随意性排列的特征，细胞形态谱系较广，多数表现为纤维母细胞样，可从丰满到细长，核异型性和核分裂活性变化较大，表现出明显的多形性，可见瘤巨细胞。坏死、异型性程度及核分裂象与肿瘤进展相平行。肿瘤常伴异质性成分，如局部横纹肌肉瘤样、骨肉瘤样或软骨肉瘤样成分（图5-4），须与良性的骨化生和软骨化生鉴别。一项 326 例病例的研究显示 44% 为普通型，34% 有局部促纤维增生性，21% 分类为促纤维增生性间皮瘤，2% 有骨肉瘤或软骨肉瘤分化，<1% 有淋巴样模式（图5-5）。异源性成分常表现为骨肉瘤样、骨肉瘤与软骨肉瘤混合样、横纹肌肉瘤样和软骨肉瘤样。横纹肌肉瘤分化需行 Myogenin 或 MyoD1 染色，以及特异性 PAX3/7-FOXO1 融合基因 FISH 检测确认。淋巴样模式的病例呈淋巴组织细胞样间质，可见浆细胞和嗜酸性粒细胞浸润，间皮瘤细胞多呈片状分布，细胞较大卵圆形，可见明显的核仁，其中的组织细胞多呈 KP-1 表型，而淋巴细胞多为 CD8 阳性的 T 淋巴细胞。

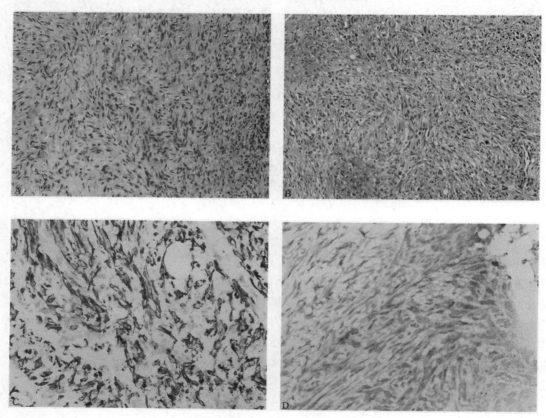

图5-4　肉瘤样间皮瘤

瘤细胞为梭形，呈束状或杂乱的排列方式（A），间质出现横纹肌肉瘤样异源性成分（B），瘤细胞表达 AE1/AE3（C）和 Caketinin（D）

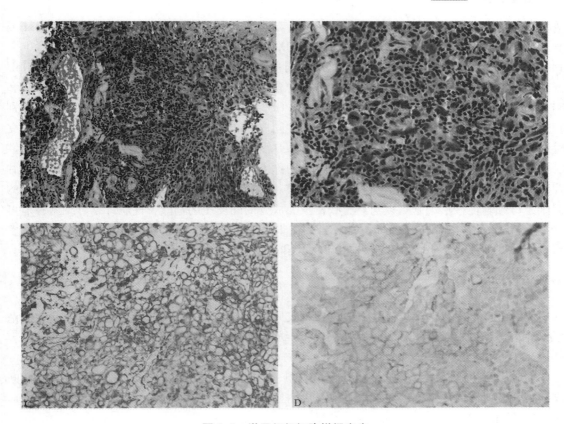

图5-5 淋巴组织细胞样间皮瘤

淋巴样背景中见多边形的肿瘤细胞（A），类似淋巴瘤或淋巴上皮瘤样癌（B），瘤细胞表达 Vimentin（C）和
AE1/AE3（D）

4. 免疫组织化学

免疫组织化学染色对于鉴别肉瘤样间皮瘤与其他肉瘤或肉瘤样恶性肿瘤累及胸膜的作用
有限。绝大多数肉瘤样间皮瘤广谱 CK、OSCAR、KL1 及 CAM5.2 染色阳性，5% 的病例和
10% 有异源性成分的病例可能染色阴性。广谱 CK 染色能显示肉瘤样间皮瘤对胸膜的受累程
度。仅约 30% 的病例 calretinin 染色阳性，多数肉瘤样间皮瘤对 CK5/6 和 WT1 不敏感，而
D2-40 常阳性。Vimentin、actin、desmin 或 S-100 常阳性但无特异性。TTF-1、napsinA 和
p63/p40 表达支持肉瘤样癌的诊断，而 Myogenin 和 MyoD1 核染色可识别横纹肌肉瘤样成分。

5. 鉴别诊断

弥漫性肉瘤样恶性间皮瘤的鉴别诊断主要包括胸膜原发性肉瘤和转移性软组织肉瘤。具
有骨肉瘤样或软骨肉瘤样表现，并能引起弥漫性胸膜增厚的原发性胸膜肿瘤可能都是间皮
瘤，但须与原发性和继发性胸膜肉瘤区别，包括肺的骨肉瘤、软骨肉瘤以及癌肉瘤累及胸
膜。如果肿瘤显示胸膜弥漫性增厚，伴有异源性成分，即使 CK 阴性，常规通常诊断为恶性
间皮瘤，而不是骨肉瘤、软骨肉瘤或横纹肌肉瘤。大多数肉瘤样间皮瘤病例，广谱 CK 染色
阳性，但 CK 表达有时难以确认。已有学者报道胸膜腔弥漫性生长的骨肉瘤和软骨肉瘤在大
体分布上会混淆为恶性间皮瘤。IDH1/2 突变能鉴别软骨肉瘤与软骨母细胞型的骨肉瘤或伴

有异源性成分的间皮瘤。在一些伴有横纹肌肉瘤分化的肿瘤，诊断需要进行 myogenin 或 MyoD1 染色，或 FISH 检测特异性的 PAX3/FOXO1 融合基因证实。对于转移性肉瘤来说，大多数 CK 阴性，但上皮样血管肉瘤和单相型滑膜肉瘤可能阳性，常会导致诊断问题。FISH 检测 SyT-SSX 融合基因有助于鉴别单相型滑膜肉瘤。孤立性纤维性肿瘤 CD34、bcl-2 和 STAT6 阳性而 CK 阴性，通常鉴别不难，但与 CD34 表达丢失的恶性孤立性纤维性肿瘤鉴别很难。大体表现有助于鉴别诊断，弥漫性恶性间皮瘤通常引起胸膜弥漫性增厚，而恶性孤立性纤维性肿瘤常导致胸膜局限性肿块。大多数弥漫性恶性间皮瘤 CK 阳性，而孤立性纤维性肿瘤阴性。STAT6 孤立性纤维性肿瘤阳性，而弥漫性恶性间皮瘤阴性。炎性肌纤维母细胞肿瘤可累及胸膜，但很少表现出弥漫性胸膜增厚。混合有炎症细胞和胶原、具有温和细胞核的肌纤维母细胞性梭形细胞难以与具有致密炎症成分的间皮瘤区别。炎性肌纤维母细胞肿瘤可能显示 ALK 表达和 ALK 染色体重排。当存在非典型性巨细胞特征时，需与未分化高级别多形性肉瘤鉴别，vimentin 通常阳性，广谱 CK 和间皮瘤标志阴性。

（三）促纤维增生性间皮瘤

1. 定义

促纤维增生性恶性间皮瘤具有大量致密胶原化组织的特征，梭形瘤细胞呈席纹状或所谓"无图案模式"夹杂在胶原纤维之中，这样的结构区域至少占肿瘤的 50% 以上。

2. 临床特点

促纤维增生性间皮瘤占所有间皮瘤的比例 <2%。体征、症状、部位和分期与上皮样间皮瘤相似，但进展更快，年龄更大，以及更明显的胸痛、消瘦和乏力，可转移至骨。

3. 病理改变

促纤维增生性间皮瘤具有非典型性梭形细胞增生的特征，致密、玻璃样变纤维间质至少占 50%，梭形瘤细胞与玻璃样变的胶原纤维穿插形成类似于孤立性纤维性肿瘤的"无图案模式"或席纹状排列（图 5-6）。对于促纤维增生性间皮瘤与机化性胸膜炎的鉴别，脂肪组织的浸润是最可靠的标准。对于小活检标本，促纤维增生性间皮瘤的诊断很难，除浸润外，坏死、细胞性间质结节以及透明上皮样或肉瘤样间皮瘤等有助于诊断。

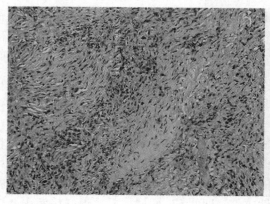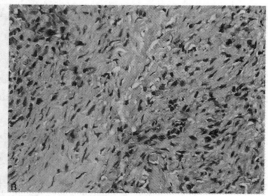

图 5-6 促纤维增生性间皮瘤

非典型性的梭形细胞与致密、玻璃样变的纤维间质交织存在（A），玻璃样变的胶原纤维至少占 50% 以上（B）

4. 免疫组织化学

CK 角蛋白免疫染色非常有用，可突出肿瘤细胞并证实周围软组织的浸润，特别是脂肪组织。

5. 鉴别诊断

促纤维增生性间皮瘤必须与机化性胸膜炎鉴别。机化性胸膜炎常呈带状分布，朝向胸壁深部纤维化程度增加，促纤维增生性间皮瘤不呈带状分布。机化性胸膜炎中小的毛细血管呈垂直于胸膜表面方向生长，促纤维增生性间皮瘤毛细血管增生不明显。促纤维增生性间皮瘤可形成细胞间质结节，机化性胸膜炎不形成细胞间质结节。促纤维增生性间皮瘤常浸润胸壁脂肪组织，CK 染色在脂肪组织中可见阳性细胞，机化性胸膜炎可累及脂肪，但在脂肪内无 CK 阳性细胞。促纤维增生性间皮瘤可见坏死等，有助于鉴别诊断。

（四）双相性间皮瘤

1. 定义

双相性恶性间皮瘤是一种表现出上皮样和肉瘤样模式的间皮瘤，每种成分至少占 10%以上。

2. 临床特点

双相性间皮瘤占所有间皮瘤的 10%~15%。体征、症状、部位和分期与上皮样间皮瘤相似。

3. 病理改变

双相型间皮瘤是上皮样间皮瘤与肉瘤样间皮瘤以任意比例混合而成的恶性间皮瘤，每种成分至少占肿瘤的 10%（图 5-7）。

4. 免疫组织化学

上皮样区间皮细胞的免疫表型与上皮样间皮瘤类似，肉瘤样区间皮细胞的免疫表型与肉瘤样间皮瘤类似。

5. 鉴别诊断

双相性间皮瘤由于表现出上皮细胞与梭形细胞两种形态，必须与呈双相型表现的癌或肉瘤鉴别，如多形性癌和滑膜肉瘤等。多形性癌通常形成局限性外周性肺部肿块，可能浸入胸壁，易与双相性间皮瘤混淆，但仔细取材，多形性癌常能显示出经典型腺癌或鳞癌的区域，广谱的癌标志，例如 MOC3/BerEP4 或单克隆 CEA 常阳性。如果浸润性的多形性癌缺乏这些标志表达，形态学上难以将多形性癌与双相型间皮瘤区别开来。大多数的胸膜滑膜肉瘤是单相型的，但双相型肿瘤也有发生，表现出上皮细胞与梭形细胞的混合。FISH 检测滑膜肉瘤特征性的 t（X；18）（p11.2；q11.2）易位有助于鉴别诊断。

6. 分子遗传学

大多数的恶性胸膜间皮瘤有多重染色体改变，染色体的丢失比获得常见。最常见丢失是染色体臂 1p、3p、4q、6q、9p、13q、14q 和 22q，最常见的获得是染色体臂 1q、5p、7p、8q 和 17q。弥漫性恶性间皮瘤最常见的基因变化是抑癌基因 NF2 的失活，9p21 位点的丢失，即 p16INK4A、p14ARF、MTAP 和 p15INK4B，以及 BAP1.1 的突变。p16INK4A（也称 CDKN2A）的丢失可用 FISH 检测。良性间皮病变无 p16 丢失，因此可用于区别良性和恶性间皮瘤。需要注意的是 p16 免疫组织化学染色结果与 FISH 检测结果不一致，因此 p16 免疫组织化学染色不能取代 FISH 检测。散发性和遗传性弥漫性恶性间皮瘤存在 BAP1 基因的失活性突变，存在于 40% ~60% 的上皮样间皮瘤和 <20% 的肉瘤样间皮瘤。多数 BAP1 突变为体细胞突变，少数（约 5%）是胚系突变。胚系突变的患者或其亲属可能有眼或皮肤的黑色素瘤、肾细胞癌，或其他各种肿瘤。BAP1 突变免疫组织化学染色显示为核染色阴性。联合 p16 FISH 检测和 BAP1 免疫组织化学染色能区分弥漫性恶性间皮瘤与反应性胸膜炎，但阴性结果不能确定良性间皮细胞增生。肉瘤样恶性间皮瘤的核型和基因组特征与上皮样恶性间皮瘤有重叠，但在体细胞突变频率方面有差别，例如，大多数肉瘤样胸膜恶性间皮瘤存在 9p21（p16）区纯合子缺失和 14q32 丢失以及 8q24 获得，9p21（p16）区纯合子缺失也见于双相性间皮瘤。肉瘤样恶性间皮瘤 TERT 启动子突变（40%）比双相性（19%）或上皮样（11%）更常见。

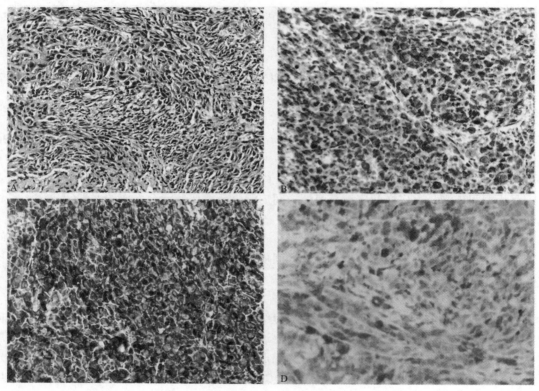

图 5-7　双相性间皮瘤

上皮样和肉瘤样区域混杂存在，但每种成分均 >10%（A），瘤细胞表达 AE1/AE3（B）、Vimentin（C）和 Calretinin（D）

7. 预后及预后影响因素

恶性间皮瘤患者的预后与间皮瘤的组织学亚型、患者的临床状态、血液中中性粒细胞与淋巴细胞的比例、血液血小板增多症以及间皮瘤细胞 AQP1 表达的水平有关。年轻、上皮样（相对于肉瘤样或双相性）、早期 TNM 分期具有较长的中位生存期，以及较敏感的治疗反应。肉瘤样和促纤维增生性预后比上皮样亚型差，双相性居中。上皮样间皮瘤中管状乳头状亚型的预后好于实性亚型。多形性与肉瘤样和双相性相似，预后差。多数促纤维增生性间皮瘤的患者在诊断后 6 个月内死亡，而肉瘤样间皮瘤没有已知生存 5 年的患者报道。TNM 分期是恶性间皮瘤重要的预后预测因素。

二、局限性恶性间皮瘤

（一）定义

局限性恶性间皮瘤罕见，表现为境界清楚的局限性结节病变，没有弥漫性胸膜扩散的证据，但有弥漫性恶性间皮瘤细胞的结构特征，其组织学形态、免疫组织化学表型等与弥漫性恶性间皮瘤相似，但临床生物学行为明显与弥漫性恶性间皮瘤不同，预后较好。

（二）临床特点

局限性恶性间皮瘤罕见，文献报道仅有 50 余例。男性稍多，平均发病年龄为 60 ~ 65 岁。多为偶然发现，也可因胸腔积液时行影像学检查发现，临床可表现出胸痛、气短、发热、夜间盗汗等症状。通常位于胸壁或相邻的脏层胸膜。

（三）病理改变

大体呈孤立、境界清楚、胸膜为基础的肿块，附着于脏层或壁层胸膜，有蒂或无蒂。局限性恶性间皮瘤的形态学、免疫组织化学及超微结构相似于弥漫性恶性间皮瘤，形态学表现为上皮样、肉瘤样或双相性形态。文献表明上皮样占 52.8%，肉瘤样占 15.1%，双相性占 32.1%，其中发生于壁层胸膜者占绝大多数（85%），脏层胸膜者仅占少数（15%）。

（四）鉴别诊断

鉴别诊断包括孤立性纤维性肿瘤、癌、滑膜肉瘤及淋巴瘤，免疫组织化学染色及分子生物学检测有助于诊断。由于临床生物学行为不同，局限性恶性间皮瘤与弥漫性恶性间皮瘤必须进行鉴别。

（五）预后及预后影响因素

局限性间皮瘤预后好于弥漫性间皮瘤，可外科切除治愈。局部复发和转移是局限性间皮瘤常见的复发形式，沿着胸膜弥漫扩散目前尚未发现。文献表明，最早复发病例是在手术后 3 个月发生，无病生存时间 18 个月到 11 年，平均为 4.8 年。

三、高分化乳头状间皮瘤

（一）定义

高分化乳头状间皮瘤（WDPM）比局限性恶性间皮瘤更为罕见，呈乳头状结构、温和的细胞学特征，表面扩散，没有浸润的倾向。临床表现、形态学及预后与乳头状模式生长的弥漫性上皮样恶性间皮瘤不同。

（二）临床特点

高分化乳头状间皮瘤常发生于腹膜，胸膜、睾丸鞘膜和心包罕见，发生于胸膜者文献报道不超过 50 例，其与石棉暴露的关系尚未确定。胸膜高分化乳头状间皮瘤患者的年龄较宽，平均约为 60 岁，没有性别优势。多数患者表现气短和复发性胸腔积液，无胸痛病史。胸部影像学和 CT 显示单侧胸腔积液，无结节性。

（三）病理改变

胸膜高分化乳头状间皮瘤可呈局限性，或多中心性。表现为脏层胸膜和（或）壁层胸膜表面颗粒状或多发性数毫米大小的结节，呈一种天鹅绒样的外观。组织学上，胸膜表面呈明显乳头状结构的特征，比较宽的纤维血管轴心，常伴有黏液样间质，表面衬覆温和、单层扁平或上皮样间皮细胞（图5-8）。少见情况下，纤维血管轴心较致密，细胞成分少，罕见情况下，纤维血管轴心发生玻璃样变。乳头的轴心内可见巨噬细胞。瘤细胞核小、圆形，缺乏异型性和核分裂象，可见表面扩散，没有或仅有有限的间皮下层浸润，通常在乳头状结构的杆部，尤其是局部呈实性生长的情况，这样的病例易于复发。

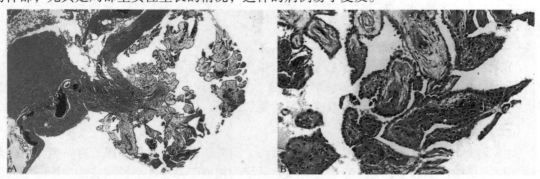

图5-8　胸膜高分化乳头状间皮瘤
纤维实性轴心的表面有单层细胞覆盖（A），扁平细胞、细胞相对一致（B）

（四）鉴别诊断

最重要的鉴别诊断是伴有乳头状模式的上皮样弥漫性恶性间皮瘤。在小活检标本上难以鉴别，组织学表现为实性生长模式者倾向恶性间皮瘤的诊断。影像学表现和术中所见非常重要。高分化乳头状间皮瘤通常形成小的透明结节，而弥漫性恶性间皮瘤常为实性结节或伴有肿瘤环的弥漫性胸膜增厚，同时乳头状模式要比高分化乳头状间皮瘤粗大，可见弥漫性的浸润性行为，但在弥漫性浸润性行为表现不够充分时，存在诊断上的困难。高分化乳头状间皮瘤也需与增生性间皮病变区别，罕见情况下，乳头状结构也可出现在间皮增生的病变中。但高分化乳头状间皮瘤邻近组织缺乏炎症及伴随的反应性改变。

（五）分子遗传学

高分化乳头状间皮瘤遗传学特征尚不明了，与弥漫性恶性上皮样间皮瘤的关系也不清楚。文献表明高分化乳头状间皮瘤有胚系 BAP1 突变，单个病例伴有 NF2 杂合子缺失和 E2F1 点突变。

（六）预后及预后影响因素

多数胸膜高分化乳头状间皮瘤呈良性或惰性过程，完整切除可治愈，可长期生存。目前有数例患者进展为弥漫性间皮瘤的报道，因此在临床病理诊断中应认为是低度恶性潜能的病变。

四、腺瘤样瘤

（一）定义

胸膜的腺瘤样瘤同样非常罕见，组织学形态及免疫组织化学表型类似其他部位的腺瘤样瘤，如女性生殖道。

（二）临床特点

多为临床胸膜大体检查时偶然发现，平时无明显症状。

（三）病理改变

腺瘤样瘤无论发生在什么部位，形态学均相似。胸膜腺瘤样瘤可发生于脏层或壁层胸膜，呈孤立、淡白色的实性结节，大小为0.5~2.5 cm。组织学形态不规则，由扁平或立方细胞组成裂隙样、微囊样、复杂的小管状或腺样结构，细胞核温和，胞质淡嗜酸性，陷于纤维或纤维黏液样间质中（图5-9），有时可见胞质内空泡，裂隙内可含有嗜碱性物质。当遇到这种形态时，在诊断腺瘤样瘤之前，首先需要排除伴有腺瘤样瘤生长模式的恶性间皮瘤的诊断。

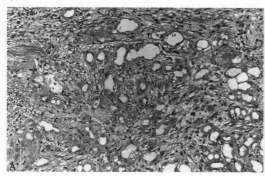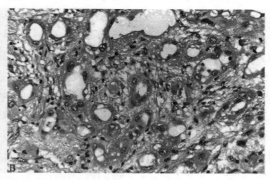

图5-9　胸膜的腺瘤样瘤

由扁平或立方细胞组成裂隙样、微囊样、复杂的小管状或腺样结构（A），瘤细胞核温和，胞质淡染嗜酸性，陷于纤维或纤维黏液样间质中（B）

（四）免疫组织化学

类似于上皮样间皮瘤，腺瘤样亚型。

（五）鉴别诊断

关键是与伴有腺样结构区域的上皮样恶性间皮瘤鉴别。上皮样恶性间皮瘤沿胸膜弥漫性扩散，浸润到其下方的间质，而腺瘤样瘤是孤立性局限性病变，没有浸润性生长的模式，形态学与女性生殖道腺瘤样瘤相似。

（六）预后及预后影响因素

与其他部位的腺瘤样瘤相似，呈良性过程，完整切除后可治愈。

（赵润珍）

第二节　淋巴组织增生性病变

胸膜（腔）的淋巴瘤多是其他部位的淋巴瘤周身播散而累及到胸膜的结果，最为常见的类型是弥漫大B细胞淋巴瘤和滤泡性淋巴瘤的播散。以胸膜（腔）为中心的淋巴瘤主要是原发性渗出性淋巴瘤和慢性炎症相关性弥漫性大B细胞淋巴瘤，它们分别与HIV和EBV

的感染有关。

一、原发性渗出性淋巴瘤

（一）定义

原发性渗出性淋巴瘤（PEL）是一种罕见的非霍奇金 B 细胞淋巴瘤，属于弥漫性大 B 细胞淋巴瘤的一种特殊亚型，多数患者免疫功能低下，人疱疹病毒 8（HHV8）阳性。好发于体腔，如胸腔、腹腔和心包腔，呈积液状态，实体肿块不常见，但也可发生。形态学表现为大而非典型的 B 淋巴细胞。

（二）临床特点

多数原发性渗出性淋巴瘤发生于 HIV 阳性的患者，占 HIV 相关性淋巴瘤的 3%～4%，但也有少数病例报道发生于 HIV 阴性患者，胸腔是最常见部位，其次为腹腔和心包腔，通常累及一个体腔。多数患者为 40～60 岁，男性，存在 Kaposi 肉瘤或其他 HHV8 相关性疾病，表现出显著的 CD4 阳性的 T 淋巴细胞数的降低，即严重的免疫功能低下（< 200 CD4$^+$ T 细胞/μL），较少发生在实体器官移植后使用免疫抑制剂的患者身上，如心脏移植或肾移植后的患者。多数患者首次发生时缺乏实体肿瘤，但结外实性肿块超过 30%～40%，形态学、免疫表型等与体腔内的瘤细胞相似，而淋巴结少见受累，患者常表现出与体腔积液相关的体征与症状，以及全身症状，如发热、呼吸困难，以及 B 症状等。CT 扫描可见胸膜不规则增厚伴有多发性的小肿瘤结节。腔外受累者常表现为贫血、低蛋白血症、自身免疫性血小板减少症，以及 Coomb 试验阳性。

（三）病理改变

原发性渗出性淋巴瘤的诊断需要结合形态学、免疫表型、分子及病毒学的检测结果。瘤细胞形态范围较广，体积较大，从免疫母细胞样形态到浆母细胞样以及间变型 RS 细胞样，通常表现出一种形态学谱系。免疫母细胞样细胞核常呈圆形，中央有明显的核仁（图 5-10）；浆母细胞样细胞多显示出偏位的核，多形性，胞质丰富，嗜双色性；间变型 RS 样细胞大圆形或不规则形，多形性核或多核，以及 RS 样。无论表现出何种细胞形态，核分裂象均多见，以及显著的凋亡、坏死。

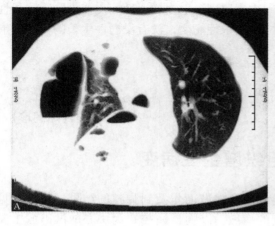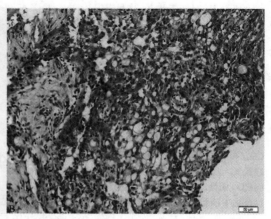

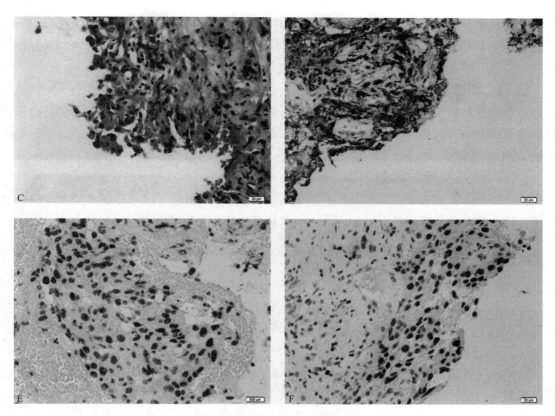

图5-10 胸膜原发性渗出性淋巴瘤

CT上可见一侧胸腔内积液，没有明确的肿块（A），穿刺活检组织中可见在渗出的纤维素中存在异型的瘤细胞（B），高倍镜下见瘤细胞小但异型性较大，可见核仁（C），瘤细胞表达CD45（D）、HHV-8（E）和PAX-5（F）

（四）免疫组织化学

免疫组织化学染色常缺乏广谱B细胞抗原的表达，如CD19、CD20、CD79a及PAX5，以及T细胞抗原的表达，如CD3、CD4和CD8，但CD45几乎总是阳性。瘤细胞常表现出活化细胞或浆细胞样的表型，如IRF4/MUM1、PRDM1/BLIMP1、CD30、CD138、CD38和EMA，但缺乏表面和胞质免疫球蛋白的表达，也缺乏Bcl-6的表达，少数病例表达广谱T细胞抗原，如流式细胞术检测CD45RO（90%）、CD7（30%）和CD4（20%），Ki-67指数高。所有的病例均表达潜伏相关核蛋白（LANA-1，核阳性染色）和原位杂交EBV编码的小RNA阳性。

（五）鉴别诊断

原发性渗出性淋巴瘤易与大多数HHV8阳性的其他淋巴瘤区别。伴渗出性表现的弥漫性大B细胞淋巴瘤、Burkitt淋巴瘤、继发于实性淋巴瘤或浆细胞肿瘤的恶性渗出、慢性炎症相关性的弥漫性大B细胞淋巴瘤，如脓胸相关性淋巴瘤。伴渗出性表现的弥漫性大B细胞淋巴瘤，多见于HIV阴性老年人，免疫组织化学染色显示广谱B细胞标志阳性可资鉴别。Burkitt淋巴瘤具有独特的细胞表型和基因重排，CD20、CD19、Bcl-6、CD10、SIgM和CIgM阳性，Bcl-2阴性，HHV8阴性以及C-MYC基因重排。脓胸相关性淋巴瘤常表现出胸膜以及外周肺肿块，不常见渗出，EBV 常阳性而 HHV8 阴性。HHV8 相关性多中心性 Castleman 病或 Kaposi 肉瘤相关性疱疹炎症性因子综合征也需要鉴别诊断。其他如恶性间皮瘤、低分化癌、恶性黑色素瘤等，免疫组织化学染色相关性免疫表型可鉴别。

（六）分子遗传学

与体细胞超突变有关的免疫球蛋白基因克隆性重排显示瘤细胞起源于抗原选择性生发中心后的 B 细胞或活化的 B 细胞，介于免疫母细胞与浆细胞之间的表型。常见复杂的核型，无染色体异常。

（七）预后及预后影响因素

常选用 CHOP 方案化疗，以及抗逆转录病毒治疗（HAART）。预后差，多数死于机会性感染、HIV 相关的并发症及淋巴瘤进展，中位总生存约为 6 个月。

二、慢性炎症相关性弥漫性大 B 细胞淋巴瘤

（一）定义

慢性炎症相关性弥漫性大 B 细胞淋巴瘤（DLBCL-CI）是一种发生在体腔内长期慢性炎症基础上的 EBV 相关性 B 细胞淋巴瘤，最常见部位是胸腔，因此也称为脓胸相关性淋巴瘤。

（二）临床特点

脓胸相关性淋巴瘤是 1987 年由日本 Aozasa 等报道并命名，是在治疗顽固性肺结核或结核性胸膜炎时使用人工气胸所导致的长期脓胸基础上发生的恶性 B 细胞淋巴瘤，随后发现其他长期慢性炎症过程也可发生淋巴瘤，称为慢性炎症相关性弥漫性大 B 细胞淋巴瘤。从炎症的出现到淋巴瘤的发生通常大于 10 年，已证实 DLBCL-CI 与 EBV 感染相关。好发于中老年人，平均发病年龄近 65 岁，男性显著多于女性，临床表现为胸痛、咳嗽、发热和呼吸困难，以及胸腔积水。实验室检查呈现炎症表现和高 EBV 抗体滴度。影像学检查可显示胸膜厚壁慢性脓肿及邻近肺组织的累及。淋巴结及远处转移少见。

（三）病理改变

胸腔是慢性炎症相关性弥漫性大 B 细胞淋巴瘤（DLBCL-CI）最常见的部位，呈较大的实体肿瘤，无包膜但可见致密纤维假囊包裹，切面灰白色、结实，常见出血、坏死。肿瘤细胞呈弥漫性多形性大 B 细胞，与弥漫性大 B 细胞淋巴瘤（DLBCL）类似，呈中心母细胞或免疫母细胞样，细胞大而圆，胞质丰富，大而偏位的泡状核，一个或多个明显的核仁，可见大量核分裂象，细胞凋亡显著，常伴大片肿瘤性坏死（图 5-11）。肿瘤细胞常浸润胸膜下和胸壁。尽管病变发生在慢性炎症的基础上，但瘤内罕见显著炎症反应，肿瘤周围区域显著纤维化，甚至表现为无细胞的玻璃样变的间质。

（四）免疫组织化学

肿瘤细胞表达成熟 B 细胞表型，CD20、CD19 和 CD79a 阳性。部分病例可呈浆细胞分化，CD20 表达丢失。几乎所有病例 IRF4/MUM1 阳性，常表达 CD30，但 CD15 阴性。浆细胞明显分化的肿瘤 CD138 强阳性表达。也可见 T 细胞相关抗原异常表达，最常见 CD2、CD3、CD4 和（或）CD7 表达，但缺乏完全 T 细胞表型。瘤细胞表达Ⅲ型潜伏表型 LMP1，EBNA1 和 EBNA2 阳性。

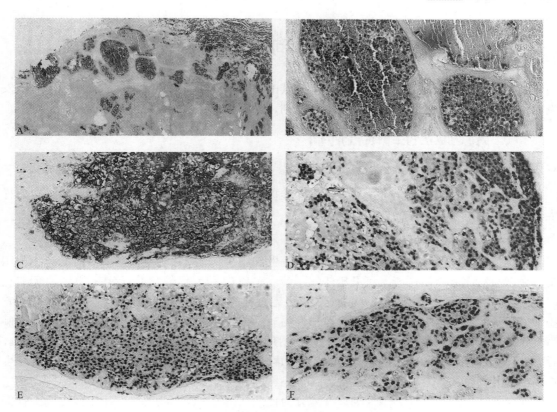

图 5-11　慢性炎症相关性弥漫性大 B 细胞淋巴瘤

实性肿块内见大量的坏死组织（A），瘤细胞呈圆形、核浆比例高，可见明显的核仁（B），瘤细胞表达 CD20（C）、MUM-1（D）和 PAX5（E），Ki-67 核阳性指数高（F）

（五）鉴别诊断

鉴别诊断包括原发性渗出性淋巴瘤及非特殊型 EBV 阴性的 DLBCL。原发性渗出性淋巴瘤缺乏瘤块，瘤细胞存在于渗出液中，瘤细胞大，多形性，胞质丰富嗜双色性，核大而不规则，常见多核巨细胞，可见 RS 样细胞，瘤细胞常缺乏表达 B 细胞相关性抗原，CD20 和 CD79a 阴性，与疱疹病毒 8/Kaposi 相关性疱疹病毒和 EBV 有关。非特殊型 EBV 阴性的 DL-BCL，细胞形态相似，但 EBV 检测阴性。

（六）分子遗传学

免疫球蛋白基因单克隆性重排，基因表达特征为生发中心后 B 细胞。PCR 测序和原位杂交显示 EBV 小 RNA 阳性。

（七）预后及预后影响因素

DLBCL-CI 是一种进展性淋巴瘤，预后较差，5 年总生存率为 20%～35%，化疗和（或）放疗达到完全缓解患者 5 年生存率达 50%。如能进行肿瘤完全切除，则预后较好。

（冯　晨）

第三节　间叶性肿瘤

胸膜可以发生各种类型的软组织肿瘤，其中最为多见的当属孤立性纤维性肿瘤，胸膜发生的软组织肿瘤需要与肉瘤样间皮瘤进行鉴别，也要与孤立性纤维性肿瘤进行鉴别。

一、胸膜孤立性纤维性肿瘤

（一）定义

胸膜孤立性纤维性肿瘤是一种少见的纤维母细胞性间叶肿瘤，常见明显的血管外皮瘤样生长模式，可发生于身体的任何器官与部位，胸膜是最常见的部位。

（二）临床特点

胸膜孤立性纤维性肿瘤少见，占所有原发性胸膜肿瘤的比例 <5%，手术前诊断相当困难，大部分病例基本不可能。可见于任何年龄（5~87 岁），但最常见于 50~60 岁，无明显性别差异。肿瘤生长缓慢，多无症状或症状无特异性，部分病例表现咳嗽、胸痛、气短，10%~20% 的患者出现杵状指和肥厚性肺骨关节病，后者在肿瘤切除后几天内消退，而在肿瘤复发时重新出现。约 6% 的良性孤立性纤维性肿瘤患者会出现难治性低血糖，巨大肿瘤或者恶性孤立性纤维性肿瘤发生率更高，手术切除后低血糖恢复正常，此与血液中胰岛素样生长因子 II 升高有关。影像学表现为境界清楚的胸膜软组织肿块，主要影响中/下半胸，胸壁无明显受累。胸膜孤立性纤维性肿瘤大部分为良性，10%~20% 为恶性。由于经皮胸细针穿刺很少能提供有效组织供确诊，因此不建议手术前进行常规细针穿刺活检。

（三）病理改变

胸膜孤立性纤维性肿瘤常发生于脏层胸膜，占 70%~80%，肿瘤多为单发，直径 1~36 cm，平均 7~9 cm，也可多发。单发者表现为境界清楚的实性分叶状肿块，常有血管蒂（>80%）与胸膜相连，可见囊性变、出血、钙化以及坏死。少见情况下，肿瘤呈内翻性生长入肺实质，需要与肺实质中的其他肿瘤鉴别。<12% 的患者可出现胸腔积液。组织病理学表现为一致的、纤维母细胞样、卵圆形到梭形的细胞，圆形到纺锤形的核，少量淡染的胞质，呈无结构样的排列或局部席纹状排列。不同病例肿瘤细胞丰富度不同，同一病例也可见少细胞区和富于细胞区相间，核分裂象常 <3 个/2 mm^2。肿瘤间质发生玻璃样变，肿瘤细胞与间质穿插排列，肿瘤细胞间可见不同大小、数量的分支状血管外皮瘤样血管，以及血管周玻璃样变结构。罕见情况下，间质显著黏液变。恶性孤立性纤维性肿瘤的诊断标准已被广泛接受，包括富于细胞性、明显拥挤和重叠的细胞核、核分裂象 >4 个/2 mm^2 以及显著的细胞多形性（图 5-12）。已有学者报道胸膜发生去分化孤立性纤维性肿瘤的病例，这些病例表现出梭形细胞肉瘤到未分化多形性肉瘤的形态，异源性成分如横纹肌肉瘤和骨肉瘤也有报道。

（四）免疫组织化学

多数病例 CD34、Bcl-2 和 CD99 阳性，恶性和去分化孤立性纤维性肿瘤 CD34 和 Bcl-2 染色下降，此时 CK 可能阳性。CK 阳性而 CD34 阴性可能是肿瘤去分化或恶性的象征。CD34 和 Bcl-2 双阴性不能诊断为孤立性纤维性肿瘤。>95% 病例显示 STAT6 弥漫性强阳性、核阳性染色。40%的病例呈核表达 β-catenin，少数病例 SMA、EMA、CK、S-100 或 desmin 阳性。

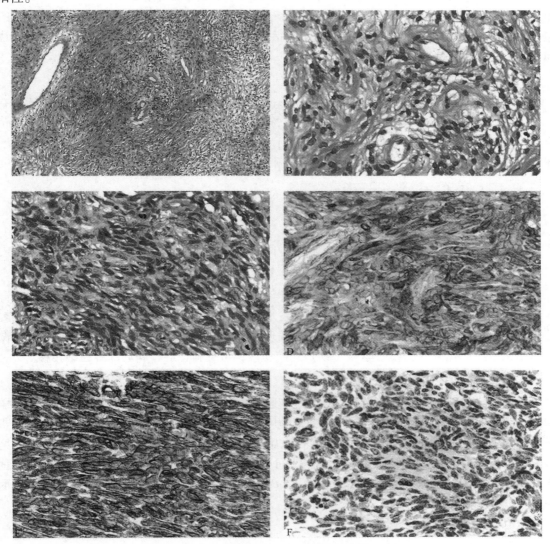

图 5-12　恶性孤立性纤维性肿瘤

少细胞区，无结构样的排列或局部席纹状排列（A），纤维母细胞样的卵圆形到梭形的细胞，圆形到纺锤形的核，少量淡染的胞质（B），富于细胞区，席纹状排列（C），瘤细胞表达 Bcl-2（D）和 CD34（E），多数肿瘤细胞 STAT6 核（F）

（五）鉴别诊断

孤立性纤维性肿瘤可能与滑膜肉瘤，局限性促纤维增生性间皮瘤，神经鞘瘤，或 A 型胸腺瘤混淆。免疫组织化学染色对鉴别诊断非常有帮助。

（六）分子遗传学

特异性基因融合 NAB2-STAT6 是孤立性纤维性肿瘤的特征，STAT6 免疫组织化学染色表现为核染色。但少数韧带样纤维瘤病、高分化或去分化脂肪肉瘤和未分类的肉瘤也会表达STAT6，但不像孤立性纤维性肿瘤那样弥漫性强阳性核染色，而是呈核和浆弱表达。全基因组研究显示 GRIA2 基因高表达，同时免疫组织化学染色显示 GRIA2 蛋白是一个非常有用的鉴别指标，80% 的孤立性纤维性肿瘤（包括 86% 的恶性和 100% 的去分化亚型）表达GRIA2，但隆突性皮肤纤维肉瘤也表达。

（七）预后及预后影响因素

完全切除是主要的外科治疗手段，术中冷冻切片判断切缘是必要的，如果可能的话应有 1~2 cm 的距离。10% 病例会发生局部复发，5%~10% 病例发生转移。核分裂象 >4 个/2 mm^2 是最可靠的判断侵袭性行为的指标。文献显示良性有蒂肿瘤 2% 复发，无蒂肿瘤 8% 复发，恶性有蒂肿瘤 14% 复发，无蒂肿瘤 63% 复发和 30% 死亡。

二、上皮样血管内皮瘤

（一）定义

上皮样血管内皮瘤是一种罕见的低度到中间恶性的血管内皮细胞肿瘤，由上皮样血管内皮细胞呈索状或巢状不规则排列，大多数病例具有 WWTR1-CAMTA1 基因融合的特征。

（二）临床特点

胸膜上皮样血管内皮瘤极其罕见，早期发现、早期诊断常不可能。主要见于成人，年龄分布较广泛，男性多见。临床没有症状，或表现为非特殊性的胸痛、呼吸困难和咳嗽。影像学显示结节状或弥漫性胸膜增厚和（或）胸腔积液，可见肺、肝、和局部淋巴结转移。

（三）病理改变

胸膜上皮样血管内皮瘤常表现为弥漫性胸膜受累。组织病理学上，上皮样或组织细胞样内皮细胞呈索状、梁状或小巢状排列，瘤细胞胞质丰富，均质嗜酸性，细胞核较一致，为卵圆形，常见胞质内空泡，形成原始幼稚的原始血管腔，核内可见包涵体，核分裂象罕见（图 5-13）。电子显微镜下可见 W-P 小体。间质常呈明显的黏液透明样、玻璃样变或软骨样。当存在坏死、核分裂象增加（平均 2/2 mm^2），以及明显异型性时考虑中间恶性，提示预后不佳。

（四）免疫组织化学

上皮样血管内皮瘤内皮细胞标志 CD31、CD34、ERG 和 FLI-1 阳性，25%~30% 的病例CK 阳性。

（五）鉴别诊断

鉴别诊断包括高级别的上皮样血管肉瘤、低分化腺癌和恶性间皮瘤。上皮样血管肉瘤常呈大片生长的大细胞，胞质丰富，不规则的泡状核，明显的核仁，显著的毛细血管裂隙样结构，以及乳头状生长的模式，缺乏 WWTR1-CAMTA1 基因融合。低分化癌或间皮瘤上皮细胞标志阳性而血管内皮细胞标志阴性，可资鉴别诊断。

（六）分子遗传学

多数上皮样血管内皮瘤存在（1；3）（p36；q2325）易位，产生 WWTR1-CAMTA1 基因融合。呈现血管结构的病例显示 YAP1-TFE3 基因融合，TFE3 过表达。

（七）预后

胸膜上皮样血管内皮瘤患者预后较差，平均生存时间常少于 1 年，多为局部扩散和转移所致。

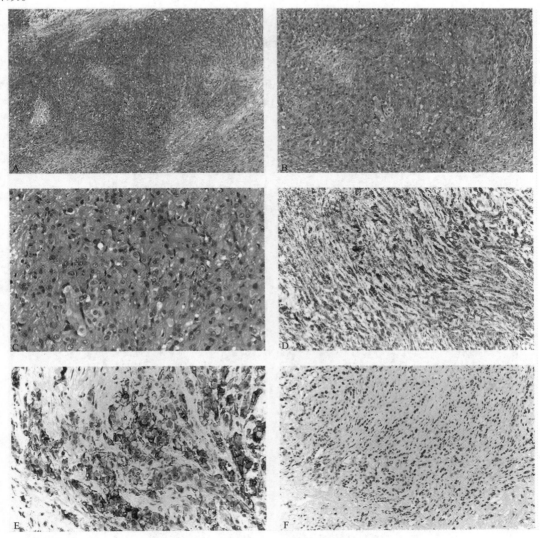

图 5-13 胸膜上皮样血管内皮瘤

上皮样或组织细胞样内皮细胞呈索状、梁状或小巢状排列（A），瘤细胞胞质丰富，均质嗜酸性，细胞核较一致，为卵圆形（B），常见胞质空泡形成，核内包涵体，核分裂象罕见（C），瘤细胞表达 CD31（D）和 CD34（E）阳性，核呈 ERG 阳性（F）

三、血管肉瘤

（一）定义

血管肉瘤是一种高度恶性的血管内皮细胞肿瘤，常能表现出血管形成的架构。

（二）临床特点

原发性胸膜血管肉瘤极其罕见，患者绝大部分为成年男性。多数患者表现出呼吸困难、胸腔积液或血胸，影像学检查可见胸膜弥漫性增厚，但没有特殊意义。

（三）病理改变

胸膜常见弥漫性增厚，常伴血胸。大部分原发性胸膜血管肉瘤呈上皮样形态，瘤细胞大而圆，胞质丰富嗜酸性，大的泡状核，明显的核仁，局部可见胞质内空泡形成，似原始血管腔样，少部分呈梭形细胞形态。毛细血管裂隙样的血管结构、血湖、内皮细胞乳头状生长模式，以及明显的核异型性、核分裂象（图5-14）。小活检标本由于可能缺乏这些特征性表现，常造成与癌及恶性间皮瘤的鉴别诊断困难。

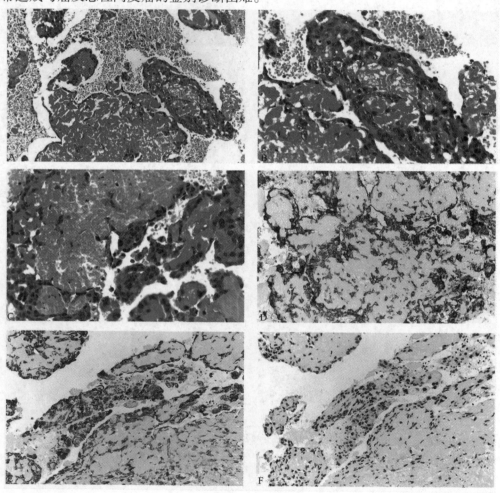

图5-14　胸膜血管肉瘤

原发性胸膜血管肉瘤呈上皮样形态，伴大片出血、坏死，瘤细胞大而圆，胞质丰富嗜酸性（A），大的泡状核，明显的核仁，局部可见胞质内空泡形成，似原始血管腔样（B），血湖、内皮细胞乳头状生长模式，明显的核异型性、核分裂象（C），瘤细胞表达CD31（D）、AE1/AE3（E）和ERG（F）

（四）免疫组织化学

内皮细胞标志 CD31、ERG、CD34 和 FLI-1 阳性，CK 常呈不同程度的弥漫或局灶阳性。

（五）鉴别诊断

形态学上胸膜上皮样血管肉瘤无法与转移性癌或间皮瘤区别。不同程度的 CK 表达是诊断陷阱。免疫组织化学染色内皮细胞标志阳性是关键，至少使用两种以上的内皮细胞标志，同时加上间皮细胞标志，以及显示起源的抗体，如 TTF-1、CDX-2、CK5/6 等。

（六）预后及预后影响因素

原发性胸膜血管肉瘤患者预后差，病程进展迅速，多数患者在数月内死亡。

四、滑膜肉瘤

（一）定义

滑膜肉瘤是一种独特的具有间叶和上皮双相分化的软组织肉瘤，具有特异性的染色体易位的特征 t（X；18）（p11.2；q11.2），具有 3 种组织学亚型：梭形细胞、上皮样细胞和双相型。

（二）临床特点

胸膜滑膜肉瘤极其罕见，常累及肺实质。患者多数为成人，无明显性别差异。常表现为胸痛、胸腔积液、呼吸困难或血胸等症状及体征。影像学表现没有特征性，可见钙化、出血、囊性变等表现。

（三）病理改变

胸膜滑膜肉瘤的诊断依据传统的形态学、成组的免疫组织化学染色以及染色体易位的检测。胸膜滑膜肉瘤常表现为实性肿块，也可为弥漫性胸膜增厚。肿瘤通常较大，平均为13 cm（范围 4~21 cm），部分病例有假包膜或带蒂与胸膜相连。肿瘤切面呈灰褐色，可有囊性变、出血和坏死。组织学特征与其他部位的滑膜肉瘤相似，分成 3 个独特的亚型。单相型滑膜肉瘤，单独由梭形细胞组成，相对一致的细胞，拉长的核，稍微嗜碱性的胞质，不清楚的细胞边界，细胞丰富呈相互交织的束状排列，常常有玻璃样变嗜酸性的间质，80% 的肿瘤存在血管外皮瘤样的血管；上皮样型滑膜肉瘤，上皮样细胞形成裂缝样的腺样结构，散在的管状乳头状分化或实性成片的上皮样细胞，细胞呈立方形，中等嗜酸性胞质，圆形的细胞核，腺样的染色质，偶尔可见的核仁，常见黏液分泌；双相型滑膜肉瘤，含有梭形细胞和上皮样细胞，梭形细胞与上皮样细胞的比例变化很大，梭形细胞与单相型相似，上皮样细胞与上皮样亚型相似（图 5-15）。多数病例呈单相型表现，文献表明约占 58% 的病例。核分裂象变化很大，可见钙化和肥大细胞浸润。部分病例发生囊性变，囊间细胞为梭形细胞，囊内衬上皮样细胞。

（四）免疫组织化学

超过 50% 的病例 EMA、CK7、calretinin 和 CK5/6 染色阳性，2/3 的病例 CK 染色阳性，梭形细胞通常 CD56 和 Bcl-2 阳性，CD99 超过 80% 的病例阳性。S-100 局部阳性。特异性标志 TLE1 染色阳性，SMA、desmin 和 CD34 阴性。

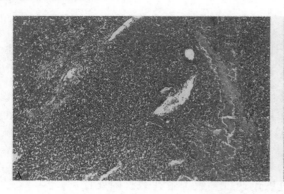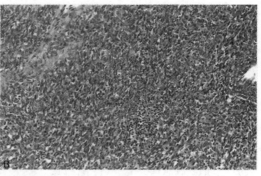

图 5-15　双相型滑膜肉瘤

含有梭形细胞和上皮样细胞（A），局部瘤细胞呈上皮样细胞形态（B）

（五）鉴别诊断

最重要的鉴别诊断是恶性间皮瘤、肉瘤样癌和孤立性纤维性肿瘤，以及转移性滑膜肉瘤。结合临床、组织学、免疫组织化学，以及细胞遗传学发现可以区别这些类型。囊性亚型还需与胸膜肺母细胞瘤鉴别。最有帮助的免疫组织化学染色是上皮标志、CD56 和 TLE1，以及细胞遗传学 SS18-SSX1 融合基因的检测。

（六）分子遗传学

具有染色体易位 t（X；18）（p11.2；q11.2）的特征，与 18 号染色体上的 SS18 基因（也称为 SYT）融合。具有 SS18-SSX1 融合的病例可能显示出腺样或双相的表现。而 SS18-SSX4 或 SS18L-SSX1 基因融合的病例尚未在胸膜滑膜肉瘤中报道。

（七）预后及预后影响因素

滑膜肉瘤的预后与肿瘤是否完全切除、肿瘤大小是否超过 5 cm、男性、是否高级别肿瘤以及年龄是否超过 20 岁有关。胸膜滑膜肉瘤呈侵袭性生长模式，中位生存期约为 2 年。

五、韧带样纤维瘤病

（一）定义

韧带样纤维瘤病是一种局部侵袭性但无转移性的肌纤维母细胞性肿瘤，通常起源于深部软组织，常发生局部复发，并常表现出 CTNNB1 基因突变。

（二）临床特点

大多数的韧带样纤维瘤病是散发性的。腹部外的韧带样纤维瘤病最常见于足部、肩部、大腿和小腿。大约 1/5 的病例累及胸部，主要为胸壁，部分在纵隔和肺。原发性胸膜韧带样纤维瘤病罕见。最常影响成人，无明显性别差异和种族倾向。常见胸痛、呼吸困难。影像学无特征性表现。

（三）病理改变

原发性胸膜韧带样纤维瘤病常位于胸膜深层，肿块较大，常扩展到胸壁软组织，部分呈息肉样突入胸腔。切面白色质韧有砂砾感，肿瘤边缘不清。组织病理学与身体其他部位类似，由细胞学上一致的纤维母细胞性/肌纤维母细胞性细胞组成，细胞异型性低，淡染的嗜酸性胞质，卵圆形或梭形的核，核分裂象率不定。瘤细胞排列成长束状，分布于纤丝状或玻璃样变的胶原样基质中，黏液样变少见（图5-16）。肿瘤境界不清，高度侵袭性，常浸润胸壁软组织。

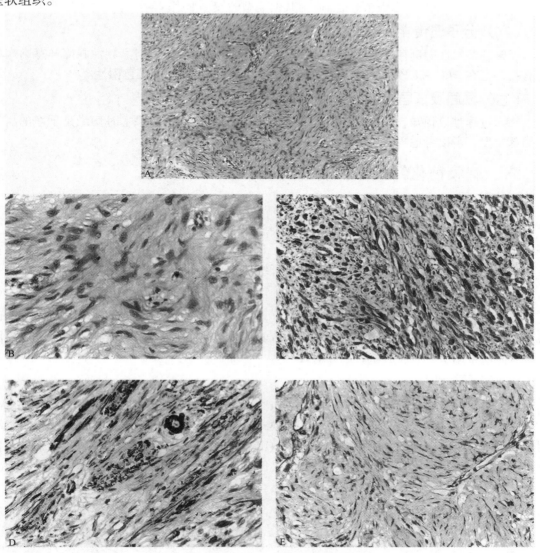

图5-16　胸膜韧带样纤维瘤

瘤细胞排列成长束状，分布于纤丝状或玻璃样变的胶原样基质中（A），细胞学一致的纤维母细胞性/肌纤维母细胞性细胞，异型性低，淡染的嗜酸性胞质，卵圆形或梭形的核，可见核分裂象（B），瘤细胞表达Vimentin（C）和Actin（D），核呈β-catenin阳性（E）

（四）免疫组织化学

SMA或MSA局部或弥漫阳性。Desmin、S-100和CD34阴性。70%～75%病例β-catenin核阳性染色。

（五）鉴别诊断

鉴别诊断包括胸膜的梭形细胞肿瘤，如肉瘤、肉瘤样间皮瘤和胸膜孤立性纤维性肿瘤。陈旧性束状结构和 STAT6 阴性可与孤立型纤维瘤病区分。核异型性、细胞学的多形性以及缺乏坏死，有助于区别韧带样纤维瘤病与其他类型的梭形细胞肉瘤。

（六）分子遗传学

85% 的散发性病例存在 CTNNB1 基因突变。5% ~ 15% 的病例与家族性腺瘤样息肉病患者有关，存在 APC 基因失活突变。少数病例 STAT6 免疫组织化学染色阳性。

（七）预后及预后影响因素

临床过程难以预知，超过 39% 的病例局部复发，尽管第一次手术时切缘是干净的。如果局部复发，可以考虑再次手术或行局部放疗。

六、胸膜钙化纤维性肿瘤

（一）定义

胸膜钙化纤维性肿瘤是一种罕见的良性肿瘤，由大量致密、境界清楚、玻璃样变的胶原纤维组成，伴有淋巴浆细胞浸润，梭形细胞、淋巴样聚集以及砂粒体样和（或）营养不良性钙化有关，全身各处均可发生，也称钙化纤维性假瘤。

（二）临床特点

胸膜钙化纤维性肿瘤主要发生于女性，平均发病年龄 34 岁，年龄范围为 23 ~ 54 岁，胸腔外的病例主要见于儿童和青年人。无症状或表现为胸痛、干咳。影像学显示孤立的胸膜肿块，或多发性结节性胸膜肿块，边界清楚。

（三）病理改变

钙化纤维性肿瘤常局限于胸膜，无肺实质受累。肿瘤境界清楚，实性，无包膜，切面有砂砾感，呈膨胀性生长模式而非侵袭性生长模式。平均大小为 5 cm，范围为 1.5 ~ 12.5 cm。组织病理学表现为温和的纤维母细胞伴大量致密的弥漫性玻璃样变的胶原化间质，瘤细胞数量少，穿插在胶原纤维中，其间可见散在的淋巴浆细胞浸润以及数量不等的营养不良性或砂粒体性钙化（图 5-17）。

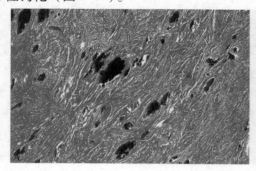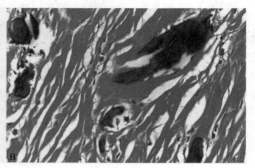

图 5-17　胸膜钙化纤维性肿瘤

玻璃样变的胶原化间质内见极少量的纤维样细胞（A），其间可见散在的数量不等的营养不良性或砂粒体性钙化（B）

(四) 免疫组织化学

Vimentin 和 X Ⅲ a 阳性，CD34 不同程度阳性，actin 局灶阳性，EMA、β–catenin 和 ALK1 阴性。

(五) 鉴别诊断

须与炎性肌纤维母细胞肿瘤和孤立性纤维性肿瘤鉴别诊断，这两种肿瘤均为富于细胞性的肿瘤，前者梭形细胞呈束状排列，后者呈无结构模式，但有特征性的分支状血管。

(六) 分子遗传学

无特征性表现。

七、促纤维增生性圆细胞肿瘤

(一) 定义

促纤维增生性圆细胞肿瘤（DSRCT）是一种非常罕见的原始恶性间叶源性肿瘤，呈小蓝圆细胞形态，共表达上皮、间叶和神经细胞标志，一致的特定的易位 t（11；22）（p13；q12），隐含功能性融合基因，编码具有转录激活功能的嵌合蛋白 EWSR1-WT1。

(二) 临床特点

原发性胸膜 DSRCT 极其罕见，多为青壮年男性患者，常表现出胸痛和胸腔积液。具有高度侵袭性行为，广泛转移，预后较差。

(三) 病理改变

原发性胸膜 DSRCT 表现为单个或多个胸膜结节，常扩展到纵隔和对侧胸膜，累及肺实质。切面质实，可见出血、坏死。组织形态学表现为在显著增生的纤维性背景上，岛状、索状、片状排列的小圆形细胞浸润，境界清楚，细胞形态较一致，细胞核深染，胞质淡染，部分细胞胞质内可见嗜酸性包涵体，类似于横纹肌样（图5-18）。核分裂活跃，明显的单个细胞坏死现象。间质中可见多量增生的血管。

(四) 免疫组织化学

原发性胸膜 DSRCT 表现出上皮、间叶和神经细胞的标志，CK、EMA、Vimentin、desmin（核周高尔基区点状阳性）、WT1、NSE、Fli-1 和 CD99 阳性，Myogenin 和 MyoD1 阴性。

(五) 鉴别诊断

细针或粗针穿刺活检标本，由于未能穿刺到经典部位以及受到挤压，产生人工假象的原因，常常误诊为恶性间皮瘤、淋巴瘤、神经母细胞瘤、横纹肌肉瘤以及 Ewing 肉瘤/原始神经外胚叶肿瘤。

(六) 分子遗传学

一致的 22 号染色体易位 t（11；22）（p13；q12），产生功能性基因融合，编码具有转录激活功能的嵌合蛋白 EWSR1-WT1。

(七) 预后及预后影响因素

原发性胸膜 DSRCT 高度侵袭性的生物学行为，无法进行完全的外科切除，预后较差，主要治疗手段是化疗加上放疗，但中位生存时间多为 2.5 年。近年来，靶向药物，如 TKI 类的苏尼替尼、mTOR 抑制剂西罗莫司脂化物等的使用效果如何正在研究中。

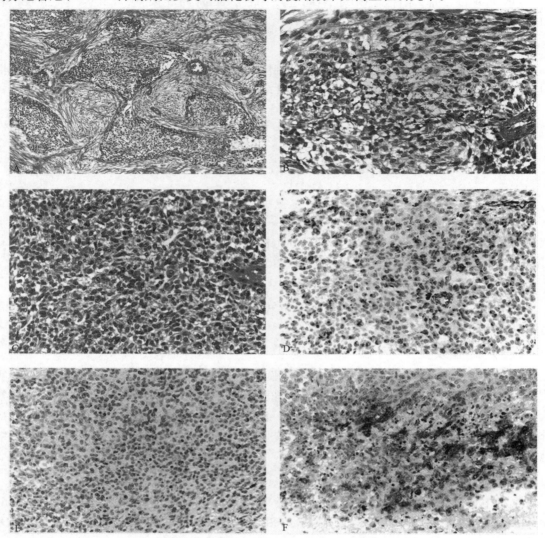

图 5-18　促纤维增生性圆细胞肿瘤

在显著增生的纤维性背景上，岛状、索状、片状排列的小圆形细胞浸润（A），境界清楚，细胞形态较一致，细胞核深染，胞质淡染（B），部分细胞胞质内可见嗜酸性包涵体，类似于横纹肌样（C）。免疫组织化学染色显示上皮、间叶和神经细胞标志阳性，Vimentin（D）、CK（E）（核周高尔基区点状阳性）、NSE（F）（细胞质和核周高尔基区点状阳性）阳性

八、其他胸膜原发少见肿瘤

胸膜发生的其他种类肿瘤还有很多，例如脂肪瘤、脂肪肉瘤、软骨肉瘤、炎性肌纤维母细胞瘤、纤维肉瘤、恶性纤维组织细胞瘤、平滑肌瘤、平滑肌肉瘤、横纹肌肉瘤、神经纤维瘤和神经鞘瘤、恶性外周神经鞘瘤、腺泡状软组织肉瘤等，甚至可以发生畸胎瘤。

（冯　晨）

第四节 转移性肿瘤

胸膜肿瘤中转移性肿瘤是最常见的，也是胸腔积液常见的原因，约占每年 15 万例恶性胸腔积液的大部分。恶性胸腔积液最常见的原因是肺癌转移，肺、乳房、卵巢、胃或淋巴增生性病变的转移瘤占所有恶性胸腔积液的 80%。在 50 岁以上的患者中，胸腔积液的主要原因是心衰，其次为胸膜肿瘤，其中转移性腺癌最常见。恶性细胞通过邻近部位直接浸润或通过淋巴或血行扩散传播进入胸膜（腔）。在恶性胸腔积液中，影响生存的主要因素是原发肿瘤的性质、体能状况、外周血白细胞数目、中性粒细胞/淋巴细胞比。到目前为止，在胸腔积液的检测中没有一种参数与生存有关。大体上，转移性胸膜肿瘤表现为坚实的肿块或结节，显微镜下的表现与原发瘤相似。胸膜转移性肿瘤的主要问题是与恶性间皮瘤的鉴别，以及寻找原发灶，免疫组织化学染色是关键。对于恶性间皮瘤的排除，需要使用一组至少两种间皮瘤标志和两种上皮性标志，以及加上针对原发瘤免疫表型的抗体。需要重申的是，任何辅助技术必须基于 HE 染色的形态学表现。免疫组织化学染色是研究未知原发部位转移的一种有效方法。肺癌是最常见的原发性肿瘤，其次是乳腺癌，但几乎所有的肿瘤都可能转移到脑膜（图 5-19、图 5-20）。胸膜的受累表明原发肿瘤已进入晚期阶段，分类为 M1a，而不是 T_4 期。

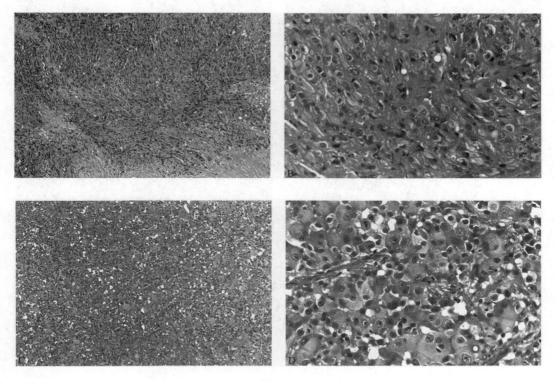

图 5-19

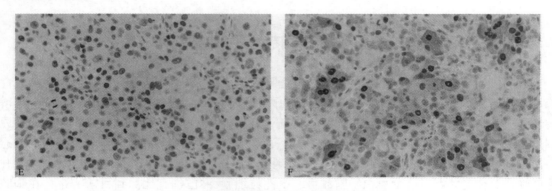

图 5-19　大腿横纹肌肉瘤胸膜转移

大腿部原发瘤（A），瘤细胞弥漫分布，异型性明显，胞质红染，似有包涵体（B）；两年后胸膜处出现包块，活检（C），其组织学改变与大腿处相同（D），免疫组化染色 MyoD1（E）和 Myogenin（F）均为阳性

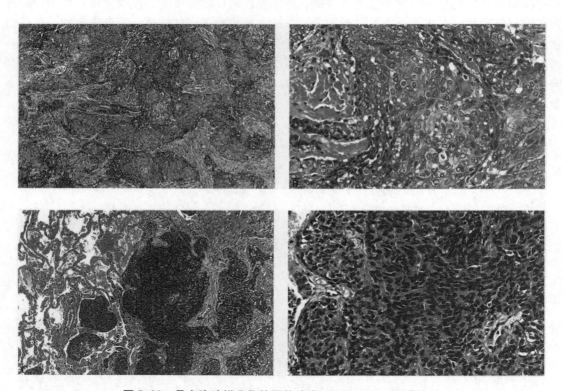

图 5-20　具有胸腺样分化的甲状腺癌（CASTLE）胸膜转移

甲状腺手术材料显示：瘤细胞呈不整形片状分布（A），瘤细胞较大，核仁明显（B），免疫组化 CD5 阳性等证实为具有胸腺样分化的甲状腺癌；三年后胸膜包块活检（C），细胞形态（D）和免疫组织化学表型与原发瘤相同

（张　婷）

第六章

呼吸系统疾病

支气管、肺感染性疾病是最为常见的一大类肺部疾病，其发生远远多于肿瘤性等其他原因引起的疾病，这与支气管、肺直接与外部相通，极易受到环境因素影响等密不可分。当机体的免疫力低下或病原体的致病力强大时，一些细菌或病毒可以直接侵入支气管、肺组织，引起各种急慢性炎症。尽管某些急性感染的临床症状来势凶险，但结合实验室检查和影像学检查等往往可以做出明确的诊断。而具有重要的外科病理学意义的则是那些慢性感染，尤其是那些机会性真菌感染，由于这些感染所引起的病变缺乏特异的临床表现且在影像学上常常表现出肿块或占位，仅仅根据它们的临床资料做出明确的诊断和鉴别诊断有时相当困难，往往需要通过活检和病理学观察来明确诊断和指导临床治疗。因此，本章主要对具有外科病理学意义的感染性疾病进行探讨。

第一节　细菌性肺炎

一、奴卡菌性肺炎

1. 定义

奴卡菌性肺炎也称肺奴卡菌病（PN），是由奴卡菌属引起的一种肺部机会性感染性疾病。临床上常表现为亚急性、慢性局限性或播散性化脓性疾病。

2. 临床特征

1888 年 Nacard 首次于患慢性鼻疽的病牛体内分离出鼻疽奴卡菌。1890 年 Eppinger 首次描述了表现为肺炎和脑脓肿的人类奴卡菌病。人体奴卡菌病为多个形态相似的非坏死性上皮样肉芽肿结节聚集成团，相互之间并不融合；高倍镜下见结节内多核巨细胞的胞质中存在星状小体；纵隔淋巴结内非坏死性上皮样肉芽肿，多核巨细胞内见层状小体；开胸肺活检标本中显示非坏死性上皮样肉芽肿结节沿气道分布；胸膜可见上皮样肉芽肿结节菌病的病原体主要为星形奴卡菌，其他致病菌包括巴西奴卡菌、豚鼠奴卡菌等，可引起局灶性或播散性感染。几乎 90% 的奴卡菌肺部感染是由星形奴卡菌引起。本病全球散发，几乎没有暴发流行。也无季节性差异。

3. 发病机制

奴卡菌属于放线菌属，是革兰阳性的分枝棒状需氧菌，弱抗酸性，呈分枝状的菌丝，广泛存在于土壤、空气、草丛和腐败的植物中，分类学上属于细菌而非真菌，为条件致病菌。奴卡菌可在空气中形成菌丝体，人吸入菌丝片段是主要的感染途径，也可经破损皮肤或消化道进入人体引起感染。该病常见于免疫功能低下者，如艾滋病（AIDS）、白血病、器官移植患者，60% ~80%的患者患有肺部基础性病变，有学者通过研究认为慢性阻塞性肺疾病是肺奴卡菌病的高危人群，考虑与使用糖皮质激素有关。细胞介导的免疫反应是机体抵御奴卡菌感染的主要方式，研究证明，特异性 T 淋巴细胞抗原可增强无胸腺裸鼠对奴卡菌感染的致敏性，免疫兔后发现其 T 淋巴细胞可增加巨噬细胞对奴卡菌吞噬作用及生长抑制作用。因此，宿主免疫防御机制的削弱是该病发生的重要因素。

4. 病理变化

奴卡菌性肺炎主要表现为肺脓肿，常为多发性，大小不一，可互相融合，中心坏死明显，脓肿内含有绿色脓液。病变可累及一个或多个肺叶，也可表现为肺叶实变，多发性粟粒状、结节状病变。胸膜增厚，有纤维素渗出。

镜下急性期表现为显著凝固性坏死及中性粒细胞浸润（图6-1A），渐变为肺脓肿。坏死化脓区可见大量革兰染色阳性的分枝状奴卡菌，菌体细长，直径为 0.5 ~1.0 μm，长为 10 ~20 μm，呈串珠状、杆状，主要为直角分支。周围肺泡间质纤维组织增生。慢性期以肉芽肿性炎症为主，脓肿周围常见类上皮细胞及多核巨细胞形成的肉芽肿。可形成大脓肿和空洞，淋巴细胞、浆细胞浸润。邻近肺泡腔内可见机化灶（图6-1B）。特殊染色：弱酸染色阳性（图6-1C），奴卡菌革兰染色阳性，六胺银阳性（图6-1D）。

5. 鉴别诊断

（1）放线菌病：奴卡菌和放线菌在组织学改变上相似，均为化脓性炎症。弱抗酸染色法可区分奴卡菌属与分枝杆菌属，奴卡菌弱酸染色阳性，放线菌为阴性，同时，在脓肿的脓液中找到放线菌有"硫磺颗粒"，肉眼见呈淡黄色，显微镜下可见典型结构：中央为大团的革兰阳性菌丝体，菌丝体外包绕呈放射状排列的嗜伊红棒状体。

（2）肺真菌病：肺真菌病的病变部位可以出现纤维素和中性粒细胞渗出，也可以出现坏死和化脓，有时可见肉芽肿性病灶。但病变中可见真菌孢子及菌丝。PAS 染色和六胺银染色阳性。

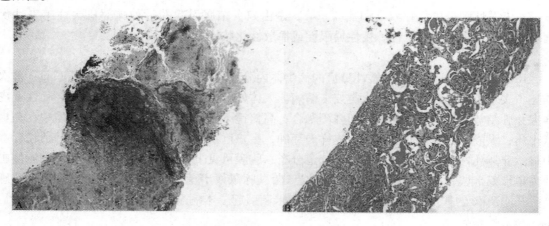

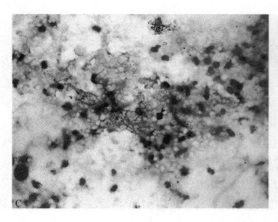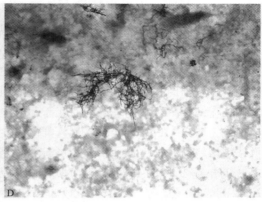

图6-1 奴卡菌性肺炎

大片坏死及炎性渗出物中有嗜碱性的细菌团（A）；肺组织可见肺泡腔有机化灶，间质有炎症细胞浸润（B）；弱酸染色显示红染有分支的细长菌丝（C）；六胺银染色可见蓝色的菌丝（D）

二、肺放线菌病

1. 定义

肺放线菌病是由放线菌引起的人兽共患的一种渐进性、化脓性、肉芽肿性的亚急性至慢性感染性疾病。该菌为革兰阳性厌氧菌或微需氧菌，生长缓慢，菌丝细长盘绕成团，容易断裂成链状。成熟的菌丝较粗，有分支，周围出现典型的由放线菌菌体、坏死组织碎片构成的"硫黄颗粒"，颗粒边缘有膨大的小体，外观似棒锤状，呈放射状排列，故称"放线菌"。肺脏罹患放线菌感染，称为肺放线菌病。

2. 临床特征

放线菌病由 Langenbeek 在 1845 年首次提出，我国 1904 年首次在湖北省宜昌发现牛放线菌病。放线菌病在世界各地均有发现，均为散发，属内源性疾病，而非传染病。多发于农村，城市发病率为农村的 1/10。肺放线菌病发病率极低，年发病率约为 1/300 000。可发生于各个年龄组，以青壮年发病率最高，男女患病比约为 3：1。肺放线菌病预后良好且病死率低，治愈率达 90% 以上。

3. 发病机制

放线菌常寄生于人体口腔黏膜、牙龈、扁桃体、结肠等处。放线菌是条件致病菌，在正常人体内寄生的放线菌一般不引起疾病。易感因素在感染的发生中起作用，例如口腔卫生差、糖尿病、免疫抑制、营养不良、外科手术、口腔肿瘤或感染、头颈部恶性肿瘤的放疗中等。

其发病机制不清楚，公认的机制：①在正常的寄生部位（主要指口腔及肠道黏膜）的放线菌不致病，但当管腔黏膜破裂或管腔全层破裂，放线菌转移到黏膜下层及体腔，则导致放线菌病，但将体外培养的放线菌注入皮下组织内并不能导致放线菌病，说明上述理论并不完善；②其他细菌辅助感染，放线菌进入到黏膜下通常伴有其他细菌，主要是大肠埃希菌和链球菌等，在这些细菌的协同作用下导致放线菌病的发生；③放线菌可形成生物膜，在生物膜网状结构内保持菌的活性，在一定条件下致病。

4. 病理变化

肺放线菌病为脓肿性病变，在脓液中肉眼可见分叶状或多角形的直径数毫米的黄白色颗粒，称为"硫黄颗粒"。镜下改变为急性化脓性炎症，病灶内可见多发性脓肿、瘘管、肉芽组织和纤维增生。早期，在组织内最先引起白细胞浸润，形成多发性小脓肿，脓肿穿破形成多个窦道。脓肿周围为急性或慢性炎性肉芽组织及纤维化，并形成瘢痕，有的可见大量泡沫细胞和巨噬细胞聚积。病理确诊有赖于 HE 的化脓灶内找到呈嗜碱或嗜中性的"硫黄颗粒"，颗粒直径为 100～300 μm，以及革兰染色阳性的纤细分枝菌丝。HE 染色时颗粒中央为致密的嗜碱性均匀物质，边缘呈嗜酸性的疏松的栅栏状短棒样物质（图 6-2A）。革兰染色见菌落中央部分呈致密的革兰阳性物质，周围为革兰阴性的放射状分布的纤细分枝状菌体（图 6-2B）。PAS 染色：细菌团呈玫瑰红色。六胺银染色：细菌团由黑色分枝状菌丝交织形成。抗酸染色阴性。

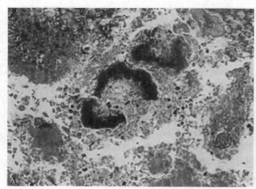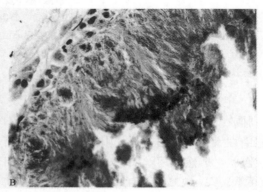

图 6-2　肺放线菌病

在坏死的肺组织中央见有染成蓝色的"硫黄颗粒"，周围可见放射状排列的嗜伊红杆状体（A，HE）；革兰染色显示菌落核心为阳性，其周围菌丝末端为阴性（B）

5. 鉴别诊断

（1）肺结核：肺结核病灶可见干酪样坏死，肉芽肿性结核结节，抗酸染色可见抗酸菌阳性，革兰染色阴性，病原菌中没有"硫黄颗粒"。而放线菌革兰染色阳性，六胺银染色阴性。

（2）肺部真菌感染：肺部真菌感染常常有大量中性粒细胞渗出，脓肿灶形成，其中可见菌丝及孢子。PAS 及六胺银染色阳性，革兰染色阴性。

（3）肺脓肿：一般细胞感染的脓肿灶中见不到"硫黄颗粒"。

三、肺军团菌病

1. 定义

军团菌病（LD）是由革兰染色阴性的嗜肺军团杆菌引起的一种以肺炎为主的全身性疾病。以肺部感染伴全身多系统损伤为主要表现，也可以表现无肺炎的急性自限性流感样疾病。

2. 临床特征

1976 年在美国费城召开的退伍军人大会首次暴发流行，导致 221 人患病，34 人死亡。

1977 年美国科研人员从患者肺组织分离出致病菌，并命名为"军团菌"。我国首例报道是 1983 年在南京发现军团菌病例。该病在夏秋季节多发，也可呈地方性散发，男女发病比例为 2：1。本病主要通过气溶胶传播，但人与人之间不传染。各个年龄层的人都会感染军团菌，34% 的患者没有任何易感因素。在院内获得性军团菌肺炎患者中无基础疾病者得病比例＞6%。军团菌肺炎死亡率较高，针对性治疗不及时，则使病情迅速恶化而死亡。

3. 发病机制

军团菌是一种兼性细胞内寄生菌，在人类单核细胞及巨噬细胞内均能存活并繁殖。军团菌对人体的损害是从对肺泡巨噬细胞作用开始的；军团菌经呼吸道进入肺后，被中性粒细胞和巨噬细胞吞噬，吞噬细胞被感染一段时间后，含军团菌的细胞裂解释放出大量细菌，导致肺泡上皮和内皮急性损伤并伴有肺水肿，可引起低氧血症和呼吸障碍。同时军团菌还可以产生脂多糖类内毒素和一些能溶解细胞的外毒素而致病。

4. 病理变化

累及终末细支气管和肺泡，类似大叶、小叶性肺炎的病理改变。急性期为纤维素性化脓性肺炎，急性后期表现为机化性肺炎。肺急性期病变主要分为两型，Ⅰ型为急性纤维素性化脓性肺炎（95%），可见大量水肿液、纤维素渗出、嗜中性粒细胞崩解、细胞碎片及巨噬细胞；Ⅱ型为急性弥漫性肺泡损伤，病变中可见肺泡上皮增生、脱屑及透明膜形成。肺后期病变表现为，渗出物和透明膜机化及间质纤维化，严重者可导致蜂窝肺。肺血管的改变主要是侵犯肺肌性动脉，表现为浆细胞、淋巴细胞和组织细胞浸润的非坏死性血管炎，可有内膜纤维化，也可形成动脉瘤。革兰染色和 W-S 银染可显示细胞内或散在分布于肺泡腔内小而多形的短杆状。

5. 鉴别诊断

（1）肺炎链球菌肺炎：本病易累及整个肺叶，咳铁锈色痰，病理改变除肺大叶外，还常伴支气管肺炎改变，军团菌引起支气管的炎症，采用革兰染色和 W-S 银染色可显示组织中小而多形的短杆状。而肺炎链球菌一般不累及支气管，革兰染色和 W-S 银染色阴性。

（2）肺结核：病理改变为干酪样坏死，结核结节，抗酸杆菌阳性；军团菌肺炎一般没有肉芽肿病变，无干酪样坏死，抗酸染色阴性，而军团菌革兰染色和 W-S 银染色阳性。

（张　婷）

第二节　真菌病

一、肺曲霉菌病

1. 定义

肺曲霉菌病是曲霉属真菌引起的一系列感染性或非感染性肺部疾病。肺曲霉菌病的主要病理特征如下。

（1）曲霉菌球：多发生于原有肺内的空洞/空腔性病变内。

（2）变应性支气管肺曲霉菌病：是对曲霉抗原的超敏反应，典型见于长期哮喘或囊性纤维化患者。

（3）侵袭性肺曲霉菌病（IPA）：绝大多数的 IPA 存在于免疫缺陷患者中，此类感染称为潜在致死性机遇性感染。

2. 临床特征

曲霉菌病总体发病率尚不清楚。据我国医院感染监控网分析，医院真菌感染率从1993—1996 年的 13.9% 上升至 1998—1999 年的 17.1% 和 1999—2000 年的 24.4%。侵袭性曲霉菌病，特别是肺部曲霉菌感染多发生在有严重基础疾病的患者，恶性血液系统疾病、AIDS 和器官移植患者的发病率较高，估计急性白血病患者中侵袭性曲霉菌病的发病率为5% ~25%，AIDS 患者中侵袭性曲霉菌病发病率为1% ~12%，且逐年呈升高趋势。侵袭性曲霉菌病特别是肺部曲霉菌感染多发生在有严重基础疾病的患者，预后差，病死率达 50% ~100%。本病可发生于任何年龄、性别和种族的人群，与职业有一定关系，较多见于农民、园艺工人和酿酒工人。

2008 年美国感染学会在曲霉菌病诊治指南中，指出了变应性支气管肺曲霉菌病（AB-PA）的诊断依据包括 7 项主要标准：①支气管阻塞症状发作（哮喘）；②外周血嗜酸性粒细胞增多（细胞数 1 000/μm）；③曲霉变应原速发性皮肤试验阳性；④血清曲霉变应原沉淀抗体阳性；⑤血清总 IgE 浓度增高，总血清 IgE >1 000 ng/mL；⑥肺部影像学检查存在或以前曾有肺部浸润影；⑦中央型支气管扩张。4 项次要诊断标准包括：①痰涂片和（或）培养多次找到曲霉菌；②有咳出棕色黏液栓或斑片的病史；③血清曲霉特异性 IgE 抗体增高；④曲霉变应原速发性皮肤试验阳性。而烟曲霉皮试阳性是诊断 ABPA 的必要条件。若皮试阴性，则可以排除 ABPA。

3. 发病机制

曲霉菌在自然界中分布很广，引起人致病的病原菌主要有 4 种：烟曲霉菌、黄曲霉菌、黑曲霉菌、土曲霉菌。正常健康人吸入曲霉菌并不引起疾病，机体抵抗力下降或有基础疾病的患者容易发病，引起肺真菌感染。体内其他部位真菌感染也可随淋巴或血液循环到肺部，静脉高营养疗法时，深静脉插管如留置时间过长也可导致真菌生长。致病方式主要是：①曲霉菌在组织中迅速生长繁殖，直接破坏宿主组织细胞，引起炎症反应；②侵入血管，使血管阻塞导致组织缺血性坏死；③曲霉菌缠绕成团块状物堵塞气道导致继发感染；④某些曲霉菌可产生蛋白分解酶，造成组织破坏；⑤曲霉菌抗原引起支气管、肺变态反应；⑥产生真菌毒素，引起组织坏死。

过敏（变应）性支气管肺曲霉菌病（ABPA）是真菌的孢子作为一种过敏原被吸入而导致机体致敏，致敏机体再次吸入真菌物质时，可引起表现为支气管哮喘样症状的过敏性肺泡炎。机体对曲霉菌抗原的超敏反应，大部分是由烟曲霉菌引起的。曲霉菌特异的 IgE 介导的Ⅰ型超敏反应和 IgG 介导的Ⅲ型超敏反应在 ABPA 的发病机制中起到核心作用。其他的宿主因素包括细胞免疫性，可影响 ABPA 的病理学变化。

4. 病理变化

（1）曲霉球：大体见边界清晰的圆形至卵圆形空洞，直径 1 ~7 cm 或者更大，并与支气管沟通，空洞壁厚 1 ~5 mm（图 6-3A），曲霉球灰褐色或褐黄色，质地松脆，周围有纤维包膜。镜下空洞内见大量的菌丝，长短不一，但直径较均一，为 3 ~5 μm，明显分隔，呈45°分支，排列呈放射状和珊瑚状。孢子密集成群，直径略小于菌丝（图 6-3B）。周围有血管化的纤维结缔组织，有淋巴细胞、浆细胞浸润。偶见中性粒细胞、嗜酸性粒细胞浸润。有时可见肉芽肿病灶。菌体一般不侵及空洞壁。

（2）侵袭性肺曲霉菌病：侵袭性肺曲霉菌病可以表现为气管和支气管黏膜变性、坏死、脱落，有溃疡形成，支气管壁纤维组织增生，慢性炎症细胞浸润，有肉芽肿病灶，支气管腔内见菌丝及孢子。局限性肉芽肿或广泛化脓性肺炎，伴脓肿形成；病灶呈出血性梗死，曲霉菌可栓塞在血管或支气管出现坏死性血管炎、血栓及菌栓，在炎症部位见到菌丝及孢子。肺泡结构破坏，间质纤维化。

（3）变应性支气管肺曲霉菌病：在支气管腔内有黏液栓，可见曲霉菌及大量嗜酸性粒细胞、黏液。支气管黏膜管壁增厚，基底膜增宽，黏膜下水肿、充血。中至重度的嗜酸性粒细胞、淋巴细胞浸润，有时见支气管中心性肉芽肿改变。特殊染色：六胺银染色可见菌丝及孢子呈黑色（图6-3C）、PAS染色可见菌丝及孢子呈玫瑰红色（图6-3D）。

5. 鉴别诊断

（1）肺结核：肺结核病有干酪样坏死，结核性肉芽肿结节，多数为淋巴细胞、浆细胞浸润，抗酸菌染色阳性。而曲霉菌在影像学的空洞表现是"洞内球"和"空气半月征"，病理改变为多发小脓肿伴有肉芽肿病灶。没有干酪样坏死灶，抗酸染色阴性，PAS、六胺银染色阳性。

（2）嗜酸性肉芽肿病多血管炎：嗜酸性肉芽肿病多血管炎是一种系统性病变，主要累及支气管及肺间质小血管，血管周围大量嗜酸性粒细胞浸润，PAS、六胺银染色阴性。而变应性支气管肺曲霉菌病临床上患者总血清 IgE > 1 000 ng/mL，其病变主要在支气管，黏膜下较多的嗜酸性粒细胞，但是一般嗜酸性粒细胞浸润不在血管周围，而主要有渗出性细支气管炎改变，在支气管腔内有大量嗜酸性粒细胞性黏液分泌物。PAS、六胺银染色阳性。

（3）毛霉菌病：毛霉菌的菌丝有时在组织活检中要注意与曲霉菌鉴别。毛霉菌菌丝粗大，无分隔或者少分隔，直角分支或钝角分支。曲霉菌菌丝比较均匀，多见分隔，呈钝角或45°角分支。

（4）念珠菌病：念珠菌为假丝酵母菌，在坏死组织中可以见到淡蓝染的小圆形或椭圆形的菌体，所谓的"菌丝"较细，分支不规则，在特染的情况下可以清楚地看到所谓的菌丝实际上是由圆形或椭圆形的孢子呈串珠样的排列而形成的，称为假菌丝（图6-3E、6-3F）。特染革兰阳性，PAS 和六胺银染色也阳性。

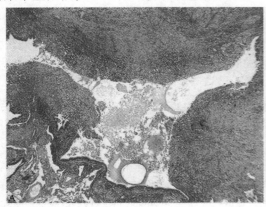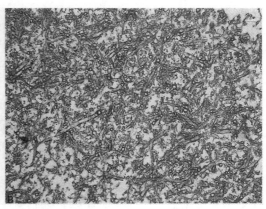

图6-3

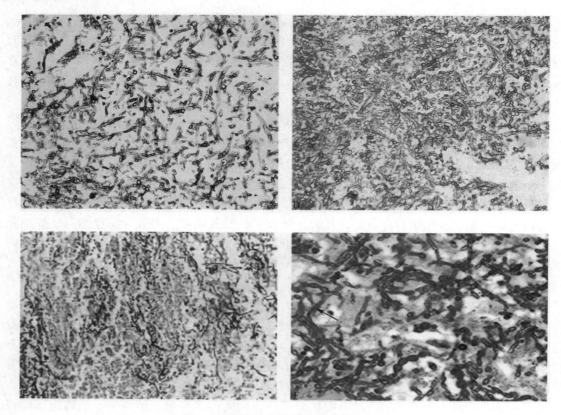

图 6-3　侵袭性肺曲霉菌病与念珠菌病
肺曲霉菌病时的支气管黏膜部分坏死、脱落，管壁有明显的炎症，腔内渗出物中见大量淡染菌丝团（A）；高倍
镜下见菌丝粗细均匀，有分隔，有锐角分支，孢子常位于菌丝的一端呈网球拍状（B）；六胺银染色菌丝及孢子
染成黑色（C）；PAS 染色显示菌丝呈玫瑰红色（D）；而肺念珠菌病时可在坏死组织中见到淡染酵母样的菌体
和更细的"菌丝"（E）；PAS 染色后可见卵圆形的孢子呈串珠样排列形成假菌丝（F）

二、肺毛霉菌病

1. 定义

肺毛霉菌病是由真菌界接合菌门毛霉目中的某些致病性真菌引起的严重肺部感染，又称
肺接合菌病，是一种发病急、进展快、病死率高的肺部真菌感染。

2. 临床特征

1855 年，德国 Kurchenmeister 报道了首例肺毛霉菌病，近 20 年来发病率呈上升趋势。
美国得克萨斯州 Anderson 癌症研究中心调查显示，毛霉菌的感染率从 1989—1993 年的 8/10
万增加至 1994—1998 年的 17/10 万，翻了 1 倍多。由中华医学会呼吸病学分会组织的一项
国内 16 家医院多中心回顾性调查分析显示，在 474 例肺真菌病患者中肺毛霉菌病发病排在
前 5 位。肺毛霉菌病好发于有基础疾病和免疫功能低下的患者，常见于糖尿病或合并酮症酸
中毒、长期应用糖皮质激素、中性粒细胞减少等人群。有学者报道血清游离铁的增多也会导
致毛霉菌生长，在糖尿病酮症酸中毒的情况下，血清 pH 下降，运铁蛋白转运铁的能力下
降，使血清中的游离铁增多，毛霉菌可以利用游离铁促进自身的生长。所以，吸入毛霉菌孢

子的糖尿病酮症酸中毒患者很容易伴发肺毛霉菌病。

肺毛霉菌病多呈散发性，无年龄、性别、种族和气候等方面的限制，也没有传染性。有学者报道肺毛霉菌好发于男性，男女发病比例约为（2~3）：1。也有研究表明，毛霉菌感染与季节有关，如日本 Funada 和 Matsuda 报道 7 例肺毛霉菌感染的患者中，就有 6 例发生于8 月和 9 月之间，这可能与毛霉菌适宜的生长温度（25~55 ℃）有关。本病的死亡率高达60% 以上。

3. 发病机制

毛霉菌普遍存在于腐败的植物和土壤中，为一种条件致病菌。在正常人群中很少致病。当机体处于免疫功能低下的情况时，可以通过感染鼻窦中或吸入空气中的孢子，或经血行、淋巴播散等途径致病。其发病机制为：①患者免疫功能下降，导致吞噬细胞无法吞噬病原菌，T 细胞杀伤靶细胞的能力下降，使毛霉菌定植于肺部，引起炎症；②血清游离铁的增多，铁离子是毛霉菌生长所必需的。对于糖尿病、酸中毒患者，血清 pH 下降，运铁蛋白转运铁的能力抑制，使血清游离铁增多，有利于毛霉菌生长。所以，糖尿病患者易继发毛霉菌感染。

4. 病理变化

病变累及大叶或者多叶，呈孤立性或多个肺结节或者肿块状，肺呈实变，弹性差；切面显示大片出血伴梗塞灶。毛霉菌在肺部引起的炎症，常常呈化脓性变化，少数病例可形成肉芽肿。肺组织不同程度的水肿、充血、大片出血、坏死，其中可见毛霉菌菌丝呈淡红色，菌丝短而粗，宽 10~25 μm 或者更宽，一般无间隔，分支不规则，一般呈 90° 角分支（图 6-4A）。菌丝周围有中性粒细胞（图 6-4B）和浆细胞、巨噬细胞浸润，毛霉菌有嗜血管倾向。其特征性病理改变为在血管壁可见到菌丝（图 6-4E），侵犯血管腔形成菌栓，血栓形成。周围组织为梗死灶，有出血，侵入肺小动脉，形成肺动脉栓塞、肺梗死或肺动脉瘤。PAS 和六胺银染色可显示毛霉菌菌丝阳性（图 6-4C、6-4D、6-4F）。

5. 鉴别诊断

肺毛霉菌病的病变在许多方面与肺曲霉菌病相似，但肺毛霉菌病有明显的嗜血管性，在血管腔内通常可见菌丝。另外，毛霉菌的菌丝粗大，宽 10~25 μm 或者更宽，一般无间隔，分支不规则，一般呈 90° 分支。而曲霉菌的菌丝粗细均匀，有分隔，常呈锐角分支。GM 试验毛霉菌多为阴性，曲霉菌多为阳性。

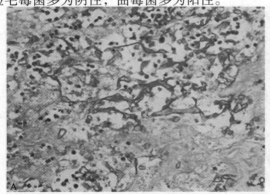
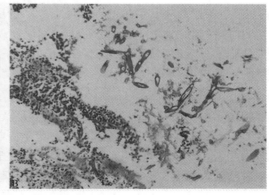

图 6-4

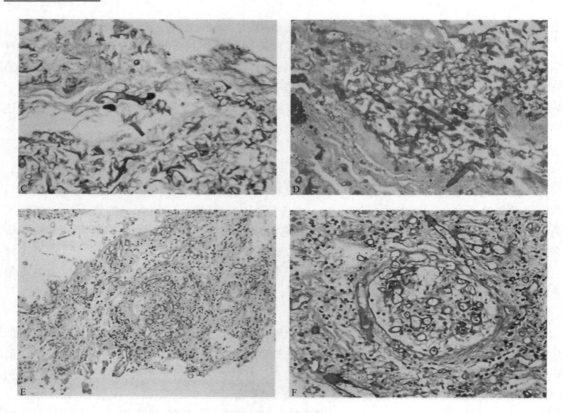

图 6-4 肺毛霉菌病

HE 切片中可见坏死灶内有粗大的毛霉菌菌丝和孢子（A）；菌丝和孢子周围有大量的中性粒细胞的渗出（B）；六胺银染色见菌丝呈直角分支（C）；PAS 染色见菌丝粗大无分隔（D）；菌丝侵入血管内形成血管炎和血栓（E）；PAS 染色见血管壁和腔内红染的菌丝（F）

三、肺孢子菌性肺炎

1. 定义

肺孢子菌性肺炎（PCP）是耶氏肺孢子菌感染引起的呼吸系统的机会感染。长期以来，人们误认为肺孢子菌是原虫引起的疾病，将导致人体肺孢子菌肺炎的病原体称为"卡氏肺孢子虫"，并由此将其引发的肺部疾患称"卡氏肺孢子虫肺炎"或肺孢子虫病。然而，自 20 世纪 80 年代起，越来越多的分子生物学证据表明，以往认为的"肺孢子虫"实为真菌，导致人体肺部炎症的病原体也不是"卡氏肺孢子菌"，而是"耶氏肺孢子菌"，卡氏肺孢子菌只引起鼠类疾患。

2. 临床特征

肺孢子菌病通常发生在先天性免疫不足及获得性免疫缺陷综合征的人群。其中约 70% 为 AIDS 患者，其次主要为器官移植，需要长期使用免疫抑制剂，恶性肿瘤，免疫力低下或诊断未明者。西欧及美国 PCP 发生率为 2% ~3%。<1 岁和 >14 岁的患者以 AIDS 合并耶氏肺孢子菌最为常见，1~14 岁患者血液系统恶性肿瘤合并耶氏肺孢子菌最常见。

3. 发病机制

肺孢子菌是一种机会性致病真菌，具有高度的宿主专一性，多为隐性感染，在机体免疫力下降时，经呼吸道吸入肺孢子菌而引起感染，滋养体寄生于肺泡上皮细胞和肺泡间隔内。纤维连接素在这个过程中起着重要的作用，促进菌体附着于肺泡表面，首先感染 I 型肺泡上皮细胞，并发生炎性细胞浸润，从而破坏 I 型肺泡上皮细胞，使细胞坏死，毛细血管内膜剥脱，肺孢子菌在肺组织内扩散，并激活宿主机体中巨噬细胞及 T 淋巴细胞等发生免疫应答。在免疫功能受损的宿主体内，病原体不断增殖，使肺泡腔内充满肺孢子菌及泡沫状嗜酸性渗出物，表面活性物质减少，肺顺应性下降，肺弥散功能下降，导致肺通气和换气功能障碍。为清除肺泡内渗出物，II 型肺泡上皮细胞代偿性肥大，最后导致肺间质纤维化。

4. 病理变化

肺孢子菌肺炎表现为肺体积和重量增加，切面有实变区，含气少，灰白色到灰棕色，呈斑片状，进而影响到整叶肺或全肺受累。镜下见 I 型肺泡上皮坏死、脱落，有时增生呈立方状；由于变性坏死细胞崩解、集聚与融合，加之渗出的血浆蛋白，在肺泡腔内形成泡沫样、蜂窝样的蛋白性渗出物及泡沫细胞团（图 6-5A），内含残留的菌体。肺泡间隔增厚，血管扩张充血，淋巴细胞、浆细胞和少量巨噬细胞浸润。此外，可有巨细胞和肉芽肿形成。肺孢子菌为圆形及卵圆形，直径 5～7 μm，有明显的沟和皱襞。孢子菌膜呈圆形增厚有暗染的小点。吉姆萨染色油镜下观察，包囊呈圆形或者椭圆形，直径为 1.5～4 μm，胞质呈淡蓝色，核为蓝紫色，囊内小体 4～8 个，呈紫红色。甲苯胺蓝（TBO）染色，包囊染成紫红色，圆形或椭圆形，囊内小体不着色。包囊周围背景为淡蓝色。六胺银染色，包囊多呈塌陷形空壳或乒乓球样外观，囊壁染成褐色或黑色（图 6-5B），部分囊壁可呈现一对括弧样结构，这是肺孢子菌特征性的标志。

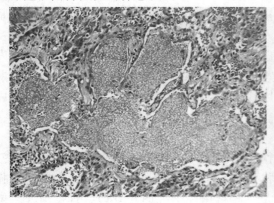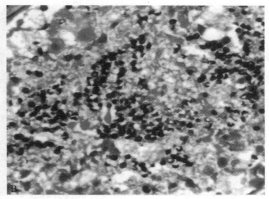

图 6-5　肺孢子菌肺炎

肺泡腔内见有泡沫样、蜂窝样的蛋白性渗出物（A）；六胺银染色肺泡腔内泡沫样的蛋白性渗出物内可见染成黑色的肺孢子菌（B）

5. 鉴别诊断

肺的组织胞浆菌感染是以肉芽肿性炎症为主，肺泡腔内很少有泡沫状渗出物，在巨噬细胞的胞质内可见圆形、卵圆形的组织胞浆菌的孢子。而肺孢子菌感染时，在肺泡腔内常有泡沫状或棉絮状伊红染的渗出物，不像组织胞浆菌感染那样，在 HE 染色下不易见到肺孢子菌。在六胺银染色时才可见黑色的孢子菌，如新月形、足球形或头盔样，囊壁厚。吉姆萨染色容易看到囊内小体。

四、肺马尔尼菲青霉菌病

1. 定义

马尔尼菲青霉菌（PM）是青霉菌中唯一的呈双相型的条件性致病真菌，其引起的是一种少见的深部真菌感染性疾病，常累及肺组织，称为肺马尔尼菲青霉菌病。

2. 临床特征

1956 年巴斯德研究所从中华竹鼠的肝脏中首次分离出该菌。为纪念巴斯德研究所主任 Hubert Marneffei，这种真菌被命名为马尔尼菲青霉菌。马尔尼菲青霉菌主要流行于东南亚各国和我国的广西、广东、香港、台湾等地区。本病的传染源尚未明了，竹鼠与马尔尼菲青霉菌关系密切，带菌竹鼠可能是人类致病的传染源。马尔尼菲青霉菌可感染健康者，其感染更多见于免疫功能低下的患者。近年来随着骨髓、器官移植的广泛开展，导管技术、放化疗的广泛应用，激素、免疫抑制剂及广谱抗生素的使用，特别是 HIV 感染者的增加，马尔尼菲青霉菌的感染率随之升高。1988 年以来，随着全球艾滋病（AIDS）的流行，该机会性致病性真菌的感染发病率逐年上升。患者多为青壮年，儿童也可发病。发病年龄为 6～72 岁。其中男性多于女性。病情发展快，病死率高。

3. 发病机制

马尔尼菲青霉菌是温敏性双相真菌，霉菌相（菌丝）的分生孢子是病原传播体，具有极强的抗非特异性吞噬杀灭作用的功能，可经呼吸道吸入、肠道食入、皮肤破损侵入及血源等途径传播。酵母相的细胞是致病体，为胞内寄生感染。马尔尼菲青霉菌的分生孢子与支气管上皮细胞产生吸附是感染的重要步骤，分生孢子表面有一种凝集素，通过凝集素糖蛋白糖链上唾液酸残基末端与肺部基底膜的糖蛋白连接，出现黏附，导致分生孢子与呼吸道组织紧密结合，不易被支气管黏液或纤毛系统排出。人体抗马尔尼菲青霉菌免疫以细胞免疫为主，主要表现为巨噬细胞吞噬和致敏 T 细胞介导的迟发型超敏反应。马尔尼菲青霉菌在人体内以酵母相生长，适宜巨噬细胞吞噬。巨噬细胞呈递真菌抗原至致敏 T 细胞后，通过释放淋巴因子，活化巨噬细胞的酶系统，达到杀菌作用。同时巨噬细胞释放的细胞因子等也可造成局部组织的坏死。若细胞免疫缺陷易感染发病。

4. 病理变化

马尔尼菲青霉菌肺部感染的病变可为局灶性或弥漫性，常伴有肺水肿，呈点片状实变。组织病理学改变有 3 种类型：肉芽肿样型、化脓型及坏死型。镜下可见肺泡腔、肺间质及肺泡壁毛细血管内大量巨噬细胞，胞内充满马尔尼菲青霉菌孢子（图 6-6A），青霉菌大多位于巨噬细胞胞质内（图 6-6B），少量也可在胞质外。通常为圆形或卵圆形的酵母样细胞，直径为 2.5～4.5 μm，细胞中心常有一个黑色的小点，其中最特殊而具有诊断意义的为长杆状、粗细均匀、两头钝圆的腊肠状菌体。1～2 μm 宽，3～6 μm 长，在腊肠状细胞中央见到横行的分隔，表明繁殖方式为裂殖。肺泡腔可伴有纤维素性渗出，肺间质有中等量淋巴细胞浸润。坏死型可见大片凝固性坏死灶，周围有大量巨噬细胞。肉芽肿型可见上皮样细胞及多核巨细胞，真菌散在分布。化脓性炎症为大量的酵母样细胞及其周围的中性粒细胞和纤维素渗出。特殊染色：PAS、六胺银染色阳性（图 6-6C、6-6D）。

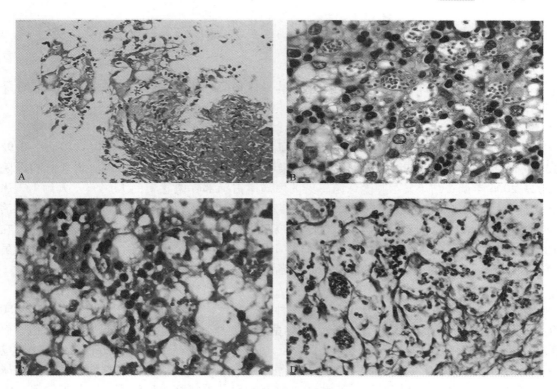

图6-6 肺马尔尼菲青霉菌病

在坏死灶旁边可见巨噬细胞，其胞质内可见圆形或卵圆形的酵母样细胞（A）；高倍镜下见巨噬细胞内有圆形或卵圆形的酵母样菌体，可见具有诊断意义的长杆状、粗细均匀、两头钝圆的腊肠状菌体（B）；PAS染色显示巨噬细胞胞质内马尔尼菲青霉菌有分隔（C）；六胺银染色见马尔尼菲青霉菌中间有小黑点（D）

5. 鉴别诊断

（1）肺结核：对于马尔尼菲青霉菌感染的初期或免疫力较强患者，组织学上以肉芽肿病变为主，要注意和肺结核鉴别。因为马尔尼菲青霉菌感染可以有凝固性坏死，注意在坏死周围组织细胞胞质内有孢子菌。特殊染色PAS、六胺银染色阳性，抗酸染色阴性。病原学培养有助于诊断。

（2）组织胞浆菌病：马尔尼菲青霉菌感染容易误诊为组织胞浆菌病，因为两者病变特点均为大量组织细胞浸润，伴有坏死。两种真菌均在不同的温度下有双相形态，并可在巨噬细胞胞质内增生，大小相仿（直径2~5 μm），且在酵母样菌体的中心都有一个黑色的小点。但用六胺银染色后，仔细观察两种真菌的形态，会发现两者的区别：马尔尼菲青霉菌的酵母样菌体大小差别很大，可有长杆状的菌体，中间有横的分隔，表明为裂殖。而组织胞质菌为出芽生殖，可见分枝状的芽孢，与母体相连的地方变细。真菌培养是鉴别组织胞浆菌和马尔尼菲青霉菌的金标准，马尔尼菲青霉是青霉菌属中唯一的双相菌，即组织中呈酵母型，在25 ℃沙氏培养基上培养，生长菌落呈灰白色绒毛状，并有红葡萄酒样色素渗入培养基。涂片镜下可见分隔菌丝体，分生孢子子梗透明，有典型帚状枝，多为双轮生，稍不对称。

五、肺隐球菌病

1. 定义

肺隐球菌病是由新型隐球菌（孢子菌属酵母样真菌）感染引起的一种亚急性或慢性深部真菌病。

2. 临床特征

本病分布于世界各地，免疫功能正常的宿主肺隐球菌病的年发病率为 0.4/10 万 ~ 0.9/10 万，而免疫功能损害者，尤其是 HIV 感染者其年发病率为 6% ~ 10%。北京协和医院 2002—2006 年调查结果显示肺隐球菌感染的发病率占肺部真菌感染的 13.4%。大约 1/3 患者无症状，常见于获得性免疫缺陷综合征、器官移植、白血病、肝炎，以及长期使用激素治疗等免疫功能紊乱的患者。近年来发生于免疫正常宿主的隐球菌感染报道也不断增多，在 HIV 阴性者的男女感染比例约为 2 : 1，而在 HIV 阳性者则为 5 : 1 ~ 11 : 1。隐球菌病虽可发生于任何年龄，但儿童少见，40 ~ 60 岁者多见。

3. 发病机制

1894 年 Sanfelice 首先在桃汁中分离到一种新的真菌，将其命名新型酵母菌，直到 1950 年 Benham 最终将其命名为新生隐球菌。隐球菌病主要通过吸入空气中的新型隐球菌孢子而感染，因此呼吸系统是其进入机体的主要途径，它对中枢神经系统的亲和力较高，其次为皮肤和肺，单独侵犯肺部约占 20%。容易引起隐球菌病的因素包括慢性消耗性疾病，如糖尿病、结节病、白血病、晚期肿瘤、艾滋病（AIDS）以及器官移植患者等，在免疫缺陷病毒（HIV）感染者中，肺隐球菌病的发生率为 5% ~ 10%。据国外报道，免疫功能正常人群的年发病率为 0.2%，而 AIDS 患者年发病率为 80% ~ 90%。但也有报道表明约 50% 是发生在免疫功能正常的患者中，且大多数为肺的单一器官受累。

通过呼吸道吸入空气中的孢子，是隐球菌感染的主要途径；也可通过皮肤接种或经消化道进入人体引起疾病，或成为带菌者。健康人不易感染新生隐球菌，只有当机体抵抗力下降，病原菌才易于侵入宿主体内，造成隐球菌病。初吸入的孢子沉积于肺部并没有荚膜，侵入宿主 24 小时后孢子获得荚膜，从而获得致病力。正常人吸入隐球菌后可引起肺内感染，但很少出现症状，常有自愈的倾向。而对于免疫功能损害的患者，吸入真菌后在肺内形成病灶，并可经血行播散至全身，且多侵犯中枢神经系统。HIV 感染者的单核细胞的抗隐球菌免疫功能下降，同时隐球菌抗原降低了细胞介导的免疫作用，使得隐球菌在宿主体内更易存活。

4. 病理变化

病变沿支气管散布，常累及两侧肺数个肺叶。病灶大小不等，形状不规则，结节状，灰白色半透明，早期胶冻样。组织学改变则因肺部病变的病期早晚而不同，早期的病灶为黏液样变似黏液瘤，这些黏液样物质由菌体荚膜所产生，能够抑制中性粒细胞的趋向性及吞噬作用，所以病灶内中性粒细胞很少，病灶内可见大量隐球菌。晚期则由组织细胞、多核巨细胞和淋巴细胞等形成肉芽肿，在单核细胞及多核巨细胞的胞质内常见吞噬的隐球菌菌体，以慢性炎症纤维化为背景，有时还可见非特异性的闭塞性细支气管炎及机化性肺炎。晚期由纤维组织包裹形成纤维瘢痕，纤维化的病灶一般不发生钙化。播散型隐球菌病一般不形成肉芽肿，菌体充满在肺泡腔内以及分布在肺间质内。

隐球菌的菌体呈圆形、卵圆形，平均直径为 4 ~ 7 μm，经常见菌体分裂，菌体周围可见坏死碎片，其周围形成透明的空隙（图 6-7A），菌体若在多核巨细胞内，菌体周围的透明区就更为明显。PAS 和六胺银染色阳性（图 6-7B），Alcian blue 染色也可阳性（图 6-7C）。

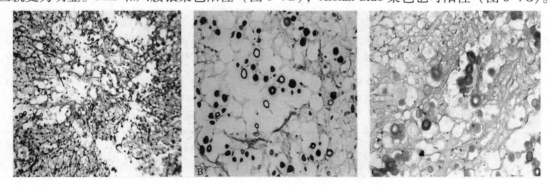

图 6-7　肺隐球菌病

肺内黏液样物质中可见大量的多核巨细胞、组织细胞及淋巴细胞，多核巨细胞胞质内可见圆形及卵圆形呈空泡状的隐球菌菌体（见箭头）（A）；PAS 染色后清晰可见黑色的隐球菌菌体（B）；Alcian blue 染色可见蓝色隐球菌孢子，壁厚（C）

电镜观察到的隐球菌孢子具有明显的细胞壁，其外有比菌体大 1 ~ 3 倍的中等电子密度的荚膜。荚膜外周有疏电子密度的微纤维，呈放射状盘绕，荚膜与胞体之间有明显透明带。壁内可见质膜，胞质内可见双层膜的内质网、圆形嵴少的线粒体、糖原和大小不等的空泡等细胞器，但结构皆较简单，无高尔基体。胞体内有卵形核，为单核，有双层核膜和清楚的核膜孔，染色质淡而均匀。

5. 鉴别诊断

肺隐球菌病与其他常见真菌病的鉴别诊断请参考表 6-1。

表 6-1　肺隐球菌病与其他常见真菌病的鉴别诊断

类型	生物学特点	病变特点	特殊染色	组织中真菌的形态特点
隐球菌病	酵母型真菌，有孢子，无子囊，无菌丝，生芽繁殖	胶样病变或非干酪性肉芽肿，凝固性坏死和小脓肿。孢子位于细胞内和间质中	GMS PAS AB	酵母型，有荚膜，孢子直径 5 ~ 10 μm，少数 3 ~ 20 μm
念珠菌病	酵母型真菌，有孢子，无子囊，有假菌丝和真菌丝，生芽繁殖	慢性化脓性炎，微脓肿或多发性脓肿以及肉芽肿形成。病原位于炎症灶的间质中	GMS PAS	酵母，假菌丝呈串珠状，真菌丝，横径 2 ~ 6 μm，较曲菌细，有横隔
曲霉菌病	霉菌型，有菌丝和孢子	过敏性肺泡炎和支气管炎，化脓性炎症，肉芽肿；常形成霉菌球或侵犯血管导致栓塞和梗死。菌丝位于脓肿灶及周围的间质中	GMS PAS HE	菌丝型，菌丝直径 2 ~ 7 μm，平均 4 μm，较毛霉菌小，有横隔，分支呈锐角；可见小分生孢子
毛霉菌病	霉菌型，有菌丝和孢子	化脓性坏死性炎，肉芽肿。真菌常位于血管壁，侵犯血管引起梗死与血源性播散	GMS PAS HE	菌丝型，菌丝直径 6 ~ 25 μm，较曲菌粗，无横隔，分支呈钝角，有折叠和扭曲

续表

类型	生物学特点	病变特点	特殊染色	组织中真菌的形态特点
组织胞浆菌病	双相型真菌	肉芽肿性炎，多无症状，可见钙化点。孢子位于细胞内	GMS PAS	酵母，窄颈单芽孢，$2 \sim 4\ \mu m$
马尔尼菲青霉菌病	双相型真菌，分裂繁殖	单发或多发性脓肿，肉芽肿形成，孢子位于细胞内	GMS PAS	酵母，大小 $3 \sim 5\ \mu m$，腊肠状细胞，有横隔，假荚膜
放线菌病	细菌型（类真菌）	化脓性肉芽肿，化脓灶中心有硫磺颗粒，由密集的菌丝形成	革兰染色 抗酸染色	类真菌，直径 $1\ \mu m$，细丝状，不规则分支，形成颗粒，$0.3 \sim 3\ \mu m$，有菌鞘

六、肺尖端赛多孢子菌病

1. 定义

肺尖端赛多孢子菌病是由赛多孢子菌属引起的一系列疾病在肺部的表现。引起人类感染的赛多孢子菌主要是尖端赛多孢子菌（有性期为波氏假阿利什霉）和多育赛多孢子菌。

2. 临床特征

首次发现赛多孢子菌引起人类疾病是在 1889 年由波氏假阿利什霉引起的耳炎。1982年，人们发现首例由溺水引起的赛多孢子菌感染，并发现该菌具有亲神经性。在过去的 20年中，至少有 23 例溺水吸入污水后引起假阿利什霉感染的报道。院内感染也是主要因素之一，平均确诊时间为感染后 1 个月，死亡率高达 70%。

3. 发病机制

尖端赛多孢子菌广泛分布于各种自然材料中，如沼泽、湿地、污水、腐物、咸水等。尖端赛多孢子菌感染多发生于艾滋病（AIDS）、器官移植、淋巴瘤、白血病、长期应用糖皮质激素或免疫抑制剂等免疫功能缺陷患者，也可发生于免疫功能正常者，如外伤、污水淹溺、HELLP 综合征等。近来，慢性阻塞性肺疾病和间质性肺疾病长期应用糖皮质激素患者感染尖端赛多孢子菌的报道增多。尖端赛多孢子菌可在引流不畅的支气管、鼻旁窦等空腔内定植，而不引起播散性感染，当免疫功能严重受损时，定植的真菌即可引起致命性的侵袭性真菌感染。免疫功能缺陷和基础肺疾病患者可因下呼吸道的巨噬细胞、黏液纤毛细胞清除功能下降，而使吸入的尖端赛多孢子菌的分生孢子在下呼吸道不易及时清除而大量增殖，产生新的菌丝和孢子，形成真菌球，大量孢子入血可形成播散性感染。

4. 病理变化

肺组织的病理改变以化脓性炎症为主，大量中性粒细胞渗出，在脓肿中可见赛多孢子菌型为有隔无色圆柱形菌丝（图 6-8A），尖端赛多孢子菌菌丝透明、较粗、分隔，其分支不甚规则（图 6-8B），分生孢子梗可长可短，分生孢子卵圆形，其上形成产孢细胞。产孢细胞有环痕，可产生卵圆形、棕色分生孢子。单生的环痕分生孢子是赛多孢子菌型的典型特征，PAS、六胺银染色可见菌丝及孢子（图 6-8）。

5. 鉴别诊断

肺尖端赛多孢子菌病需要与肺曲霉菌病进行鉴别，曲霉菌在组织病理切片中表现为规则的 45°角分支，有分隔，孢子是圆形。而赛多孢子菌的分支不甚规则，单个着生于分生孢子梗顶端，环痕产孢，有时可以产生数个孢子，分生孢子卵圆形或梨形。实验室检查 G 试验阳性，GM 阴性。

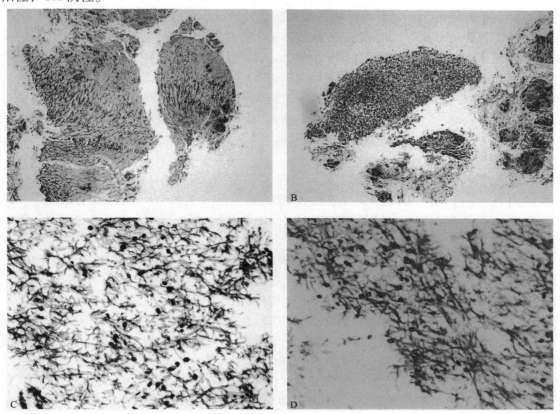

图 6-8 肺尖端赛多孢子菌病

在脓肿组织旁可见大量真菌团（A）；高倍镜下可见真菌菌丝有分支，不规则（B）；六胺银染色（C）和 PAS 染色（D）可分别显示黑色和红色的菌丝及孢子，分生孢子梗可长可短，分生孢子卵圆形，其上形成产孢细胞；产孢细胞有环痕

七、肺荚膜组织胞浆菌病

1. 定义

组织胞浆菌病是由荚膜组织胞浆菌引起的深部真菌感染性疾病，通常侵犯肺及单核吞噬系统。

2. 临床特征

组织胞浆菌病于 1905 年在巴拿马发现，1934 年 De Monbreun 取患者标本培养证实组织胞浆菌是一种双相型真菌。本病遍及全球，主要流行于美洲、非洲、亚洲等地区，欧洲少见。我国首例组织胞浆菌于 1958 年在广州报道，随后陆续有散发病例报道，其中以四川、云南、湖北地区报道较多，北方报道较少。本病任何年龄均可受累，婴幼儿和老年人多见，男性多于女性，静脉吸毒和免疫功能缺陷者是本病的高发人群。据文献报道，播散型组织胞浆菌病未经治疗者病死率高达 80% 以上。临床上组织胞浆菌分为 3 型：急性原发型、进行性播散型、慢性空洞型。儿童感染易发展为急性暴发性系统感染，预后凶险。

3. 发病机制

组织胞浆菌病的传染源是鸽子、蝙蝠、鸡、狗、猪、老鼠等动物，病原体可通过其排泄物和皮毛污染环境传播。主要经呼吸道吸入感染，侵犯单核巨噬细胞系统及肺、肾上腺、骨、皮肤、胃肠道等脏器。也可通过皮肤或黏膜传播。吸入的小分生孢子多数被机体非特异防御机制消灭，到达肺泡者增殖并转化为酵母。后者吸引中性粒细胞、巨噬细胞、淋巴细胞和自然杀伤细胞到感染部位，巨噬细胞可吞噬但不能杀灭酵母。相反，酵母可在其中生长、繁殖。在形成细胞介导的免疫反应之前，组织胞浆菌可由巨噬细胞携带向远处播散。免疫功能正常能够有效地控制感染，但在免疫功能低下、有基础疾病或者使用免疫抑制剂的患者中易形成播散，甚至出现急性暴发性系统性感染。

4. 病理变化

大体上组织胞浆菌病在急性感染期可表现为黄白色实性肿块，伴有或不伴有干酪样坏死。局灶性纤维干酪性肉芽肿表现为实性较硬的结节。慢性组织胞浆菌病显示融合病变和纤维化、钙化、干酪样坏死和空洞形成。播散性组织胞浆菌病病变弥漫，仅少数病例显示微小粟粒状结节。

显微镜下组织胞浆菌孢子直径为 2 ~ 5 μm，大小较一致，呈圆形或卵圆形（图 6-9A），其边缘未染色的空晕形似荚膜，是由于在染色过程中其细胞壁皱缩而形成，实际并无荚膜，孢子内无横隔。急性组织胞浆菌病常常引起上皮样肉芽肿性改变，可见多核巨细胞反应，形态类似于结核性肉芽肿。慢性组织胞浆菌感染常常会在病变中心形成干酪样坏死，周围有纤维素样物包绕。播散型组织胞浆菌病主要发生于免疫缺陷患者，一般不形成肉芽肿和组织细胞聚集。组织胞浆菌孢子主要位于泡沫样组织细胞的胞质中（图 6-9C），部分可位于细胞外。特殊染色：PAS 染色显示菌体的菌壁呈红色环状（图 6-9B），PAM 染色则菌壁呈棕黑色。六胺银染色能更清楚地显示细胞内菌体球形至卵圆形，菌体具有暗染圆点的特点（图 6-9D）。黏液卡红染色阴性。直接免疫荧光染色的组织切片能够帮助确诊。

骨髓活检：为增生性贫血骨髓象，粒细胞系增多以中幼中性粒细胞增多为主，骨髓片中发现巨噬细胞内有大小较一致的圆形或卵圆形芽生孢子，直径为 2 ~ 4 mm，孢子内胞质多呈半月形并集中于孢子一端，其边缘有未染色区域似荚膜。

超微结构：低倍镜下，组织细胞胞质内充满组织胞浆菌的孢子，为圆形结构，直径 2 ~ 5 μm；高倍镜下，孢子外侧有纤细、放射状排列的糖萼结构，外层为电子密度较低、分层的荚膜，中央为高电子密度的核心，呈环状排列或块状分布，其电子密度与组织细胞的细胞核染色质相似。

5. 鉴别诊断

（1）念珠菌病：往往为化脓性病变，在炎症灶内可见 2 ~ 6 μm 大小卵圆形或球形的菌体，呈出芽或串珠样排列形成假菌丝。特殊染色：革兰染色、六胺银染色、PAS 染色阳性。

（2）肺孢子菌病：肺孢子菌病在 HE 染色可见肺泡腔内有泡沫状和棉絮状伊红染的渗出物，而 HE 染色不易见到孢子菌。在吉姆萨染色中容易见到囊内小体，孢子菌大小为 4 ~ 6 μm，六胺银染色呈棕黑色囊性、新月形或球形，菌体周围可见透明空隙，囊壁厚，囊内可见 1 ~ 2 μm 大小的滋养体，而在 Gomori 银染中不易见到。六胺银可见黑色孢子菌，如新月形、足球形或头盔样，囊壁厚。

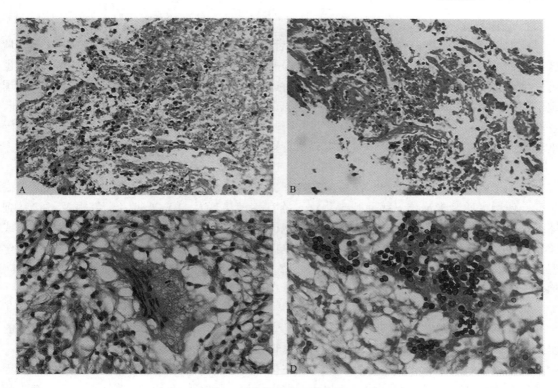

图6-9 肺荚膜组织胞浆菌病

在坏死组织中可见圆形及卵圆形孢子（A）；PAS 染色显示菌体的菌壁呈红色环状（B）；在多核巨细胞及周围的组织细胞质中见淡染泡沫状的圆形影（C）；六胺银染色阳性，见分支状的芽孢与母体相连的地方变细（D）

（3）马尔尼菲青霉菌病：与组织胞浆菌形态有些相似，为双相型真菌，培养时在不同的温控下既可以形成菌丝象又可形成酵母象。但是马尔尼菲青霉菌在培养时2天就能产生绒状的菌丝相菌落并有青霉特异帚状枝和马尔尼菲青霉特征性的酒红色素溶解于培养基中。同时两者的繁殖方式不同，马尔尼菲青霉菌为分裂繁殖，分裂前菌体变长，两端钝圆，有腊肠状细胞及桑葚状细胞团，菌体中部可有分隔，横径与长径比为 1 :（3～4）；组织胞浆菌为芽殖生长方式，在菌体一端形成一个逐渐膨大的芽孢，与母体相接处狭窄似瓶颈，芽孢与母体分离前无胞壁分隔。

（4）利什曼原虫病：利什曼原虫无鞭毛，体为圆形、椭圆形，无荚膜，油镜下核前方或对侧可见紫红色动基体（Leishman-Donovan 小体），胞质 PAS 染色阴性，动基体阴性。

（5）弓形虫病：增殖型弓形虫大小为 3～6 μm，HE 染色切片上呈弓形或香蕉形，核位于虫体中央或稍偏向一侧，与虫体两侧紧密连接，部分位于胞质中的虫体可成簇状、花瓣状或蜂窝状排列。

八、肺球孢子菌病

1. 定义

肺球孢子菌病是由粗球孢子菌感染所引起的一种肺部真菌病。球孢子菌病有 3 种临床类型：原发性球孢子菌病、持续性原发性球孢子菌病及播散性球孢子菌病。

2. 临床特征

球孢子菌病 1892 年首次在阿根廷发现，后主要流行于美国西南部地区、墨西哥部分地区以及中美洲和南美洲。因本病常发生于美国的圣华金山谷且伴有发热，故又称山谷热；也可发生于沙漠地带，又称沙漠风湿。由于旅游造成人口的流动，有时在非流行区也可出现球孢子菌病。原发性肺孢子菌病主要分布于美国的西南部、墨西哥、中美洲及南美洲，欧洲、亚洲和非洲也有个案报道。发病以青壮年和野外工作者居多，男性多于女性，近年来老年感染者明显增加，人与人之间可通过器官移植直接传播。

3. 发病机制

球孢子菌病是双相粗球孢子菌引起的肺部真菌病。其易患因素为高龄、在流行区居住或旅行、使用皮质激素治疗，恶性肿瘤化疗、器官移植患者及 HIV 携带者，妊娠及可接触到球孢子菌污染物的职业都可感染本病。粗球孢子菌属双相型，该菌在室温下或自然界则形成丝状分隔菌丝体，产生关节孢子，称关节菌丝型。关节孢子极具高传染性，称为关节菌丝型；在人及动物组织内则形成厚壁球形，直径为 20~80 μm（少数可达 200 μm）的小球体，称孢子囊，产生内生孢子，称为孢子型；两者在一定条件下可互相转化。

4. 病理变化

大体上病变通常在胸膜下，多数局限在上肺叶，呈结节状，结节直径为 0.5~3.5 cm，实性，25% 可形成空洞，50% 病例病变与支气管相通。

显微镜下表现为坏死性肉芽肿性炎症。在孢子发育和形成内孢子的过程中，组织反应逐渐由急性化脓性炎症过渡到慢性肉芽肿和干酪样坏死，伴淋巴细胞、单核细胞、组织细胞和浆细胞浸润。因此，表现为化脓性炎与肉芽肿相互交织过程。肺组织内散在分布大小不等的肉芽肿样结节，直径为 0.1~1.7 cm，形态不规则，与周围肺组织界限尚清，中心呈大片坏死状。坏死组织呈嗜伊红性颗粒或条索状，其内分布大小不等的圆形或卵圆形厚壁球形体状孢子菌，直径为 4~60 μm，双层厚壁，呈强嗜碱性，多数中央空淡，呈"环状"（图6-10A），少数周围围绕一圈厚 2~7 μm 的嗜酸性放射状条纹，类似于卵子的"放射冠"。坏死周边上皮样细胞呈多边形或不规则形，胞质淡粉色，部分胞质内可见吞噬有孢子。核呈卵圆形，多偏位，染色质呈细颗粒状，有时可见一个小核仁。部分区细胞核呈棒状，排列有极向。部分上皮样细胞融合成多核巨细胞，核从数个至 20 个之多，胞质内可见吞噬坏死物或孢子。结节最边缘可见纤维组织增生，部分区散在淋巴细胞、浆细胞和少量的中性粒细胞浸润。特殊染色：PAS 显示内生孢子或空的细胞壁（图6-10B），但成熟球体细胞壁 PAS 阴性；六胺银阳性，可见内生孢子（图6-10C）。

5. 鉴别诊断

需要与肺隐球菌病进行鉴别。隐球菌直径为 4~7 μm，圆形，大小不一，HE 染色淡染，薄壁，菌体外有透明区。黏液卡红阳性，病灶周围常常以淋巴细胞浸润为主。而球孢子菌体积大，直径是隐球菌的 10 倍以上，通常不能被巨噬细胞完全吞噬。呈球形，壁厚，中心有嗜碱性内生孢子，黏液卡红阳性，常有嗜酸性粒细胞浸润。

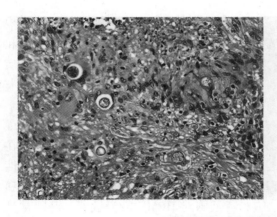
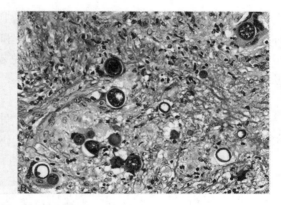
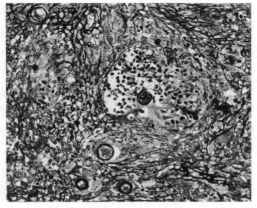

图 6-10 肺球孢子菌病

肉芽肿中可见球形孢子菌体，圆形或卵圆形，双层环状厚壁，呈强嗜碱性，中央空淡（A）；PAS 染色（B）和六胺银染色（C）显示内生孢子或空的细胞壁

（张彩丽）

第三节　病毒性肺炎

一、巨细胞病毒性肺炎

1. 定义

巨细胞病毒性肺炎是由巨细胞病毒（CMV）感染引起的肺炎，CMV 是以受感染细胞形成巨大的似"猫头鹰眼样"嗜酸性核内及胞质内包涵体为特征的病毒，常常侵犯肺组织，引起巨细胞病毒性肺炎。

2. 临床特征

CMV 在人群中感染相当普遍，健康成人的血清 CMV IgG 抗体阳性率可达 50% 以上，但大多呈无症状的隐性感染。初次感染后可终身携带。在婴儿期和有免疫抑制的个体可引起严重疾病。婴幼儿期、青春期和育龄期是 CMV 感染的 3 个高峰期。从流行病学调查情况看，感染率随年龄增加而升高。美国的一项资料显示，4 岁以前的感染率为 10%，青年时期为

53%，成年人（>35岁）以后则高达80%以上。我国调查的结果显示感染率较高，至10岁时已达80%。CMV多发生在免疫功能低下者和婴儿，近年来随着骨髓和器官移植的开展和艾滋病（AIDS）患者的不断增多，当机体免疫力低下时，CMV可被激活从而导致严重疾患，一旦出现重症CMP，则死亡率大于65%。

3. 发病机制

CMV归属于人疱疹病毒科β亚科，具有明显的宿主种属特异性，是人疱疹病毒科中最大、结构也最复杂的病毒。人是人类CMV（HCMV）的唯一宿主。巨细胞病毒可广泛存在于受感染患者全身各器官及组织内，感染可直接导致受染宿主细胞损伤；HCMV的细胞嗜性广泛，上皮细胞、内皮细胞、成纤维细胞是主要靶细胞。HCMV的组织嗜性与宿主的年龄和免疫状况密切相关。在胎儿和新生儿期，神经细胞和唾液腺对HCMV最为敏感，肝脾常受累。在免疫正常的年长儿和成人，病毒感染多局限于唾液腺和肾脏；在免疫抑制个体，肺部最常被侵及，常造成全身性感染。

此外还可能通过免疫病理机制产生致病效应，特别是细胞免疫功能下降。CMV感染对胸腺发育及脾细胞、单核吞噬细胞、NK细胞及CTL细胞的功能有显著的影响。CMV感染引起的免疫抑制与病毒在细胞内的复制有关。CMV可以在单核吞噬细胞、T细胞、B细胞及一些尚未确定的单核细胞中复制，其中单核吞噬细胞最易感染CMV，淋巴细胞在免疫反应中具有重要的调节功能和效应功能。CMV感染后，可引起淋巴细胞的多种免疫功能受损。

4. 病理变化

CMV的主要病理表现为弥漫性肺泡损伤及局灶性间质性肺炎。

（1）弥漫性肺泡损伤：CMV仅侵犯成纤维细胞，该细胞为肺泡壁结构的重要组成部分，病毒在其内增殖可导致细胞巨大化和变性，从而使肺泡壁结构的完整性破坏及通透性增加，引起浆液、纤维素、红细胞及巨噬细胞等炎性渗出，肺泡透明膜形成及肺泡内出血。

（2）局灶性间质性肺炎：炎症沿支气管、细支气管壁分布，侵犯小叶间隔及肺泡间隔，导致肺泡间隔增宽，间质血管充血、水肿及淋巴细胞浸润。

CMV感染细胞显著及特征性改变为本病诊断的"金标准"，即出现巨细胞。细胞体积明显增大，胞质及核内可见嗜双色到嗜碱性包涵体。核内包涵体单个较大（可达20 μm），圆形或卵圆形，位于核中央，与周围染色体之间有透明空晕，呈鹰眼样。胞质内包涵体较小，1~3 μm，呈嗜酸性颗粒状。特殊染色：PAS、GMS染色阳性。免疫组织化学：PP65阳性；原位杂交：CMV病毒阳性（图6-11）。电镜：可见核内包涵体由病毒颗粒和致密的网状基质组成，病毒颗粒直径为100~200 nm，具有透明和颗粒状圆形的核心，周围由双层膜包绕。

5. 鉴别诊断

（1）麻疹病毒性肺炎：麻疹病毒引起的巨细胞间质性肺炎可见核内及胞质内包涵体，支气管及肺泡上皮见巨噬细胞变，但主要表现为大的多核巨细胞，而巨细胞病毒性肺炎往往是单核巨细胞，其体积增大。

（2）腺病毒肺炎：可见细胞核内包涵体，有Smudge细胞，可见坏死性细支气管炎。巨细胞病毒一般引起的是间质性肺炎和弥漫性肺泡损伤。

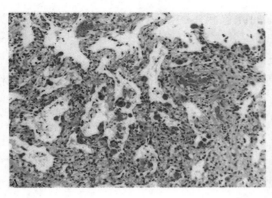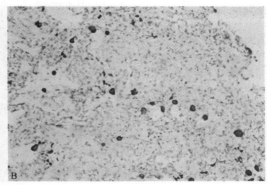

图 6-11　巨细胞病毒性肺炎

肺泡腔内及肺泡壁可见体积大的巨细胞，有核内包涵体，肺泡间隔增宽，散在淋巴细胞浸润（A）；CMV 原位杂交显示巨细胞包涵体阳性（B）

二、腺病毒性肺炎

1. 定义

腺病毒性肺炎是由腺病毒感染引起的肺部炎症，腺病毒广泛存在于人类的上呼吸道及消化系统内。

2. 临床特征

全球腺病毒流行呈模式多样化、流行地区广泛、人群普遍易感的特点。腺病毒流行一年四季均可发生，但以夏季及冬春季多见。腺病毒可通过人、水、媒介物和器械传播，在儿童和军营人员中更易发生感染和大规模流行。在免疫功能低下宿主如艾滋病 AIDS 患者、遗传免疫缺陷患者、骨髓接受者、固体器官和造血干细胞移植者常引起高发病率和死亡率。近年来，免疫功能正常的成年人其呼吸道腺病毒感染的发病有增多趋势，发病率占社区获得性肺炎的 1%～7%。

3. 发病机制

腺病毒是一种可导致人类呼吸系统感染的无外壳的双链 DNA 病毒，直径为 70～90 nm。腺病毒通过呼吸道侵入机体后，引发支气管黏膜、肺泡壁水肿、增厚、管腔狭窄等炎症反应和通换气功能障碍。当炎症进一步加重，支气管黏膜坏死脱落，坏死物阻塞管腔，支气管周围间质内明显水肿，单核细胞及淋巴细胞浸润，加重通换气功能障碍。腺病毒致严重的肺损伤与体内相关炎症介质有关。

4. 病理变化

由于肺水肿致重量增加，支气管内充满黏液样、纤维素样或化脓性渗出物。在致死性病例中，还可出现弥漫性肺实变和斑片状肺出血，有结节性炎症和坏死区。

镜下病理特征为坏死性支气管炎、细支气管炎和间质性肺炎，有特征性包涵体。坏死性支气管炎及细支气管炎可见上皮坏变、脱落，气腔内充满坏死性嗜酸性颗粒样碎片和炎症细胞，细支气管上皮破坏仅保留肌层，导致气道堵塞，继发末端肺泡扩张。支气管壁及细支气管壁血管充血，单核细胞浸润。肺泡腔出血，纤维素、中性粒细胞及单核细胞渗出。肺泡上皮坏死，透明膜形成。

腺病毒感染细支气管上皮和肺泡上皮细胞核内有两种类型的包涵体：第一种是呈均质的

嗜中性或嗜碱性，几乎充满整个细胞核，具有如此包涵体的细胞被称为"smudge 细胞"。smudge 细胞通常体积大、深染，Feulgen 染色阳性。第二种包涵体圆形、嗜酸性，为 Feulgen 染色阴性小体，有一透明的晕与染色质相隔。

电镜下所见包涵体是由六角形微粒组成，平均直径为 60～90 nm，有中心致密的核心和外膜，通常排列成网格样或结晶状。

三、麻疹病毒性肺炎

1. 定义
麻疹病毒性肺炎是由麻疹病毒引起的急性呼吸道传染病，其传染性极强。

2. 临床特征
世界上大部分地区均有此病流行的报道，WHO 估计全球每年有 3 000 万人被感染，并导致 45 万多人死亡，主要发生在 5 岁以下的婴幼儿。以婴幼儿免疫功能低下者为多，多发生于疾病的早期。自从麻疹疫苗被广泛应用以后，儿童麻疹的发病率已大大降低，而成人麻疹的发病率呈明显上升趋势。

3. 发病机制
该病毒属于副黏液病毒科麻疹病毒属。人类是麻疹病毒唯一的宿主，通过飞沫传播。麻疹病毒的 6 种结构性蛋白中最重要的 2 种诱导免疫的蛋白分别是血凝素蛋白和融合蛋白。麻疹病毒感染包括 4 个阶段，即潜伏期、前驱期、出疹期和恢复期。最初潜伏期病毒在上呼吸道上皮复制进而进入附近淋巴结，然后引起第一次病毒血症，此阶段主要累及单核吞噬细胞系统。在单核吞噬细胞系统增殖后引起第二次病毒血症，病毒扩散到全身各个部位，包括淋巴结、皮肤、肾、消化道和肝脏等。前驱期开始于第二次病毒血症后，引起组织上皮坏死和巨细胞形成。由于病毒复制导致细胞间的融合坏死，包括神经细胞、呼吸道上皮细胞等。随着疹出，特异性抗体开始产生，病毒复制减少，症状逐渐减轻。感染可引起特异的细胞和体液免疫反应，感染控制后获得终身免疫。

4. 病理变化
麻疹病毒性肺炎的主要病理表现是引起坏死性细支气管炎，巨细胞间质性肺炎和弥漫性肺泡损伤。细支气管黏膜水肿、充血、坏死可形成溃疡，支气管黏膜可以鳞状化生。Ⅱ型肺泡上皮增生，肺泡腔水肿，淋巴细胞、纤维素渗出及透明膜形成。晚期渗出物可以机化。间质有淋巴细胞浸润。同时，呼吸道和肺泡壁可见巨噬细胞病变，表现为大的多核巨细胞（直径 100 μm）及大而嗜酸性的胞质包涵体，沿肺泡间隔和细支气管壁排列，这是麻疹病毒性肺炎诊断的重要依据。这些细胞可能由细支气管或肺泡上皮细胞融合而成。

四、合胞病毒性肺炎

1. 定义
合胞病毒性肺炎是由呼吸道合胞病毒引起的肺部炎症。呼吸道合胞病毒属副黏液病毒科。由于该病毒在组织培养基上繁殖时能引起明显的细胞融合现象，故命名为呼吸道合胞病毒。

2. 临床特征
合胞病毒分布于世界各地，多数成年人可查到合胞病毒抗体。同时合胞病毒容易感染 2

岁以下婴幼儿、免疫缺陷者及年老体弱者。1 岁以内呼吸道合胞病毒感染占重症肺炎的 60%。呼吸道合胞病毒流行时间有一定的季节性，秋冬及初春季节温度较低，呼吸道合胞病毒传播性增强。

3. 发病机制

合胞病毒为副黏液病毒科肺炎病毒的单负链 RNA 病毒，包膜表面的 G 和 F 蛋白介导病毒入侵气道上皮细胞，引起气道上皮细胞的损伤，可以直接影响气道结构和功能，或者在变应原长期作用下诱导异常免疫反应，进而形成气道炎症及高反应性。

4. 病理变化

主要病理改变是坏死性细支气管炎及间质性肺炎。支气管上皮脱落，坏死碎片及炎症细胞充满整个支气管腔及气道，肺泡腔有水肿液、纤维素和炎症细胞渗出。合胞病毒特征性合胞巨细胞多核，形成嗜伊红染胞质内包涵体，伴有透亮的晕。晚期渗出物可以机化。

五、冠状病毒性肺炎

1. 定义

冠状病毒性肺炎是由 SARS 冠状病毒（SARS-CoV）引起的一种具有明显传染性、可累及多个脏器及系统的特殊肺炎。WHO 将其命名为严重急性呼吸综合征。

2. 临床特征

2002 年秋季我国广东省发生了由新型冠状病毒引起的严重病毒性肺炎，即严重急性呼吸综合征，这种新型的冠状病毒被命名为 SARS 冠状病毒，其中间宿主为果子狸。2003 年 4 月 16 日，WHO 在瑞士正式宣布 SARS 的病原体是一种从未在人体出现过的新型冠状病毒，即冠状病毒的变种，并正式命名为 SARS 病毒。此病毒基因组为单股正链 RNA，与经典冠状病毒相似。本病患者以青壮年为主，主要发病年龄为 20~60 岁，其中 20~29 岁病例所占比例最高，15 岁以下青少年病例所占比例较低，9 岁以下儿童病例所占比例更低。发病无性别显著差异。

3. 发病机制

发病机制还不清楚。现有的资料主要来源于细胞和动物模型上的研究结果，主要包括病毒入侵、体内复制和扩散以及致病过程等环节。SARS 对宿主细胞的侵入，首要因素是 S 蛋白。S 蛋白是病毒通过受体介导的内吞侵入宿主细胞的主要结构蛋白。还有 SARS-CoV 由呼吸道进入人体，在呼吸道黏膜内复制，进一步引起病毒血症。对人体细胞的感染是多器官的，肺部是最常受累的器官。感染后的宿主细胞出现细胞溶解或凋亡，引发一系列的炎症反应，导致多器官损害和免疫功能异常，也是容易继发感染的因素。

4. 病理变化

大体见肺组织明显肿胀，红褐色或黯紫色。切面广泛性实变，可见点片状坏死及出血性梗死灶，切面有黯红色液体溢出。继发感染者可有大小不等的脓肿形成，肺动脉内见血栓形成。部分病例可见肺门淋巴结肿大。

急性期的组织学特征为肺泡腔内大量的水肿液和渗出物，可见有透明膜形成。渗出物中主要是增生和脱落的肺泡上皮，脱落的肺泡上皮细胞体积明显增大。部分细胞相互融合成合体状单核和多核巨细胞。部分肺泡上皮细胞胞质内可见病毒包涵体，包涵体可呈球形，约红细胞大小，嗜酸性染色，周围可见透明晕。肺泡间隔极少淋巴细胞浸润。细支气管黏膜下水肿和炎细胞浸润，上皮脱落或灶性增生，伴行的血管腔内可见较多的嗜中性粒细胞及血栓栓塞。随着病程的延长，肺间质成纤维细胞增生伴纤维化，肺泡腔内炎性渗出物机化。容易继发曲霉菌感染。继发性感染可累及胸膜，引起胸腔积液、胸膜粘连，甚至发生胸膜腔闭塞。

特殊染色：病毒包涵体染色阳性。电镜下见病毒颗粒呈不规则形，直径为 60 ~ 220 nm，有外膜，其表面有梅花形的膜粒，状如日冕，故称为冠状病毒。成熟病毒呈球形、椭圆形，成熟和未成熟的病毒体在大小和形态上有很大差异，可以出现很多怪异的形态，如肾形、鼓槌形、马蹄形等（图6-12）。

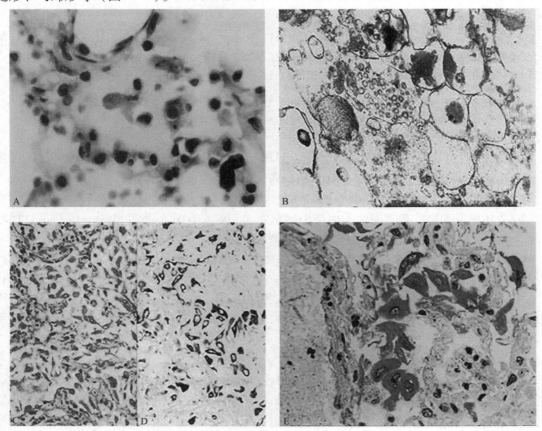

图6-12 冠状病毒肺炎（SARS）

细胞核内病毒包涵体（A）；电镜下见病毒颗粒（B）；肺泡腔内大量脱落和增生的肺泡上皮细胞及渗出的炎细胞（C）；免疫组织化学染色 CK 阳性（D）；碱性磷酸酶（APE）显色呈红色（E）

5. 鉴别诊断

（1）非冠状病毒肺炎：非冠状病毒肺炎表现为间质性肺炎。大体病变常不明显，仅因肺组织充血、水肿而体积轻度增大。镜下主要表现以沿支气管、细支气管壁及其周围和小叶间隔以及肺泡间隔分布的间质性炎症。肺泡间隔增宽，充血、水肿、淋巴细胞浸润，肺泡腔内少有明显的渗出。极少表现为弥漫性肺损伤改变。

（2）支原体肺炎：病变主要发生在肺间质，呈节段性或局灶性分布，黯红色，切面可有少量的红色泡沫状液体溢出。气管或气管腔内也可见黏液性渗出物。镜下见病变区域的肺泡间隔明显增宽，水肿，血管扩张、充血，常有多量的单核细胞和淋巴细胞浸润，也可有少量的浆细胞浸润，肺泡腔内无渗出物或仅有少量混有单核细胞的浆液性渗出液。重症病例，上皮细胞可坏死脱落。

六、禽流感病毒性肺炎

1. 定义

禽流感病毒性肺炎是由某些（株）禽流感病毒引起的人类肺部炎症。所谓人禽流感是人禽流行性感冒的简称，是由甲型流感病毒株的某些亚型引起的急性呼吸道传染病。通常情况下，禽流感病毒并不感染人类，但现已发现高致病性禽流感病毒的一些亚型可感染人类。

2. 临床特征

自从 1997 年在香港发现首例人类感染禽流感后，此病引起全世界各国卫生组织的高度关注。目前发现能感染人的禽流感病毒有 H5N1、H7N7、H7N9 和 H9N2，其中以 H5N1 和 H7N9 毒性最强。由于人类对大多数 H 和 N 亚型没有免疫力，因此禽流感病毒具有启动人类新的流感大流行的潜在威胁。我国目前发生的人禽流感均由 H5N1 亚型所致，这也是目前引起全球患者数量最多、病死率最高的亚型。

禽流感的传染源主要是患禽流感或携带禽流感病毒的鸡、鸭、鹅等家禽，人主要经呼吸道吸入病禽分泌物、排泄物所形成的粉尘致病。此外，食用病禽、结膜感染、直接接触病毒和环境污染也会导致感染。任何年龄均具易感性，且无性别差异，但儿童居多。与不明原因病死家禽或感染、疑似感染禽流感家禽密切接触人员为高危人群。

3. 发病机制

禽流感病毒属于正黏病毒科的 RNA 病毒。形态近似球形，直径为 80～120 nm，病毒外有包膜，包膜内部为螺旋对称的核衣壳。甲型流感病毒的基因组由 8 个片段组成。其中基质蛋白和来自宿主细胞的脂质双层组成了病毒的包膜，膜上覆盖有两种表面糖蛋白：一是植物血凝素（即 H），另一种为神经氨酸酶（即 N）。H 又分为 15 个亚型，N 分为 9 个亚型。

发病机制主要是人感染禽流感后，禽流感病毒首先附着在人体宿主细胞上，病毒表面的血凝素 H 介导病毒粒子与宿主细胞表面糖蛋白受体唾液寡聚糖结合；通过受体介导的内吞作用，禽流感病毒进入宿主细胞，并在宿主细胞中复制基因和病毒蛋白质；禽流感病毒表面的神经氨酸酶 N 可促使新形成的病毒粒子从宿主细胞中释放出来，再感染新的宿主细胞，使得禽流感病毒不断传播。

4. 病理变化

大体见肺瘀血、水肿及实变。肺膜表面光滑，富于液体，切面显示肺组织轻度实变，肺泡腔内渗出较重，晚期肺泡腔实性变，粉色，细腻，似脂肪肝样变。

镜下见急性弥漫性肺泡损伤，表现为肺泡上皮细胞增生，核增大，染色质浓聚，部分肺泡上皮细胞可以看见核异型性及核分裂象。患者肺泡腔内有大量的蛋白性渗出液，可见大量的淋巴细胞、巨噬细胞、红细胞，少量的中性粒细胞及变性坏死脱落的肺泡上皮细胞以及多核或合体样肺泡细胞，并且伴有明显的透明膜形成；肺泡隔没有明显增宽，有部分小血管壁也呈现纤维素性坏死，并且有少量的血栓形成。部分肺泡腔呈代偿性肺气肿改变；部分肺泡塌陷。晚期病变肺泡腔内见渗出物机化，肺泡间隔增宽伴间质纤维组织增生，部分细支气管及肺泡上皮增生及鳞状上皮化生。病毒包涵体染色：少数肺泡上皮细胞质内见到嗜酸性染色球形颗粒。网织纤维染色：患肺坏死区域肺泡壁网织纤维断裂、崩解消失。

电镜：在肺泡Ⅱ型上皮细胞和血管内皮细胞内可见 A 型流行性感冒病毒样颗粒，多呈球形，有囊膜，大小为 80～120 nm，主要以高电子密度核心居中的 C 型病毒颗粒为多见，也可见到低电子密度核心的 A 型病毒颗粒。

5. 鉴别诊断

（1）支原体肺炎：支原体肺炎的病变主要在支气管和细支气管。表现为显著的支气管、细支气管周围及间质中巨噬细胞、淋巴细胞及浆细胞浸润。支气管及细支气管腔内见多量中性粒细胞、黏液、纤维素及脱落上皮细胞。禽流感肺炎病理改变主要在肺泡，有弥漫性肺损伤、透明膜形成。

（2）军团菌肺炎：军团菌肺炎的组织病理学改变呈化脓性炎症改变。肺泡腔内大量纤维素和中性粒细胞渗出，其中炎性渗出物中的中性粒细胞核碎片及细胞溶解为其醒目特点。用革兰染色及银染色显示组织中军团杆菌呈小而多形的短杆状，位于细胞内或散在分布于肺泡腔内。

（张彩丽）

第七章

循环系统疾病

第一节　感染性心内膜炎

感染性心内膜炎（IE）是由病原微生物经血行途径直接侵袭心内膜，特别是心瓣膜而引起的炎症性疾病，常伴有赘生物的形成。常见病原体为链球菌。近年来，由于心脏手术和介入性治疗的开展、抗生素的广泛应用、免疫抑制剂的应用及静脉内药物的滥用等，感染性心内膜炎致病菌的构成比也发生了变化，葡萄球菌（尤其是金黄色葡萄球菌）和肠球菌呈增多趋势。

感染性心内膜炎根据病情和病程，分为急性和亚急性心内膜炎；根据瓣膜类型，分为自体瓣膜和人工瓣膜心内膜炎。

一、病因和发病机制

自体瓣膜感染性心内膜炎的病原体主要为链球菌，而葡萄球菌（尤其是金黄色葡萄球菌）和肠球菌有增多趋势。急性感染性心内膜炎以金黄色葡萄球菌最为多见，少数为肺炎球菌、A 族链球菌、流感杆菌和淋球菌等。亚急性感染性心内膜炎仍以草绿色链球菌最多见，肠球菌次之。人工瓣膜感染性心内膜炎占感染性心内膜炎的 10% ~ 15%，可分早期和晚期两种。早期是因手术期感染经由导管或静脉输液而累及心脏，主要致病菌为表皮葡萄球菌和金黄色葡萄球菌；晚期多由一过性菌血症所致，金黄色葡萄球菌占 50% 以上。另外，有器质性心血管疾病的患者易患感染性心内膜炎，如风湿性心瓣膜病（约 80%）、先天性心脏病（8% ~ 15%）、人工瓣膜置换术及老年性退行性心脏病等。无器质性心血管疾病患者发病仅占 2% ~ 10%。

一般情况下，经不同途径进入血液循环中的致病微生物均可被机体的防御机制所清除。但是，当有心血管器质性病变存在时，血流由正常的层流变成涡流，并从高压腔室分流至低压腔室，形成慢性的压力阶差。形成的涡流有利于病原微生物沉积和生长，受血流冲击处的内膜损伤，胶原暴露，血小板、纤维蛋白、白细胞、红细胞等积聚，将病原微生物覆盖，形成赘生物，微生物在其中生长繁殖成为感染灶，当赘生物破裂时可释放微生物进入血液，引起菌血症；当赘生物的碎片脱落，可致外周血管阻塞，形成转移性感染灶（脓肿）；赘生物通过血小板—纤维素聚集不断增大，可破坏瓣膜致穿孔、破裂、缩短、腱索断裂、心肌脓肿及急性心瓣膜功能不全；反复感染，可激活免疫系统，引起变态反应炎症。

以下主要介绍急性感染性心内膜炎和亚急性感染性心内膜炎。

二、急性感染性心内膜炎

急性感染性心内膜炎或称急性细菌性心内膜炎主要是由于致病力强的化脓菌（如金黄色葡萄球菌、溶血性链球菌和肺炎球菌等）引起。通常病原体是在身体某部位发生感染，如化脓性骨髓炎、痈、产褥热等，当机体抵抗力降低时，细菌入血引起脓毒血症、败血症并侵犯心内膜。主要侵犯二尖瓣和主动脉瓣，引起急性化脓性心瓣膜炎，在受累的心瓣膜上形成赘生物。赘生物主要由脓性渗出物、血栓、坏死组织和大量细菌菌落混合而成。赘生物体积庞大、质地松软、灰黄色或浅绿色，破碎后形成含菌性栓子，可引起心、脑、肾、脾等器官的感染性梗死和脓肿。受累瓣膜可发生破裂、穿孔或腱索断裂，引起急性心瓣膜功能不全。

此病起病急，病程短，病情严重，患者多在数日或数周内死亡。

三、亚急性感染性心内膜炎

亚急性感染性心内膜炎，也称为亚急性细菌性心内膜炎，主要由毒力相对较弱的草绿色链球菌引起（约占75%），肠球菌、革兰阴性杆菌、立克次体、真菌等均可引起此病的发生。这些病原体可自感染灶（扁桃体炎、牙周炎、咽喉炎、骨髓炎等）入血，形成菌血症，再随血流侵入瓣膜。也可因拔牙、心导管及心脏手术等医源性操作致细菌入血侵入瓣膜。

临床上，除有心脏体征外，还有长期发热、点状出血、栓塞症状、脾大及进行性贫血等迁延性败血症表现。病程较长，可迁延数月，甚至1年以上。

1. 心脏

此病最常侵犯二尖瓣和主动脉瓣，病变特点是常在有病变的瓣膜上形成赘生物（图7-1）。赘生物呈息肉状或菜花状，质松脆，易破碎、脱落。受累瓣膜易变形，发生溃疡和穿孔。光镜下，赘生物由血小板、纤维蛋白、细菌菌落、坏死组织、中性粒细胞组成，溃疡底部可见肉芽组织增生、淋巴细胞和单核细胞浸润。

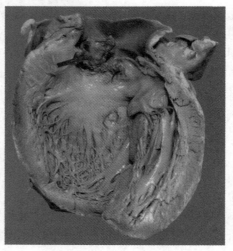

图7-1 细菌性心内膜炎
主动脉瓣上可见体积较大的鸡冠状赘生物

瓣膜损害可致瓣膜口狭窄或关闭不全。临床上，可听到相应的杂音。瓣膜变形严重可出现心力衰竭。

2. 血管

由于细菌毒素和赘生物破裂脱落形成的栓子，引起动脉性栓塞和血管炎。栓塞最多见于脑，其次为肾、脾等。由于栓子不含菌或仅含极少的细菌，细菌毒力弱，常为无菌性梗死。

3. 变态反应

因变态反应和（或）微栓塞的发生可引起局灶性或弥漫性肾小球肾炎。因皮下小动脉炎可致皮肤出现红色、微隆起、有压痛的小结节，称 Osler 小结。

4. 败血症

脱落的赘生物内有细菌，侵入血流，并在血流中繁殖，致患者有长期发热、脾肿大、白细胞增多，皮肤、黏膜和眼底常有小出血点、贫血等表现。

（李金凤）

第二节　心瓣膜病

心瓣膜病或心脏瓣膜病，是指心瓣膜受各种原因损伤后或先天性发育异常所造成的器质性病变，表现为瓣膜口狭窄和（或）关闭不全，最后导致心功能不全，引起全身血液循环障碍，是最常见的慢性心脏病之一。

瓣膜口狭窄的原因是相邻瓣膜互相粘连、瓣膜增厚，其弹性减弱或丧失，瓣膜环硬化和缩窄。瓣膜开放时不能完全张开，导致血流通过障碍。瓣膜关闭不全是由于瓣膜增厚、变硬、卷曲、缩短或瓣膜的破裂和穿孔，也可因腱索增粗、缩短和粘连，使心瓣膜关闭时瓣膜口不能完全闭合，使部分血液发生反流。瓣膜狭窄和关闭不全可单独存在，也可合并存在，后者称为联合瓣膜病。

心瓣膜病主要为二尖瓣受累，约占70%，二尖瓣合并主动脉瓣病变者为20%～30%，单纯主动脉瓣病变者为2%～5%，三尖瓣和肺动脉瓣病变者少见。心瓣膜病可引起血流动力学的变化，失代偿时出现心功能不全，并发全身血液循环障碍。

一、二尖瓣狭窄

二尖瓣狭窄（MS）主要的病因是风湿热，多由上呼吸道反复链球菌感染致风湿性心内膜炎反复发作所致。少数由感染性心内膜炎引起。多见于20～40岁的青壮年，女性好发（占70%）。正常二尖瓣口面积为5 cm^2，可通过两个手指，因瓣膜病变，瓣膜口狭窄可缩小到1.0～2.0 cm^2，严重时可达0.5 cm^2。病变早期瓣膜轻度增厚，呈隔膜状；后期瓣叶增厚、硬化，腱索缩短，使瓣膜呈鱼口状（图7-2）。腱索及乳头肌明显粘连短缩，常合并关闭不全。MS 的标志性病变是相邻瓣叶粘连。单纯性 MS 不累及左心室。

血流动力学及心脏变化：早期由于二尖瓣口狭窄，心脏舒张期从左心房流入左心室的血流受阻，左心房代偿性扩张肥大，使血液在加压情况下快速通过狭窄口，并引起旋涡与震动，产生心尖区舒张期隆隆样杂音。后期左心房代偿失调，左心房内血液淤积，肺静脉回流受阻，引起肺瘀血、肺水肿或漏出性出血。临床出现呼吸困难、发绀、咳嗽和咳出带血的泡沫状痰等左心衰竭症状。当肺静脉压升高（＞25 mmHg）时，通过神经反射引起肺内小动脉收缩或痉挛，使肺动脉压升高。长期肺动脉高压，可导致右心室代偿性肥大，继而失代偿，右心室扩张，三尖瓣因相对关闭不全，最终引起右心房瘀血及体循环静脉瘀血。

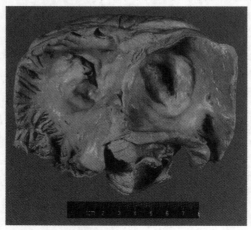

图7-2　心瓣膜病
二尖瓣呈鱼口状狭窄

　　临床表现为颈静脉怒张，肝瘀血肿大，下肢水肿及浆膜腔积液等心力衰竭症状。听诊心尖区可闻及舒张期隆隆样杂音。X线显示，左心房增大，晚期左心室缩小，呈"梨形心"。

二、二尖瓣关闭不全

　　二尖瓣是由正常功能的瓣叶、瓣膜联合部、瓣环、乳头肌、腱索及LV（左心室）所构成的复杂结构，其正常组成中的一个或多个组分不良均可导致二尖瓣关闭不全。此病多为风湿性心内膜炎的后果，也可由亚急性细菌性心内膜炎等引起。另外，二尖瓣脱垂、瓣环钙化、先天性病变以及腱索异常、乳头肌功能障碍等也可导致此病的发生。

　　血流动力学及心脏变化：二尖瓣关闭不全，在左心收缩期，左心室部分血液通过未关闭全的瓣膜口反流到左心房内，并在局部引起旋涡与震动，产生心尖区全收缩期吹风样杂音。左心房既接受肺静脉的血液，又接受左心室反流的血液，致左心房血容量较正常增多，久之出现左心房代偿性肥大，继而左心房、左心室容积性负荷增加，使左心室代偿性肥大。当左心失代偿后，依次又引起肺瘀血、肺动脉高压、右心室和右心房代偿性肥大进而右心衰竭和大循环瘀血。X线显示，左心室肥大，呈"球形心"。二尖瓣狭窄和关闭不全常合并发生。

三、主动脉瓣狭窄

　　主动脉瓣狭窄主要由风湿性主动脉炎引起，少数由先天性发育异常，动脉粥样硬化引起瓣膜钙化所致。因瓣膜间发生粘连、增厚、变硬，并发生钙化致瓣膜口狭窄。

　　血流动力学及心脏变化：主动脉瓣狭窄后，左心室血液排出受阻，左心室发生代偿性肥大，室壁增厚，向心性肥大。后期左心代偿性失调，出现左心衰竭，进而引起肺瘀血、右心衰竭和大循环瘀血。听诊主动脉瓣区可闻及粗糙、喷射性收缩期杂音。X线显示，心脏呈"靴形"，患者出现心绞痛、脉压减小等症状。

四、主动脉瓣关闭不全

主动脉瓣关闭不全主要由风湿性主动脉炎引起，也可由感染性心内膜炎、主动脉粥样硬化、梅毒性主动脉炎引起。另外，类风湿性主动脉炎及马方综合征也可使主动脉环扩大而造成主动脉关闭不全。

血流动力学及心脏变化：在舒张期，因主动脉瓣关闭不全，主动脉部分血液反流至左心室，使左心室血容量增加，发生代偿性肥大。久而久之，相继发生左心衰竭、肺瘀血、肺动脉高压，进而引起右心肥大，大循环瘀血。主动脉瓣区听诊可闻及舒张期吹风样杂音。患者可出现颈动脉搏动、水冲脉、血管枪击音及毛细血管搏动现象。

（李金凤）

第三节　心肌病

心肌病是指除冠心病、高血压性心脏病、心脏瓣膜病、先天性心脏病和肺源性心脏病等以外的以心肌结构和功能异常为主要表现的一组疾病。目前，对心肌病的病因和发病机制逐步有所了解，其分类是以病理生理学、病因学、病原学和发病因素为基础进行的，包括扩张型心肌病、肥厚型心肌病、限制型心肌病、致心律失常性右室心肌病、未分类的心肌病及特异性心肌病，同时，将我国地方性心肌病——克山病列入特异性心肌病之中。

一、扩张型心肌病

扩张型心肌病（DCM）也称充血性心肌病（CCM），是一类既有遗传因素又有非遗传因素的复合性心肌病，以左心室、右心室或双心室腔扩大，收缩功能障碍等为特征。我国DCM 发病率约 19/10 万，近年呈上升趋势，男性多于女性，以 20~50 岁多见。

（一）病因和发病机制

按病因可分为特发性、家族遗传性、获得性和继发性 DCM 等。免疫介导的心肌损害可能是重要的病因。抗心肌抗体，如抗腺嘌呤核苷易位酶（ANT）抗体、抗 β_1 受体抗体、抗肌球蛋白重链（MHC）抗体和抗胆碱 2（M2）受体抗体等被公认是 DCM 的免疫标记物。

（二）病理变化

DCM 主要表现为心脏扩大，并有一定程度的心肌肥厚。肉眼观，心脏重量增加，可达 500~800 g 或更重（男性 >350 g，女性 >300 g）。两侧心腔明显扩张，心室壁略厚或正常（离心性肥大），心尖部室壁常呈钝圆形（图 7-3）。二尖瓣和三尖瓣可因心室扩张致关闭不全。心内膜增厚，常见附壁血栓。光镜下，心肌细胞不均匀性肥大、伸长，细胞核大，浓染，核型不整。肥大和萎缩心肌细胞交错排列。心肌细胞常发生空泡变、小灶性肌溶解，心肌间质纤维化和微小坏死灶或瘢痕灶。

临床上，主要表现为心力衰竭的症状和体征。ECG 显示，心肌劳损和心律失常，部分患者可发生猝死。

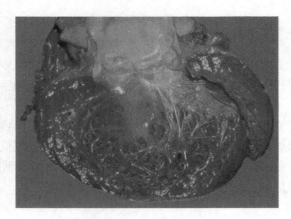

图 7-3 扩张型心肌病
左心室明显扩张，肉柱和乳头肌变扁平

二、肥厚型心肌病

肥厚型心肌病（HCM）是以左心室和（或）右心室肥厚、心室腔变小、左心室充盈受阻和舒张期顺应性下降为特征的心肌病。我国患病率为 180/10 万，20～50 岁多见，是青年猝死的常见原因之一。

（一）病因和发病机制

该病属遗传疾病，50% 患者有家族史，为常染色体显性遗传，由编码心肌的肌节蛋白基因突变所致。部分患者由代谢性或浸润性疾病所引起。内分泌紊乱，尤其是儿茶酚胺分泌增多、原癌基因表达异常和钙调节异常，是 HCM 的促进因子。

肥厚型心肌病室间隔非对称性肥厚，心室腔及左室流出道狭窄。

（二）病理变化

HCM 特征性的变化是非对称性室间隔肥厚，也可见均匀肥厚型、心尖肥厚型和左心室前壁肥厚型等。肉眼观，心脏增大、重量增加，成人心脏多重达 500 g 以上，两侧心室壁肥厚，室间隔厚度大于左心室壁的游离侧，二者之比 >1.3（正常为 0.95）（图 7-4）。乳头肌肥大，心室腔狭窄，左室尤其显著。由于收缩期二尖瓣向前移动与室间隔左侧心内膜接触，可引起二尖瓣增厚和主动脉瓣下的心内膜局限性增厚。光镜下，心肌细胞弥漫性肥大，核大、畸形、深染，明显的心肌纤维走行紊乱。电镜下，肌原纤维排列方向紊乱，肌丝交织或重叠状排列，Z 带不规则，并可见巨大线粒体。

临床上，心排出量下降，肺动脉高压可致呼吸困难，附壁血栓脱落可引起栓塞。

三、限制型心肌病

限制型心肌病（RCM）以单侧或双侧心室充盈受限和舒张期容量减少为特征。收缩功能和室壁厚度正常或接近正常，间质纤维组织增生。热带地区多发，我国仅有散发病例，多数患者年龄在 15～50 岁。

（一）病因和发病机制

RCM 的病因目前仍未阐明，可能与非化脓性炎症、体液免疫反应异常、过敏反应和营养代谢不良等有关。最近报道本病可呈家族性发病。

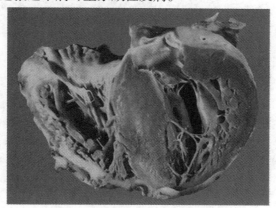

图7-4　肥厚型心肌病
室间隔非对称性肥厚，心室腔及左室流出道狭窄

（二）病理变化

肉眼观，心腔狭窄，心内膜及心内膜下纤维性增厚可达 2～3 mm，呈灰白色，以心尖部为重，向上蔓延，累及三尖瓣或二尖瓣（可引起关闭不全）。光镜下，心内膜纤维化，可发生玻璃样变和钙化，伴有附壁血栓形成。心内膜下心肌常见萎缩和变性改变，也称心内膜心肌纤维化。

临床上，主要表现为心力衰竭和栓塞，少数可发生猝死。

四、致心律失常性右室心肌病

致心律失常性右室心肌病（ARVC）又称右室心肌病，是指右心室心肌被纤维脂肪组织进行性替代的心肌病。早期呈区域性，晚期累及整个右心室，或向左心室和心房蔓延。多见于中青年，男性多发。

（一）病因和发病机制

家族性发病多见，占30%～50%，多为常染色体显性遗传，已经证实7种基因突变与致心律失常性右室心肌病相关。另外，约2/3患者的心肌可见散在或弥漫性的炎细胞浸润，炎症反应也在 ARVC 发病中起到重要作用。

（二）病理变化

主要病理变化是右室局部或全部心肌为脂肪组织或纤维脂肪组织替代，主要累及流出道、心尖或前下壁，心肌组织可见散在或弥漫性的淋巴细胞浸润（图7-5）。病变区域的心室壁变薄，可伴瘤样扩张。

临床上，主要表现为右心室进行性扩大、难治性右心衰竭和（或）室性心动过速。

五、特异性心肌病

特异性心肌病（SCM）也称继发性心肌病，多数 SCM 伴心室扩大和各种类型的心律失常，临床表现类似 DCM。

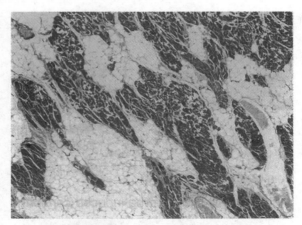

图 7-5　致心律失常性右室心肌病
右心室局部被脂肪组织所替代

（一）克山病（KD）

是一种地方性心肌病。1935 年首先在黑龙江省克山县发现，因此被命名为克山病。本病主要流行在我国东北、西北、华北和西南一带山区和丘陵地带。多数研究结果提出，KD 可能是由于缺乏硒等某些微量元素和营养物质，干扰和破坏了心肌代谢而引起心肌细胞的损伤，伴有急、慢性充血性心力衰竭和心律失常。

KD 的病变主要表现是心肌严重的变性、坏死和瘢痕形成。肉眼观，心脏不同程度增大，重量增加。两侧心腔扩大，心室壁变薄，尤以心尖部为重，心脏呈球形（图 7-6）。切面，心室壁可见散在分布瘢痕灶，部分病例（尸检）在心室肉柱间或左、右心耳内可见附壁血栓形成。光镜下，心肌细胞有不同程度的颗粒变性、空泡变性和脂肪变性，坏死灶凝固状或液化性肌溶解，心肌细胞核消失，肌原纤维崩解，残留心肌细胞膜空架（图 7-7）。慢性病例以瘢痕为主。电镜下，Ⅰ带致密重叠，肌节凝聚，钙盐沉积在变性的线粒体内，致线粒体肿胀，嵴消失。

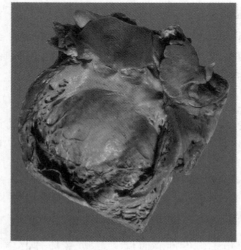

图 7-6　克山病
左心室明显扩张，室壁变薄

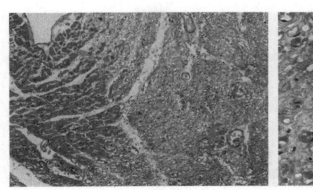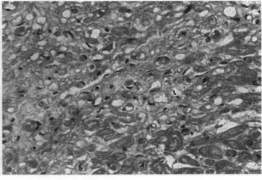

图7-7 克山病（低倍和高倍）
心肌纤维溶解、坏死，残留心肌细胞膜

（二）酒精性心肌病

是因长期过量饮酒后出现的以心脏肥大、心力衰竭为特点的心脏病。可出现高血压、心血管意外、心律失常和猝死。多见于 30～55 岁男性，有 10 年以上大量饮酒史。病理变化与 DCM 相似，但与 DCM 相比，若能够早期发现，及早戒酒，可逆转或终止左心室功能减退。临床表现为心脏扩大，窦性心动过速，舒张期血压增高，脉压减小，常有室性或房性奔马律。

（三）围生期心肌病

是指在妊娠末期或产后 5 个月内首次发生的，以累及心肌为主的一种心肌病，曾称为产后心肌病。病因未明，可能与病毒感染和自身免疫等有关。病理变化与 DCM 相似。临床表现为呼吸困难、血痰、肝肿大、水肿等心力衰竭症状。

（四）药物性心肌病

是指接受了某些药物治疗的患者因药物对心肌的毒性作用而引起心肌的损害，产生类似 DCM 和非梗阻性 HCM 的心肌病。最常见的药物是抗肿瘤药物或抗精神病药物等。

（王海伟）

第八章

消化系统疾病

消化系统包括消化管和消化腺。消化管是由口腔、食管、胃、肠及肛门组成的连续的管道系统。消化腺包括涎腺、肝、胰及消化管的黏膜等。消化腺和消化管在神经和内分泌系统的调节下，共同完成食物的消化、吸收及排泄功能，保证人体生命活动的正常运行。同时食物和饮水中的有害物质也可能会造成消化系统的损害，并影响到其他系统。消化系统有许多常见病、多发病。本章仅介绍最常见的胃肠疾病及肝脏疾病。

第一节　胃　炎

胃炎是指各种病因引起的胃黏膜急性和慢性炎症，分为急性胃炎、慢性胃炎和特殊类型胃炎，以下主要介绍前两型。

一、急性胃炎

急性胃炎是由各种病因引起的胃黏膜急性炎症，常由理化因素及微生物感染引起，主要表现为胃黏膜充血、水肿、渗出、糜烂和出血。常见类型有以下4种。

1. 急性刺激性胃炎

又称单纯性胃炎，多因暴饮暴食，食用过热或刺激性食品以及饮用烈性酒所致。胃镜可见黏膜潮红、充血、水肿、黏液附着，或可见糜烂。

2. 急性出血性胃炎

多由服药不当或过度酗酒所致。此外，创伤及手术等引起的应激反应也可诱发。病变可见胃黏膜急性出血合并轻度糜烂，或见多发性应激性浅表溃疡形成。

3. 急性蜂窝织炎性胃炎

较为少见，是由细菌感染引起的胃的化脓性病变，常见致病菌为 α 溶血性链球菌，也可由金黄色葡萄球菌、肺炎球菌、大肠埃希菌等引起。如形成胃脓肿时，易并发胃穿孔合并腹膜炎。

4. 急性腐蚀性胃炎

多由误服强酸、强碱或其他腐蚀性化学剂引起，因剂量及作用时间之长短而病变不同。病变多较严重，胃黏膜常出现坏死、脱落，可累及深层组织甚至穿孔。

二、慢性胃炎

慢性胃炎是由不同原因引起的胃黏膜慢性炎症，发病率高，随年龄的增大而增加。

病因大致分为 4 类：①胃黏膜损伤因子持续存在，如急性胃炎的多次发作、喜烫食或浓碱食、长期酗酒吸烟或滥用水杨酸类药物，尤其是十二指肠液反流等，对胃黏膜屏障的破坏；②幽门螺杆菌（Hp）感染，慢性胃炎 Hp 感染率在 80% 以上；③自身免疫损伤，A 型慢性萎缩性胃炎患者血清中，常能检测出壁细胞抗体和内因子抗体；④年龄因素和胃黏膜营养因子缺乏，慢性胃炎的发病率总是随年龄的增长而增加。

根据病变组织学变化可分为慢性浅表性胃炎、慢性萎缩性胃炎、慢性肥厚性胃炎和疣状胃炎 4 种。

1. 慢性浅表性胃炎

慢性浅表性胃炎是最常见的胃黏膜疾患之一，可累及胃和各部，但以胃窦部最常见。

病理变化：胃镜检查见病变胃黏膜充血、水肿，呈淡红色，有时可伴有点状出血和糜烂，表面可有灰黄色或灰白色黏液性渗出物覆盖。镜下见病变主要位于黏膜浅层即黏膜层上 1/3，呈灶状或弥漫性分布，胃黏膜充血、水肿、表浅上皮坏死脱落，固有层有淋巴细胞和浆细胞浸润。腺体无萎缩性变化。

大多经治疗或合理饮食而痊愈。少数转变为慢性萎缩性胃炎。

2. 慢性萎缩性胃炎

以胃黏膜萎缩变薄，腺体减少或消失并伴有肠腺化生，固有层内大量淋巴细胞浸润为特点。

（1）病因、发病机制及类型：慢性萎缩性胃炎分为 A、B 两型。A 型与自身免疫有关，患者血清中抗壁细胞抗体和抗内因子抗体检查阳性，血清胃泌素水平升高，并伴有恶性贫血，病变主要在胃体和胃底部。B 型胃炎又称为单纯性胃炎，可能与吸烟、酗酒或用药不当有关，或部分由慢性浅表性胃炎迁延发展而来，病变多见于胃窦部，无恶性贫血。我国患者多属于 B 型，少数重症病例与胃癌发生关系较密切。

（2）病理变化。

1）胃镜观：①胃黏膜变薄，皱襞变浅，有的几乎消失；②黏膜下小血管清晰可见，与周围黏膜界限明显；③黏膜由正常的橘红色变为灰白色或灰红色。

2）光镜下观：①在病变胃黏膜固有层内有不同程度的淋巴细胞和浆细胞浸润，病程长者可形成淋巴滤泡；②胃黏膜变薄，腺上皮呈不同程度的变性、萎缩，固有层内腺体减少或消失；③常出现肠上皮化生，在胃体和胃底部腺体的壁细胞和主细胞消失，为类似幽门腺的黏液分泌细胞所取代，称为假幽门腺化生；在幽门窦病变区，胃黏膜表层上皮细胞中出现分泌酸性黏液的杯状细胞、有刷状缘的吸收上皮细胞和潘氏帕内特细胞（潘氏细胞）等，与小肠黏膜相似，称为肠上皮化生（图8-1）。肠上皮化生有杯状细胞和吸收上皮细胞者称为完全化生，只有杯状细胞者为不完全化生。不完全化生中又可根据其黏液组化反应，氧乙酰化唾液酸阳性者为大肠型不完全化生，阴性者则为小肠型不完全化生。目前多数研究者发现不完全性大肠型化生与肠型胃癌的发生关系密切。

（3）临床病理联系：本型胃炎由于胃腺萎缩、壁细胞和主细胞减少或消失，胃液分泌减少，患者出现消化不良、食欲不振、上腹部不适等症状。A 型患者由于壁细胞破坏明显，内因子缺乏，维生素 B_{12} 吸收障碍，故易发生恶性贫血，萎缩性胃炎常伴有不同强度的肠腺化生。在化生过程中，必然伴随局部上皮细胞的不断增生，若出现异常增生，则可能导致癌变。

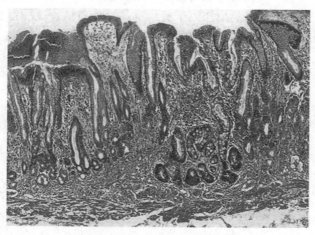

图 8-1 慢性萎缩性胃炎

腺上皮中杂有多量杯状细胞和帕内特细胞（完全型肠上皮化生），固有层内有慢性炎症细胞浸润

3. 慢性肥厚性胃炎

原因尚不明了。病变常发生在胃底及胃体部。胃镜检查见胃皱襞粗大不规则，呈脑回状，腺体增生、肥大，分泌大量胃酸。临床上患者有上腹部烧灼、疼痛及反酸等症状，多数患者因胃酸减少及因含大量蛋白质的胃液丢失而出现消化不良和低蛋白血症。

4. 疣状胃炎

疣状胃炎是指胃黏膜表现有很多结节状、痘疹状突起的一种慢性胃炎，原因不明。病变多见于胃窦部，突起可为圆形、卵圆形或不规则形，直径 0.5～1.0 cm，高约 0.2 cm，中心每有凹陷，形如痘疹。胃手术标本检出率约 7.7%。病理特点是胃黏膜表面出现许多疣状突起。

（王海伟）

第二节　消化性溃疡

消化性溃疡也称溃疡病，是主要与胃液的自我消化作用有关的，病理上以胃或十二指肠黏膜形成慢性溃疡为特征的一种常见病、多发病。临床上，典型病例有周期性发作，有节律性上腹痛，部分病例疼痛不明显、不规则，常表现为上腹胀满、食欲不振、嗳气、反酸等消化不良症状。多见于年龄 20～50 岁的表壮年，男性多于女性。十二指肠溃疡约占 70%，胃溃疡占 25%，复合性溃疡占 5%。

一、病因及发病机制

溃疡病的病因复杂，尚未完全清楚，一般认为与以下因素有关。

1. 胃液的消化作用

多年研究证明，溃疡病的发病是胃和十二指肠局部黏膜组织被胃酸和胃蛋白酶消化的结果。十二指肠溃疡患者的胃酸基础分泌量和最高分泌量均可明显高于正常人。溃疡病多发生于胃和十二指肠，但在某些情况下，也可见于食管下端、胃肠手术吻合处及 Meckel 憩室等部位，而且这些部位发生溃疡时，必然有胃酸侵蚀的先决条件。消化性溃疡从不见于胃酸缺乏的患者，例如恶性贫血患者。这说明胃液对胃壁组织的自我消化是溃疡形成的原因。

2. 黏膜抗消化能力降低

正常胃和十二指肠黏膜通过胃黏膜分泌的黏液（黏液屏障）和黏膜上皮细胞的脂蛋白（黏膜屏障）保护黏膜不被胃液所消化。胃黏膜分泌的黏液形成黏液膜覆盖于黏膜表面，可以避免和减少胃酸和胃黏膜的直接接触，碱性黏液还具有中和胃酸的作用，黏膜上皮细胞膜的脂蛋白可阻止胃酸中氢离子逆向弥散入胃黏膜内。当胃黏液分泌不足或黏膜上皮受损时，胃黏膜的屏障功能减弱，抗消化能力降低，胃液中的氢离子便可以逆向弥散入胃黏膜，损伤黏膜中的毛细血管，促使黏膜中的肥大细胞释放组胺，引起局部血液循环障碍，黏膜组织受损伤。还可触发胆碱能效应，促使胃蛋白酶原分泌，加强胃液的消化作用，导致溃疡形成。胃窦部和十二指肠球部对氢离子的逆向弥散能力最强，故溃疡好发于这些部位。引起黏膜损伤的原因还有某些药物、吸烟、饮酒、胆汁反流及慢性胃炎等。

3. 幽门螺杆菌（Hp）感染

近年来研究发现，Hp 感染与溃疡病发生有一定的关系。Hp 在十二指肠溃疡患者中的检出率为 95% ~ 100%，而在胃溃疡患者中为 70% ~ 85%，且患者血清中抗幽门螺杆菌抗体滴度增高。幽门螺杆菌感染可引起上皮细胞微绒毛减少，细胞间连接丧失，细胞肿胀、变性，从而降低黏膜的防御能力并破坏胃黏膜的防御屏障，促进溃疡病的发生和发展（图 8-2）。

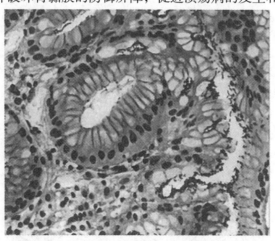

图 8-2 胃黏膜幽门螺杆菌
图中示胃黏膜（胃小凹）表面的小而弯曲的杆状幽门螺杆菌（银染色）

4. 神经、内分泌功能失调

溃疡病患者常有精神过度紧张或忧虑，胃液分泌障碍及迷走神经功能紊乱等现象。精神因素刺激可引起大脑皮层功能失调，从而导致自主神经功能紊乱。迷走神经功能亢进可促使胃酸分泌增多，这与十二指肠溃疡有关；而迷走神经兴奋性降低，胃蠕动减弱，通过胃泌素分泌增加，促使胃酸分泌增加，促进胃溃疡形成。

5. 遗传因素

溃疡病在一些家庭中有高发趋势，血型为 O 型的人发病率高于其他血型 1.5～2 倍，说明本病的发生也可能与遗传因素有关。

6. 其他因素

长期服用非固醇类抗炎药如阿司匹林等，除了直接刺激胃黏膜外还可抑制黏膜前列腺素的合成，影响黏膜血液循环；吸烟也可损害黏膜血液循环；长期精神紧张可使胃酸分泌增多等均有利于溃疡形成，高钙血症能刺激胃泌素产生因而使胃酸分泌增高，这可能是慢性肾功能衰竭和甲状旁腺功能亢进患者易发生十二指肠溃疡的原因。Zollinger-Ellison 综合征患者，由于其胰岛细胞瘤分泌大量胃泌素而使胃酸分泌高达正常的 10～20 倍，并常引起胃十二指肠甚至空肠多发性溃疡等，均表明过度的胃酸分泌在胃、肠黏膜防御屏障不能抵抗时也可形成消化性溃疡。

二、病理变化

胃溃疡病变与十二指肠溃疡病变大致相同，故一并叙述。

1. 肉眼观

胃溃疡多位于胃小弯，愈近幽门处愈多见，后壁多于前壁，尤多见于胃窦部。十二指肠溃疡多位于球部，距幽门 1～2 cm 处，前壁多于后壁。溃疡通常只有一个，有时可有多个，甚至发生复合性溃疡。胃溃疡直径小于 <2.5 cm，十二指肠溃疡直径小于 1 cm。溃疡呈圆形或椭圆形，边缘整齐，状如刀切，黏膜皱襞因受溃疡底瘢痕组织的牵拉而呈放射状，溃疡较深，底部常穿越黏膜下层，深达肌层甚至浆膜层，底部平坦、洁净。由于胃的蠕动，溃疡的贲门侧较深，其边缘耸直为潜掘状，溃疡的幽门侧较浅，为阶梯状，即局部胃壁各层相断为阶梯状显露（图 8-3）。

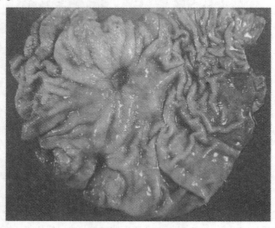

图 8-3　慢性胃溃疡大体标本
胃小弯近幽门部有一直径 1.5 cm 的溃疡，边缘整齐，较深，底部平坦

2. 镜下观

活动性溃疡的溃疡底部，从表面到深部可分为 4 层（图 8-4）。

（1）炎性渗出层：溃疡底表面由渗出的中性粒细胞、纤维素及坏死组织等所形成的少量炎性渗出物覆盖。

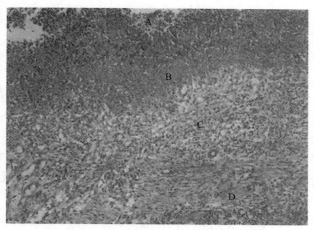

图8-4 慢性胃溃疡镜下观
溃疡深达肌层，溃疡底部由内向外分四层
A. 炎性渗出层；B. 坏死组织层；C. 肉芽组织层；D. 瘢痕组织层

（2）坏死组织层：肉芽组织被胃酸消化坏死所形成，其形态似纤维素样坏死。

（3）肉芽组织层：可见较新鲜的肉芽组织。

（4）瘢痕组织层：最下层由肉芽组织移行为陈旧瘢痕组织。

瘢痕底部小动脉因炎症刺激常有增殖性动脉内膜炎，使小动脉管壁增厚，管腔狭窄或有血栓形成（图8-5A），因而可造成局部血供不足，妨碍组织再生使溃疡不易愈合。但这种变化却可防止溃疡血管破裂、出血。溃疡边缘常可见黏膜肌层和肌层粘连愈合现象，并有慢性炎细胞浸润。溃疡底部的神经节细胞及神经纤维常发生变性、断裂及小球状增生（图8-5B）。这种变化可能是患者发生疼痛的原因之一。

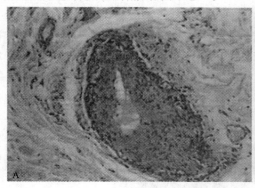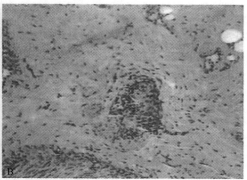

图8-5 慢性胃溃疡瘢痕底部常见的两种结构
A. 增殖性动脉内膜炎；B. 神经纤维断端球状增生

三、临床病理联系

溃疡病患者常出现的周期性上腹部疼痛一方面是由于患者胃液中的胃酸刺激溃疡局部的

神经末梢，另一方面与胃壁平滑肌痉挛也有关系。十二指肠溃疡常出现半夜疼痛发作，这与迷走神经兴奋性增高、刺激胃酸分泌增多有关。反酸、嗳气与胃幽门括约肌痉挛、胃逆蠕动以及早期幽门狭窄、胃内容物排空受阻，滞留在胃内的食物发酵等因素有关。

四、结局及并发症

1. 愈合

溃疡不再发生；渗出物及坏死组织逐渐被吸收、排出，已被破坏的肌层不能再生，底部的肉芽组织增生形成瘢痕组织充填修复。同时周围黏膜上皮再生覆盖溃疡面而愈合。

2. 并发症及其影响

（1）出血：占溃疡病患者的10%~35%。因溃疡底部毛细血管破裂，溃疡面有少量出血。此时患者大便潜血试验常阳性。若溃疡底部大血管破裂，患者出现呕血及柏油样大便，严重者出现出血性休克。

（2）穿孔：约占患者的5%。十二指肠溃疡因肠壁较薄更易发生穿孔。穿孔后由于胃肠内容物漏入腹腔而引起腹膜炎。若穿孔发生在胃后壁，胃肠内容物则漏入小网膜囊（图8-6）。

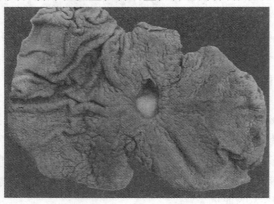

图8-6　消化性溃疡穿孔

（3）幽门狭窄：经久的溃疡易形成大量瘢痕。约3%患者由于瘢痕收缩可引起幽门狭窄（图8-7）。使胃内容通过困难，继发胃扩张，患者出现反复呕吐。严重者可致碱中毒。

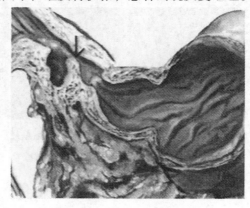

图8-7　消化性溃疡幽门狭窄

（4）癌变：胃溃疡可发生癌变，癌变率在 1% 或以下。十二指肠溃疡几乎不发生癌变。癌变来自溃疡边缘的黏膜上皮或腺体，因不断受到破坏及反复再生，再生过程中在某种致癌因素的作用下，细胞发生癌变。

（李丹阳）

第三节 消化道肿瘤

本节主要介绍食管癌、胃癌、大肠癌及间质瘤的病理改变。

一、食管癌

食管癌是由食管黏膜上皮或腺体发生的恶性肿瘤。食管癌分布于世界各地，但不同国家和不同地区发病情况悬殊。我国是食管癌高发地，国内六大食管癌高发区为：河南林州、太行山区、苏北地区、大别山区、川北地区和闽粤交界（潮汕地区）。男性发病率较高，发病年龄多在 40 岁以上。临床上主要表现为不同程度的吞咽困难。

（一）病因及发病机制

尚未完全明了，一般认为与下列因素有关。

1. 亚硝胺类化合物及饮食习惯

近年来实验研究证明诱发食管癌的亚硝胺类有 20 多种，不对称亚硝胺主要引起食管癌和咽癌。亚硝胺及其前体存在于某些蔬菜和饮水中，也可以在体内或体外形成。在食管癌高发区食品中亚硝胺的含量比低发区高。另外，长期食用过热、过硬、粗糙的饮食，咀嚼槟榔以及吸烟等，刺激和损伤食管黏膜，可能与食管癌发生有关。霉菌与亚硝胺有促癌的协同作用，我国食管癌高发区居民比低发区食用发酵霉变的食物较多。

2. 环境因素

流行病学调查发现高发区土壤中缺钼等微量元素，可使农作物中硝酸盐的含量增高并为合成亚硝胺提供前体。

3. 遗传因素

食管癌常有家族高发现象。有学者在潮汕地区观察到连续三代五人患本病的家庭，提示食管癌发病与遗传有一定的关系。

4. 食管慢性炎症

长期食管慢性炎症与癌变有密切关系。慢性反流性食管炎时食管下段黏膜的鳞状上皮可被胃黏膜柱状上皮所取代，称为 Barrett 食管。该处可发生溃疡，癌变率高，多为腺癌。

（二）病理变化

食管癌好发于 3 个生理性狭窄部，以中段最多见，其次下段，而上段最少。可分为早期癌和中晚期两类。

1. 早期癌

临床无明显症状。病变局限，多为原位癌或黏膜内癌，可侵及黏膜下层，未侵犯肌层，无淋巴结转移。肉眼观，癌变处黏膜轻度糜烂或表面呈颗粒状，微小的斑块或乳头状，X 线钡餐检查仅见管壁轻度局限性僵硬或正常。镜下绝大部分为鳞状细胞癌。

2. 中晚期癌

此期患者已出现临床症状，如吞咽困难等。

肉眼观察形态可分4型（图8-8）。

（1）髓质型：最多见，癌组织在食管壁内浸润性生长累及食管全部或大部分，管壁增厚、管腔变小。切面癌组织质地较软，似脑髓，色灰白。癌组织表面常有溃疡。

（2）蕈伞型：癌呈扁圆形肿块，突向食管腔，表面有浅溃疡，边缘外翻，癌组织仅累及食管壁的一侧，向外浸润较少。

（3）溃疡型：癌组织表面形成较深溃疡，深达肌层，底部凹凸不平，食管腔梗阻较轻。

（4）缩窄型：癌组织内有明显的结缔组织增生并浸润食管全周，引起环形狭窄。上端食管明显扩张。

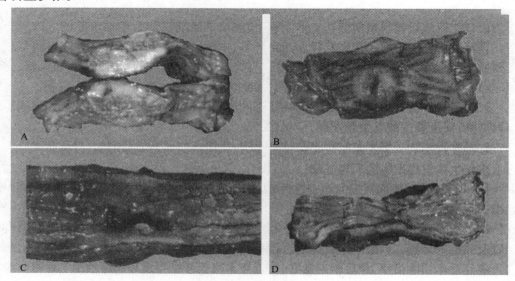

图8-8　食管癌中晚期大体分型
A. 髓质型；B. 蕈伞型；C. 溃疡型；D. 缩窄型

组织学类型，国人90％以上为鳞状细胞癌，腺癌次之。另外可见未分化癌和腺棘皮癌以及小细胞癌等类型。

（三）临床病理联系

早期癌组织无明显浸润，无肿块形成，故症状不明显，部分患者出现：①大口进硬食时有轻微的哽噎感；②吞咽时食管疼痛；③吞咽时胸骨后闷胀隐痛和不适感；④吞咽后食管内异物感等。这些可能是由于食管痉挛或肿瘤浸润黏膜引起的。中晚期由于癌肿不断浸润生长，使管壁狭窄，患者出现吞咽困难、呕吐或胸背疼痛，甚至不能进食，最终导致恶病质使全身衰竭而死亡。食管周围组织受到侵犯可发生大出血、食管-支气管瘘或合并感染。

（四）扩散途径

中晚期癌组织可穿透食管壁后连续不断地向周围组织及器官浸润并可发生转移，转移部位与食管淋巴引流途径一致。依所发生的部位不同，其累及的范围及器官也不同。食管上段癌可侵入喉部、气管和颈前软组织，并常经淋巴转移至颈部和上纵隔淋巴结；中段癌常侵入支气管和肺，并可转移到食管旁或肺门淋巴结；下段癌常累及贲门、膈肌、心包等处，并可转移至食管旁、贲门旁及腹腔上部淋巴结。晚期可发生血行转移，常转移至肝、肺。

二、胃癌

胃癌是由胃黏膜上皮和腺上皮发生的恶性肿瘤，是人类最常见的恶性肿瘤。好发年龄为40～60岁，男性多于女性。好发于胃窦部小弯侧。

（一）病因及发病机制

尚未完全阐明，可能与下述因素有关。

1. 化学物质

（1）亚硝基胍类化合物：其中非挥发性亚硝酸胺类化合物能诱发动物胃癌，具有高度的器官亲和性和特异性。人类可以在体内（主要是在胃内）内源性合成亚硝基化合物。

（2）多环芳烃化合物：冰岛为胃癌高发区，居民有食用熏鱼、熏羊肉的习惯，这些食品中有3，4苯并芘等多环芳烃化合物的污染。

2. 饮食因素

已有较充足的证据说明胃癌与高盐饮食及盐渍食品摄入量多有关，因为由食盐造成胃黏膜损伤使其易感性增加或协同致癌可能为增加胃癌的危险性原因。胃癌发病有一定的地域性高发特点，如日本、中国、冰岛、智利及芬兰等国发病率远较西欧国家和美国高，也与当地饮食习惯有关。含有巯基类的新鲜蔬菜（如大蒜、大葱、韭菜、洋葱和蒜苗等）和水果具有预防胃癌的保护作用并显示剂量效应关系。

3. 幽门螺杆菌（Hp）感染

Hp的感染可增加细胞的增殖活性，其感染率可随胃黏膜病变加重而增高，促进癌变的发生和发展。

4. 慢性胃疾病

慢性萎缩性胃炎、胃息肉、胃溃疡病伴有异型增生，胃黏膜大肠型肠上皮化生是胃癌发生的病理基础。

（二）病理变化

根据胃癌的病变进展程度分为早期胃癌与进展期（中晚期）胃癌两大类。

1. 早期胃癌

是指癌组织浸润限于黏膜层或黏膜下层，无论有无淋巴结转移，但未侵及肌层的胃癌。一般早期胃癌的直径为1～4cm，小于0.5cm者称为微小癌。早期胃癌经手术切除治疗，预后颇为良好。近年来由于纤维胃镜和脱落细胞学检查方法的推广应用，早期胃癌的发现率明显提高。早期胃癌的大体分型为如下3种。

（1）隆起型（Ⅰ型）：肿瘤从黏膜面明显隆起或呈息肉状。此型较少（约5.4%）。

（2）表浅型（Ⅱ型）：肿瘤呈扁平状，隆起不显著。此型又可分为：①表浅隆起型（Ⅱa型）；②表浅平坦型（Ⅱb型）；③表浅凹陷型（Ⅱc型），又名癌性糜烂。

（3）凹陷型（Ⅲ型）：肿瘤形成浅表性溃疡，局限于黏膜下层。也有学者将溃疡周边黏膜的早期癌归于此类。此型多见，约占65.5%。

早期胃癌中，限于黏膜层的癌称为黏膜内癌，浸润至黏膜下层者称为黏膜下层癌。组织学分型，早期胃癌以原位癌及高分化管状腺癌最多见，其次为乳头状腺癌，未分化癌少见。认识早期胃癌，提高对早期胃癌的发现率，可提高胃癌手术后的 5 年存活率及改善预后。

2. 进展期胃癌

指癌组织浸润到黏腹下层以下的胃癌，又称中晚期胃癌。癌组织侵袭越深，预后越差。肉眼形态可分以下 3 型。

（1）息肉型或蕈伞型：又称结节蕈伞型，癌组织向黏膜表面生长，呈息肉状或蕈状，突入胃腔内（图 8-9A）。

（2）溃疡型：癌组织坏死脱落形成大溃疡，边缘隆起，呈火山口状，边缘清楚，底部凹凸不平（图 8-9B）。溃疡性胃癌与良性溃疡（溃疡病）肉眼形态区别见表 8-1。

（3）浸润型：癌组织向胃壁内局限性或弥漫性浸润，与周围正常组织分界不清楚，其表面胃黏膜皱襞大部消失（图 8-9C）。当弥漫性浸润时致胃壁普遍增厚、变硬，胃腔变小，状如皮革，因而有"革囊胃"之称。

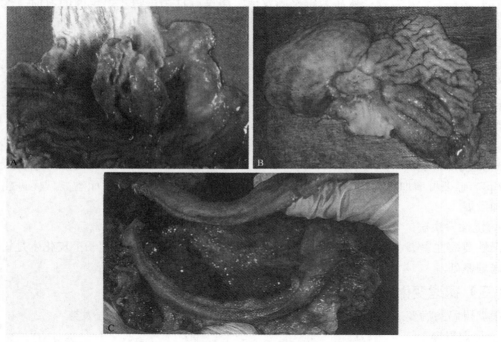

图 8-9　进展期胃癌大体分型

A. 息肉型或蕈伞型：肿块呈菜花状突起于胃腔内；B. 溃疡型：肿块中央溃烂，边缘隆起，形成不规则溃疡，如火山口状；C. 浸润型：胃壁普遍增厚，变硬，胃腔变小，状如皮革，称为革囊胃

表 8-1　良、恶性胃溃疡的大体形态鉴别

项目	良性溃疡（胃溃疡）	恶性溃疡（溃疡型胃癌）
外形	圆形或椭圆形	皿状或火山口状
大小	溃疡直径一般 <2.5 cm	溃疡直径常 >2 cm
深度	较深	较浅
边缘	整齐，不隆起	不整齐，隆起

项目	良性溃疡（胃溃疡）	恶性溃疡（溃疡型胃癌）
底部	较平坦	凹凸不平，有坏死，出血明显
周围黏膜	黏膜皱襞向溃疡集中	黏膜皱襞中断，呈结节状肥厚

组织学类型可分为：①乳头状腺癌；②管状腺癌；③黏液腺癌；④印戒细胞癌；⑤未分化癌；⑥特殊型癌（包括腺鳞癌、鳞状细胞癌及类癌）。

（三）临床病理联系

（1）早期：临床症状不明显，可有上腹不适、消化不良、上腹饱胀等胃肠功能紊乱症状。

（2）逐渐加重的上腹痛：一般开始有上腹饱胀不适，继之有隐痛不适，最后出现持续痛。

（3）梗阻症状：贲门癌累及食管下端时可出现咽下困难，胃窦癌可出现幽门梗阻而发生呕吐。

（4）胃出血：癌肿破溃或侵袭到血管，可导致胃出血，引起呕血和柏油样便。

（5）晚期患者可有恶病质、上腹包块及左锁骨上淋巴结肿大等。

（四）扩散途径

1. 直接蔓延

癌组织浸润到浆膜后，可直接扩散至邻近器官和组织，如肝、大网膜等。

2. 转移

（1）淋巴转移：为胃癌的主要转移途径，首先转移到局部淋巴结，最常见者为胃小弯侧的胃冠状静脉旁淋巴结及幽门下淋巴结。进一步转移至腹主动脉旁淋巴结、肝门或肠系膜根部淋巴结。晚期可经胸导管转移至左上锁骨上淋巴结（Virchow 淋巴结）。

（2）血行转移：晚期胃癌常经门静脉转移至肝，其次是肺、脑、骨等器官。

（3）种植性转移：浸润至胃浆膜面的癌细胞脱落至腹腔，种植于腹腔及盆腔器官的黏膜。如种植在卵巢形成转移性黏液癌，称 Krukenberg 瘤。

三、大肠癌

大肠癌是大肠黏膜上皮和腺体发生的恶性肿瘤，发病率仅次于胃癌和食管癌，居第 3 位。老年人多见，青年患者有逐渐增多趋势。临床表现主要有贫血、消瘦、大便次数增多及黏液血便，也可有肠梗阻症状。

（一）病因及发病机制

1. 饮食习惯

高营养而少纤维的饮食与本病发生有关。这可能因为高营养而少消化残渣饮食不利于有规律的排便，延长了肠黏膜与食物中可能含有致癌物质的接触时间。

2. 遗传因素

曾报道有家庭性大肠癌高发现象，而且并非发生于肠息肉的基础上，另外，在遗传性家庭多发性息肉病（一种癌前病变）的患者中鉴定了一种单基因突变体，后者对息肉的癌变有易感性。因而认为大肠癌的发生与遗传有关。

3. 某些伴有肠黏膜增生的慢性肠疾病

例如肠息肉状腺瘤、绒毛状腺瘤、慢性血吸虫病及慢性溃疡性结肠炎等，由于黏膜上皮过度增生而发展为癌。

（二）病理变化

大肠癌的发生部位以直肠最多见（50%），其余依次为乙状结肠、盲肠及升结肠、降结肠、横结肠。

大体形态一般可分为以下 4 型（图 8-10）：①隆起型；②溃疡型，多见，又分为局限溃疡型和浸润溃疡型两个亚型；③浸润型，癌组织向肠壁深层弥漫浸润，常累及肠管全周，导致局部肠壁增厚、变硬或结缔组织增多而呈环状狭窄；④胶样型，肿瘤表面及切面均呈半透明、胶冻状。多见于青年人，预后差。

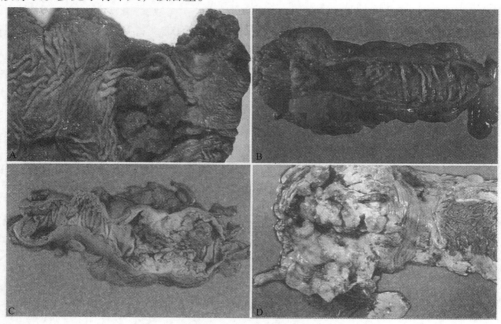

图 8-10　大肠癌大体分型
A. 隆起型；B. 溃疡型；C. 浸润型；D. 胶样型

镜下观察，主要有以下 7 种组织类型：①管状腺癌；②乳头状腺癌；③黏液腺癌；④印戒细胞癌；⑤未分化癌；⑥腺鳞癌；⑦鳞状细胞癌，常发生于直肠及肛门附近，较少见。

（三）分期与预后

根据癌组织在肠壁的浸润深度和淋巴结转移情况，可将大肠癌分为以下 4 型（改良 Dukes 分期），具有一定的临床意义（表 8-2）。

表 8-2　大肠癌分期及预后

分期	肿瘤生长范围	5 年存活率（%）
A	肿瘤限于黏膜层	100
B1	肿瘤浸润肌层，但未穿透，无淋巴结转移	67

续表

分期	肿瘤生长范围	5年存活率（%）
B2	肿瘤穿透肌层，但无淋巴结转移	54
C1	肿瘤未穿透肌层，但有淋巴结转移	43
C2	肿瘤穿透肠壁，并有淋巴结转移	22
D	有远隔脏器转移	极低

大肠癌可产生一种糖蛋白，作为抗原引起患者的免疫反应，这种抗原称为癌胚抗原（CEA）。血清中检出CEA并不能作为确诊大肠癌的根据，但测定CEA有助于观察患者的预后，一般在切除肿瘤后CEA水平下降，以后CEA水平再度上升则提示癌瘤复发或转移。

（四）扩散途径

1. 直接蔓延

当癌组织浸润达浆膜后，可直接蔓延至邻近器官，如前列腺、膀胱及腹膜等。

2. 转移

（1）淋巴转移：癌组织未穿透肠壁肌层时，较少发生淋巴转移。一旦穿透肌层，则转移率明显增加，一般先转移至癌所在部位的局部淋巴结，再沿淋巴引流方向到达远隔淋巴结。

（2）血行转移：晚期癌细胞可沿血行转移至肝、肺、脑、骨等处。

（3）种植性转移：癌组织穿破浆膜后，癌细胞脱落，播散到腹腔内形成种植性转移。

四、间质瘤

胃肠间质瘤（GIST）是一类来源于胃肠道间叶组织的肿瘤，主要发生于老年人。目前认为GIST来源于可以分化为胃肠Cajal间质细胞或其祖细胞。CIST最常见的发病部位是胃，其次为小肠、大肠和食管，偶而发生于肠系膜、网膜和后腹膜。

病理变化如下。①肉眼观：表现为圆形肿物，单发或多发，可向胃肠道内突起，也可向肠壁外突出。大多数肿瘤没有完整的包膜，可伴随囊性变，坏死和局灶性出血。切片棕褐色，质实或软，常有出血。②镜下观：肿瘤组织主要由梭形细胞构成，部分区域呈上皮细胞样特征。免疫组织化学检测约95%肿瘤细胞表达CD17，约70%表达CD34。

临床病理联系：GIST常见的症状是腹部隐痛和包块，也可表现为溃疡或出血，其他少见症状有食欲减退、体重下降、恶心、肠梗阻等。约60%的十二指肠间质瘤可引起Vater壶腹梗阻，致阻塞性黄疸。预后取决于肿瘤的大小、核分裂和有无转移。

（李丹阳）

第四节　肝细胞性肿瘤

一、肝细胞癌

（一）概念

肝细胞癌（HCC）是起源于肝细胞的恶性肿瘤。

（二）发病机制

HCC 的发生是一个多病因、多机制、多步骤和多基因参与的复杂演进过程。与 HCC 发生相关的因素较多，主要有以下 3 点。

1. 乙型肝炎病毒（HBV）感染

据统计，全球每年新发 HCC 约 81 万例，其中中国患者人数高达 46 万，中国 HCC 的发病率和死亡率均超过全球的 50% 以上。我国目前有约 9 300 万 HBV 慢性感染者。上海东方肝胆外科医院病理科 30 年期间诊断的 HCC 患者中，HBV 感染率为 85.86%。HBV-DNA 约 50% 是整合到宿主肝细胞的基因编码区，其断裂点可在 HBV 全基因组中随机分布。有研究显示，HBV 整合到 TERT 基因占 47%，89% 的 HBV 整合是在 HBx 区域，TP53 基因突变与 HBV 整合密切相关。此外，HBV 感染引起的炎症微环境也会导致宿主肝细胞发生一系列基因组不稳定的分子事件。

2. 丙型肝炎病毒（HCV）感染

我国目前有约 880 万 HCV 慢性感染者，HCV 感染 20~30 年后发生肝硬化和肝癌的危险性会显著增加。上海东方肝胆外科医院病理科 30 年期间诊断的 HCC 患者中，HCV 感染率为 9.76%。HCV 是一种单链 RNA 病毒，不与宿主基因组整合，但可对受感染的肝细胞造成严重的炎性和细胞毒性损伤而导致细胞恶变。有研究发现，有 HCV 感染的 HCC 组织中，TP53 基因突变占 28%，TERT 启动子突变占 59%。

3. 代谢综合征

许多流行病学和临床研究显示，肥胖、糖尿病、酒精性和非酒精性脂肪性肝病、自身免疫性肝炎、原发性胆汁性肝硬化等均与 HCC 的发生关系密切。

（三）临床特点

HCC 平均发病年龄 50 岁，多有 HBV 或 HCV 感染史，血清 AFP 检测仍然是诊断 HCC 有价值的血清学标志物之一，但 HCC 患者中血清 AFP 阴性者超过 50%。瘤体直径 <3 cm 的小肝癌多处于亚临床阶段，可无明显的临床症状和体征。根据 HCC 的临床特点，可将 HCC 分为以下 6 种类型。

1. 肝硬化型

以肝硬化、门静脉高压和上消化道出血为主要表现。

2. 发热型

以发热和白细胞增多，并发多种感染，类似肝脓肿为主要特点。

3. 肝炎型

以进行性肝功能衰竭为主要特点，类似暴发性肝炎。

4. 急腹症型

以肿瘤破裂、出血为首发症状。

5. 胆汁淤积型

以累及胆总管，造成阻塞性黄疸为主要表现。

6. 转移型

以肝外器官转移为首发症状。

（四）病理特点

1. 大体特点

HCC 一般呈实性灰白色肿块，质地较软，常有出血和坏死，有胆汁淤积时可呈墨绿色；严重出血时可呈黑褐色；有严重脂肪变性时呈淡黄色，有严重组织液化坏死时可出现囊性变；硬化型 HCC 可出现纤维瘢痕。单结节直径≤3 cm 为小肝癌，是肝癌生物学特性从早期较低侵袭性向晚期高度侵袭性转变的重要时期，也是肝癌早诊早治取得较好疗效的重要时机。

根据中国《原发性肝癌规范化病理诊断指南》取材方案，在肝癌标本的 12 点、3 点、6 点和 9 点的位置上于癌与癌旁肝组织交界处按 1∶1 的比例取材，以着重观察肿瘤细胞对包膜、微血管以及邻近肝组织的侵犯情况；在肿瘤中央无出血和坏死的部位至少取材 1 块，以供分子病理学检查之用；在距肿瘤边缘≤1 cm（近癌旁肝组织）和 >1 cm（远癌旁肝组织）范围的肝组织分别取材，以了解癌旁肝组织的病变情况。但取材的部位和数量还应视肿瘤的大小、形状及数量等实际情况酌情增减。

2. 镜下特点

（1）组织学类型：HCC 的组织排列方式主要有以下 5 种类型。

1）细梁型：是高分化 HCC 常见的组织学类型。癌细胞排列成 1~3 层细胞厚度的梁索状，与正常的肝细胞板类似，有时难以区分（图 8-11）。

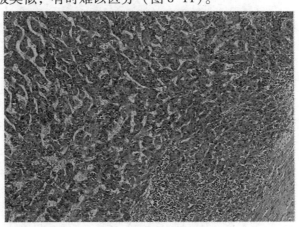

图 8-11　HCC，细梁型

癌细胞排列成 1~3 层细胞厚度的梁索状，与正常的肝细胞板类似

2）粗梁型：为中度分化 HCC 常见的组织学类型。癌细胞梁索的细胞厚度在 4 至数十层之间，癌细胞核/质比例增大，核异型明显，梁索间衬覆血窦（图 8-12）。

3）假腺管型：癌细胞围绕扩张毛细胆管形成类腺管结构，腔内含有淡染嗜酸性的蛋白性渗出物，也可以含有胆栓，类似腺癌（图 8-13）。

4）团片型：癌细胞呈片状或实性弥漫排列，血窦因严重受压而不明显（图 8-14），提示肿瘤细胞生长活跃。

5）硬化型：肿瘤含有丰富的胶原纤维间质，粗大的胶原纤维结缔组织将癌组织分割包绕成大小不一的细胞巢（图 8-15），提示机体局部免疫反应较强。

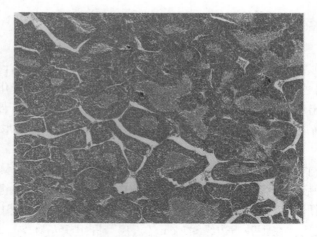

图 8-12 HCC，粗梁型

癌细胞梁索的细胞厚度在 4 到数十层之间，癌细胞核/质比例增大，核异型明显，梁索间衬覆血窦

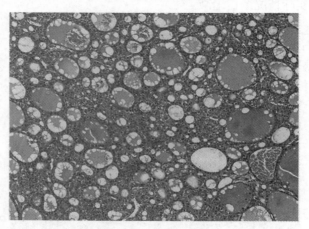

图 8-13 HCC，假腺管型

癌细胞围绕扩张毛细胆管形成类腺管结构，腔内含有淡染嗜酸性的蛋白性渗出物

图 8-14 HCC，团片型

癌细胞呈片状或实性弥漫排列，血窦因严重受压而不明显

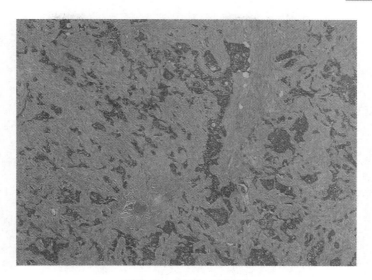

图 8-15 HCC，硬化型
肿瘤含有丰富的胶原纤维间质，粗大的胶原纤维结缔组织将癌组织分割包绕成大小不一的细胞巢

（2）细胞学类型：HCC 细胞形态可有多种表现形式，甚至可与肝细胞完全不同，主要有以下 4 种类型。

1）肝细胞型：最为常见，与正常肝细胞相似，癌细胞呈多边形，胞质呈嗜酸性细颗粒状。

2）透明细胞型：因癌细胞富含糖原，致使细胞呈不规则的空泡状，细胞体积增大，胞质透明（图 8-16），细胞核漂浮于细胞中央。

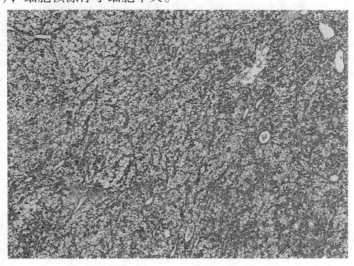

图 8-16 HCC，透明细胞型
因癌细胞富含糖原，致使细胞呈不规则的空泡状，细胞体积增大，胞质透明

3）富脂型：癌细胞质内出现大小较为一致的圆形脂滴，占据整个细胞，导致细胞核受压偏位（图 8-17）。

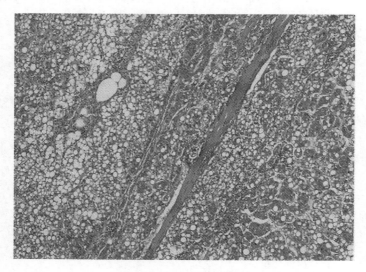

图 8-17　HCC，富脂型

癌细胞质内出现大小较为一致的圆形脂滴，占据整个细胞，导致细胞核受压偏位

4）梭形细胞型：癌细胞呈梭形，编织状排列，是分化差或肉瘤样型 HCC 的表现形式（图 8-18）。

图 8-18　HCC，梭性细胞型

癌细胞呈梭形，编织状排列

（3）分化分级：Edmondson-Steiner 四级分级法仍被国际普遍采用，也可以采用 WHO 提出的高分化、中分化、低分化和未分化的 4 级分类法。HCC 的分化分级与临床预后之间可能有一定的相关性，所提供的信息可对评估 HCC 的生物学特性提供参考依据。

（4）微血管侵犯（MVI）：是指在显微镜下于包膜内或癌旁肝组织中由内皮细胞衬覆的静脉血管腔内见到实性癌细胞集团。中国《原发性肝癌规范化病理诊断指南（2015 年版）》提出如下 MVI 病理分级标准：M0，未发现 MVI；M1（低危组），≤5 个 MVI，且发生于近癌旁肝组织（≤1 cm，包膜内/包膜旁）（图 8-19A）；M2（高危组），>5 个 MVI（图 8-19B）；或 MVI 发生于远癌旁肝组织（>1 cm）。

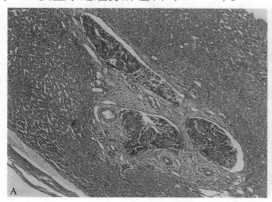
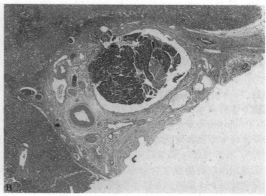

图 8-19　HCC

A. M1，可见 4 个微血管侵犯；B. M2，可见 6 个以上微血管侵犯

MVI 是影响 HCC 术后复发和远期疗效的独立病理学因素，也是抗复发治疗的重要病理学依据。因此，在病理外检中应注意 MVI 的诊断与分级。

3. 免疫组织化学染色

诊断 HCC 常用的标志物有 GPC-3、CD34（肝细胞癌的肝窦发生毛细血管化）（图 8-20A、8-20B）和 HSP70，对于鉴别肝细胞与非肝细胞性肿瘤还可以采用精氨酸酶、Hep Par-1、CD10（图 8-20C）、pCEA 以及谷氨酰胺合成酶（GS）（图 8-20D）等肝细胞免疫组织化学标志物。此外，酌情做 HBsAg 免疫组织化学染色，对于辅助判断良性肝细胞性肿瘤和高分化肝细胞癌也有一定的参考作用。

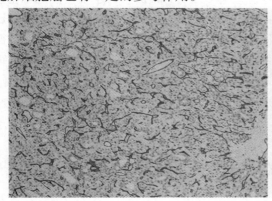
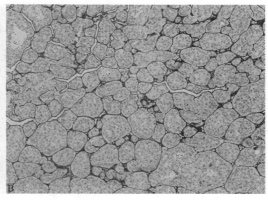

图 8-20

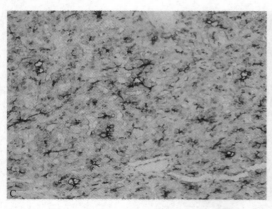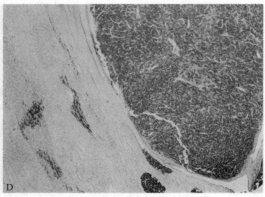

图 8-20　HCC 免疫组织化学 CD34 染色

A. CD34 在细梁型肝细胞癌中表达特点；B. CD34 在粗梁型肝细胞癌中表达特点；C. CD10 在肝细胞癌中呈现特征性的毛细胆管着色，呈毛毛虫样结构；D. GS 在肝细胞癌中呈弥漫胞质阳性

（五）鉴别诊断

1. 肝内胆管癌

假腺管型 HCC 和伴有间质反应的 HCC 常需要与肝内胆管癌鉴别。但肝内胆管癌的边界多呈不规则浸润性生长，肝细胞免疫组织化学标志物染色阴性，如 CD10 特征性显示肝细胞膜上的毛细胆管结构，精氨酸酶在肝细胞特异性表达，而在胆管细胞为阴性；CD34 染色无"HCC 样微血管密度"。

2. 肝细胞性良性肿瘤

高分化 HCC 需要与肝细胞腺瘤（HCA）和肝局灶性结节性增生（FNH）等肝细胞性良性结节性病变相鉴别。一般而言，肝细胞性良性肿瘤对 GPC-3 和 HSP70 染色阴性。GS 在正常肝组织中的表达局限于终末肝静脉周围的 1~2 层肝细胞板，呈孤立性点状分布，在肝局灶性结节性增生中，不规则 GS 染色阳性肝细胞团围绕肝静脉血管分布并相互吻合，呈特征性地图样阳性，CD34 染色显示微血管围绕纤维瘢痕两侧局灶性分布。在肝细胞腺瘤组织中，CD34 染色显示微血管呈斑片状分布，无"HCC 样微血管密度"。

二、纤维板层型肝细胞癌

（一）概念

纤维板层型肝细胞癌（FL-HCC）以癌细胞具有嗜酸性颗粒性胞质，肿瘤间质内出现丰富的板层状纤维结缔组织为特征。

（二）发病机制

FL-HCC 由 Edmondson 于 1956 首次报道，占 HCC 的 1%~57%，在中国及亚洲地区少见。FL-HCC 出现特征性 mTORC1 激活和 FGFR1 过表达；92%（24/26）的 FL-HCC 病例出现 DNAJB1-PRKACA 融合转录体，提示 FL-HCC 是一种独立性病变。

（三）临床特点

FL-HCC 与经典型 HCC 有许多不同，如患者发病年龄轻，以青少年和年轻成人多见，

85%的患者 <35 岁,发病年龄高峰 <25 岁;多无 HBV/HCV 感染史;仅 10% 的患者血清 AFP 水平升高;血清维生素 B_{12}、不饱和 B_{12} 结合能力、转钴胺素和神经紧张素升高,具有诊断相对特异性,患者总体预后好于经典型 HCC。上海东方肝胆外科医院病理科至今诊断了 5 例 FL-HCC,患者平均年龄为 21.2 岁,男:女发病比例为 0.66:1,无肝炎病史,80% 的患者血清 AFP 阴性或轻度升高。

(四)病理特点

1. 大体特点

2/3 的 FL-HCC 发生在肝左叶,瘤直径平均 13 cm。国内曾报道 1 例手术切除 FL-HCC,瘤体直径达 40 cm,重达 6 000 g,患者术后 14 年仍健在。切面上可见中央性或偏心性放射状纤维瘢痕,多有完整包膜。

2. 镜下特点

癌组织排列成巢状或梁索状,被丰富致密的板层状纤维组织有规则地围绕。多角形癌细胞质呈强嗜酸性颗粒状,体积较大,核仁明显,鹰眼状(图 8-21),约 50% 的病例可出现苍白小体。肿瘤组织边缘常有完整纤维包膜。

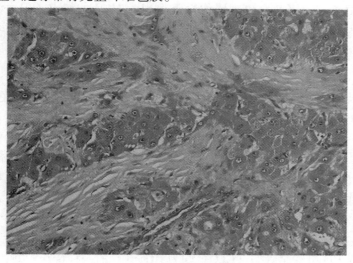

图 8-21 FL-HCC

癌组织排列成巢状或梁索状,被丰富致密的板层状纤维组织有规则地围绕。

多角形癌细胞质呈强嗜酸性颗粒状,体积较大,核仁明显,鹰眼状

3. 免疫组织化学染色

FL-HCC 表达肝细胞性标志物 HepPar-1、pCEA、GPC-3、CK8、CK18、CK7、CD68。Malouf 等发现,FL-HCC 细胞质弥漫性特征性表达神经内分泌蛋白 PCSK1,有助于诊断。

(五)鉴别诊断

主要与硬化型 HCC 鉴别。硬化型 HCC 癌细胞缺乏嗜酸性颗粒性胞质,癌细胞巢之间为杂乱分布的胶原结缔组织,而非规则排列的层状纤维结缔组织。患者以中老年为主,多有 HBV 感染和慢性肝炎和肝硬化的基础性肝病背景。

三、混合细胞型肝癌

（一）概念

混合细胞型肝癌（HCC-CC）是以单结节性肿瘤中同时含有 HCC 和胆管癌（CC）两种组织学成分为特征的肝癌。

（二）发病机制

HCC-CC 的组织发生原因仍不清楚，可能是由 HCC 或 CC 向另一种成分分化所致，或来自肝脏祖细胞的双向分化，即两种组织学成分来自同一克隆起源。但应排除碰撞癌，即两个分别发生的 HCC 和 CC 癌结节，在生长过程中逐渐靠拢并最终相互融合，在基因表型上显示肿瘤分属两个独立的细胞克隆，不属于 HCC-CC 的范畴。

（三）临床特点

HCC-CC 的临床表现、影像学特点和生物学特性介于 HCC 和 CC 之间，但与肿瘤组织内 HCC 和 CC 成分所占比例的多寡有关，如果 HCC 的成分比例大，则患者更多地表现为 HCC 的特点，反之亦然。因此会出现影像学上表现为 HCC 的特点，但血清 CA19-9 升高，或影像学上表现为 CC 的特点，但血清 AFP 升高，或血清 AFP 和 CA19-9 同时升高。

（四）病理特点

1. 大体特点

HCC-CC 与普通 HCC 的特点相似，但有时可以见到不同质地和不同色泽的区域，定位取材显示分别为 HCC 和 CC 为主的区域。

2. 镜下特点

HCC-CC 的基本特征是在一个肝脏结节内同时出现明确的 HCC 和 CC 两种肿瘤成分。两种肿瘤成分既可以分区存在，也可以混杂存在，但两者之间无纤维包膜（图 8-22A、8-22B）。HCC 区域呈梁索状、假腺管状或致密型，癌细胞多边形，间质成分少，梁索间衬覆血窦；CC 区域呈腺管样结构伴黏液分泌，癌细胞呈立方形，间质纤维组织丰富，常能见到 HCC-CC 成分相互移行。一般而言，HCC-CC 中的某一种肿瘤成分应占 30% 以上。

此外，尽管 WHO 将细胆管癌（CLC）归为 HCC-CC 的一种特殊亚型，但从 HCC-CC 和 LCL 的定义以及两者的组织学特征来看，均提示 CLC 为一种独立的病变。近期国外有学者采用基因组测序的对比研究，显示 CLC 并无类似 HCC 样的基因表型特征。

3. 免疫组织化学染色

HCC 区域表达肝细胞标志物，如 HepPar-1（图 8-22C）、Arginase-1（图 8-22D）和 GPC-3 阳性；CC 区域呈 CK19（图 8-22E）、CK7 和 MUC-1 阳性。

（五）鉴别诊断

应注意将 HCC-CC 与经典型 HCC 或 CC 相鉴别。应仔细寻找是否同时存在两种成分，必要时借助免疫组织化学加以识别。

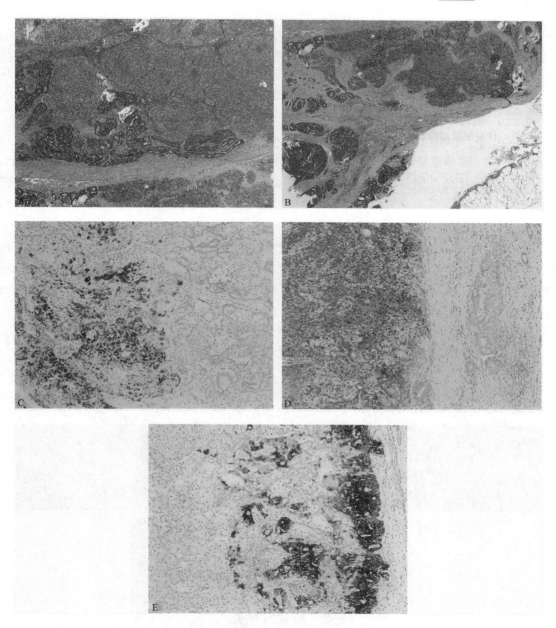

图 8-22 HCC-CC

A. 左下角为胆管癌区域，右上角为肝细胞癌区域；B. 左侧腺样结构为胆管癌区域，右侧梁索状结构为肝细胞癌区域；C. HepPar-1 阳性；D. Arginase-1 阳性；E. 肝内胆管癌区域呈 CK19 阳性

四、双表型肝细胞癌

（一）概念

双表型肝细胞癌（DPHCC）以组织学上典型的 HCC 同时表达肝细胞系标志物和胆管细胞系标志物为特征。

（二）发病机制

DPHCC 约占 HCC 的 10%。DPHCC 是 HCC 的一种独特分子亚型，可能起源于肝脏祖细胞，并仍保持双向分化的潜能，提示癌细胞群体具有高增殖活性和高侵袭性，由于具有 HCC 和 CC 的双重生物学行为，其恶性程度也就更高。

（三）临床特点

在临床上，DPHCC 的表现与 HCC 十分相似，如有 HBV/HCV 感染史，以及慢性肝炎和肝硬化背景，部分患者可以同时出现血清 AFP 和 CA19-9 水平升高。在生物学行为上，DPHCC 表现出更强的侵袭性，如卫星结节和微血管癌栓的发生率都要高于普通型 HCC；在预后上，DPHCC 患者的总生存率和复发率要明显差于普通型 HCC。

（四）病理特点

DPHCC 在大体和组织学形态上表现出典型的 HCC 特征，包括癌细胞呈多边形，梁索状排列，衬覆血窦，可以有假腺管结构（图 8-23A）。但在免疫组织化学上，癌细胞既表达肝细胞性标志物，如 HepPar-1、GPC3、pCEA、CD10 和 Arginase（图 8-23B）等；还同时出现 CC 的免疫组织化学蛋白表型特点，如 CK7、CK19（图 8-23C）、CA19-9、MUC-1。

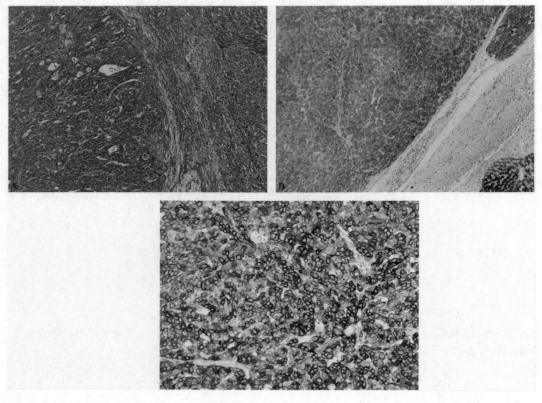

图 8-23　DPHCC

A. 癌细胞呈多边形，梁索状排列，衬覆血窦；B. 癌细胞 Arginase 阳性表达；C. 癌细胞 CK19 阳性表达

（五）鉴别诊断

DPHCC 患者的临床和一般组织学表现与 HCC 相似，诊断主要依靠免疫病理学检查。因

此，在常规病理诊断中对 DPHCC 等特殊亚型进行分类诊断，可以为临床制订个体化诊疗方案提供精细的病理学依据。

五、肝母细胞瘤

（一）概念

肝母细胞瘤（HB）是由不同成熟状态的肝母细胞以及间叶成分构成的肝脏恶性肿瘤。

（二）发病机制

HB 是儿童最常见的肝恶性肿瘤，确切病因不明，但与婴儿早产或出生体重低密切相关。另外，一些肿瘤遗传综合征（如 Beckwith-Wiedemann 综合征、Li-Fraumeni 综合征等）、染色体异常（2、8、13、18、21 三体等）及常染色体隐性遗传性代谢性疾病（如糖原累积病等）都可增加 HB 发生风险。

（三）临床特点

HB 占 15 岁以下所有儿童恶性肿瘤的 1%；近 90% 发生于 5 岁以内，70% 发生于 2 岁以下，男女发病比例为 1.4∶1~2∶1。

（四）病理特点

1. 大体特点

上海东方肝胆外科医院病理科诊断的 50 例 HB 均为单发肿瘤，平均直径 11.2（2.5 ~ 20）cm，呈分叶状向肝表面隆起，切面肿瘤呈灰白色，常见出血和坏死症状，与周围肝组织之间有假包膜，境界清楚。

2. 镜下特点

（1）高分化胎儿型（WDF）：瘤细胞圆形或立方形，小于肝细胞，核小圆形，与胎儿肝细胞相似，核分裂 < 2 个/10HPF。部分瘤细胞胞质嗜酸性颗粒状，部分瘤细胞富含糖原或脂质而胞质透亮（图 8-24A），呈有特点的"明暗相间"细梁索排列（图 8-24B）。WDF 的诊断适用于化疗前完整切除的 HB，完整切除预后较好。

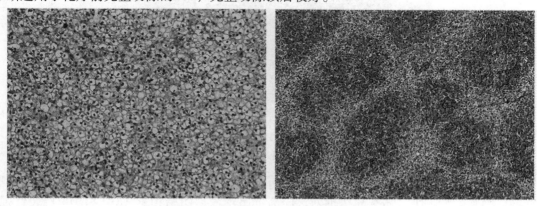

图 8-24 HB 高分化胎儿型

A. 瘤细胞富含糖原或脂质而胞质透亮；B. 瘤细胞呈"明暗相间"细梁索排列

（2）富细胞胎儿型（CF）：细胞形态与 WDF 相似，但细胞排列拥挤，密度增加，核质比增大，核仁明显，核分裂 >2 个/10HPF（图 8-25）。CF 可与 WDF 混合存在，出现明确的 CF 成分应给予术后化疗。

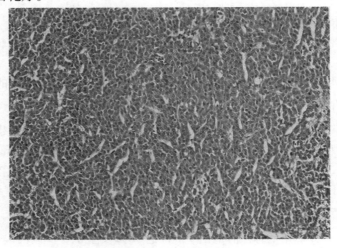

图 8-25　HB 富细胞胎儿型
瘤细胞排列拥挤，密度增加，核质比增大，核仁明显

（3）胚胎型：瘤细胞类似妊娠 6～8 周的肝细胞，分化幼稚，细胞圆形或多角形，含少量暗颗粒状胞质，缺乏糖原核脂滴，细胞核增大、染色质增粗，细胞排列成腺样、腺泡样或微囊状结构，可有乳头及假玫瑰花结形成（图 8-26）。胚胎型 HB 常与胎儿型 HB 混合存在。

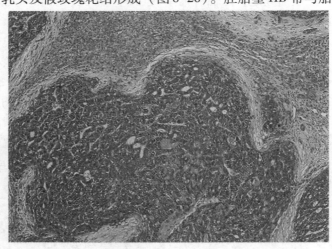

图 8-26　HB 胚胎型
细胞排列成腺样、腺泡样或微囊状结构

（4）小细胞未分化型（SCUD）：患者血清 AFP 低浓度升高或正常。瘤细胞体积小，略大于淋巴细胞，少胞质，弥漫片状排列，局部可出现菊形团结构。SCUD 型 HB 侵袭性强，预后较差。单纯由 SCUD 成分构成的 HB 不足 2%，诊断时应注意 SCUD 的成分比例状况，SCUD 成分 >75% 时可诊断为 SCUD 型 HB。

（5）非特殊类型（NOS）：NOS 型 HB 多发生于大龄儿童或青少年，平均年龄 10 岁，其临床、组织学、免疫组织化学和治疗反应都具有特征性。如血清 AFP 高浓度阳性，瘤体多巨大，瘤细胞形态介于 HCC 和 HB 之间，可有多核巨细胞，弥漫性排列，缺乏血窦。免疫组织化学染色显示，NOS 型 HB 的腺泡结构呈 CK7 和 CK19 阳性，β-catenin 染色显示细胞核及细胞膜阳性，claudin-1 染色显示部分肝细胞膜阳性，呈现不规则"蜂窝状"分布模式。NOS 型 HB 为高侵袭性肿瘤，对化疗不敏感。

（6）上皮和间叶混合型：上皮性成分（胚胎/胎儿型）与间叶成分混合构成。间叶成分中常见成熟的骨样组织和软骨样组织（图 8-27），也可以出现鳞状上皮、黏液上皮、黑色素、骨、软骨、横纹肌、原始神经上皮、原始内胚层等畸胎瘤样成分，可能来自多能干细胞或前体细胞。据此可进一步将混合型 HB 分为无畸胎瘤样特征的混合型 HB 和伴有畸胎瘤样特征的混合型 HB。

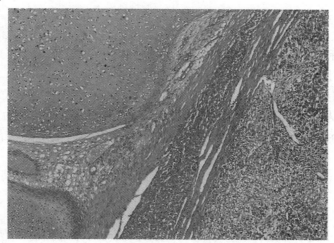

图 8-27　HB 上皮和间叶混合型
间叶成分中常见成熟软骨样组织，上皮成分为胎儿型

此外，HB 还可以出现多形型、胆管母细胞型和粗梁型等少见组织学亚型。

3. 免疫组织化学染色

（1）GPC-3：在胎儿型 HB 显示细胞膜的毛细胆管阳性，在胚胎性 HB 呈细胞质和毛细胆管弥漫强阳性，在 SCUD 型 HB 阴性。

（2）β-catenin：在胎儿型 HB 显示细胞膜阳性，在胚胎性 HB 呈细胞质以及细胞核与细胞膜阳性，在 SCUD 型 HB 呈细胞质及细胞核强阳性，在 HCC 呈细胞膜阳性。

（3）紧密连接蛋白：在胎儿型 HB 显示细胞膜的毛细胆管阳性，在胚胎性 HB 呈不规则"蜂窝状"细胞膜阳性，在 SCUD 型 HB 阴性，在 HCC 呈细胞膜弥漫"蜂窝状"强阳性。

（五）鉴别诊断

主要与肝细胞癌，特别是与粗梁型 HB 相鉴别。儿童肝细胞癌患者年龄多大于 5 岁，常有 HBV 感染史以及慢性肝炎或肝硬化背景。HB 的上皮性成分总体上较为幼稚，梁索状结构不规则，CD34 显示微血管密度不如 HCC 那样密集和均匀，周围肝组织缺乏 HBV 相关慢性肝炎背景，HBsAg 染色阴性。DLK（delta 样蛋白）可在全部 HB 中表达，但在 HCC 组织中呈阴性。

（芮广利）

第九章

泌尿系统疾病

泌尿系统由肾、输尿管、膀胱和尿道组成。肾脏具有重要的生理功能,通过排泄体内的代谢产物,调节水和电解质,维持酸碱平衡,并具有内分泌作用,主要分泌红细胞生成素、肾素、前列腺素等生物活性物质。

泌尿系统疾病包括肾脏和尿路的病变,常见的类型有炎症、肿瘤、代谢性疾病、尿路梗阻、血管性疾病和先天性畸形等。肾脏疾病可根据病变主要累及部位分为肾小球疾病、肾小管疾病、间质疾病和累及血管的疾病。本章主要介绍肾小球肾炎、肾盂肾炎及肾脏的常见肿瘤。

第一节 肾小球肾炎

肾小球肾炎是原发于肾脏的独立性疾病,主要病变为肾小球内的细胞成分增生和(或)基底膜改变,常导致肾功能改变。另一些全身性疾病,如自身免疫性疾病、血管性疾病、代谢性疾病和某些遗传性疾病,也可导致肾小球改变,此属继发性肾小球疾病。通常所说的肾炎一般指原发性肾小球肾炎,也是本节主要讨论的内容。

一、病因和发病机制

肾小球肾炎(GN)的病因和发病机制尚未完全明了,大量实验和临床科研证明肾炎的大多数类型都是抗原抗体反应引起的免疫性疾病。抗原物质种类很多,可分为外源性和内源性两类。①外源性抗原有感染的产物:细菌如链球菌、葡萄球菌、肺炎球菌、脑膜炎球菌、伤寒杆菌等,病毒如乙型肝炎病毒、麻疹病毒、EB 病毒等,药物如青霉胺,金和汞制剂等以及异种血清、类毒素等。②内源性抗原有肾小球本身的成分:肾小球基底膜的成分如层连蛋白和 Goodpasture 抗原,肾小球毛细血管上皮细胞的 Heymann 抗原,内皮细胞膜抗原,系膜细胞膜抗原等。非肾小球成分如核抗原、DNA、免疫球蛋白、免疫复合物、肿瘤抗原、甲状腺球蛋白抗原等。各种不同的抗原物质引起的抗体反应和形成免疫复合物的方式与部位不同,与肾小球肾炎的发病和引起的病变类型有密切关系。由免疫复合物引起的肾炎的基本机制有如下两种。

1. 肾小球原位免疫复合物形成

抗体与肾小球内固有的抗原成分或植入在肾小球内的抗原成分结合,在肾小球原位直接反应，形成免疫复合物，引起肾小球损伤。近年来的研究表明，肾小球原位免疫复合物的形成在肾小球的发病中起主要作用，如此发生的肾小球肾炎又称抗肾小球基底膜性肾小球肾炎（图9-1）。

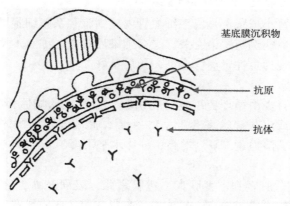

图9-1 抗肾小球基底膜性肾小球肾炎

肾小球基底膜上有原位免疫复合物形成，导致肾小球损伤

2. 循环免疫复合物沉积

引起循环免疫复合物的抗原为非肾小球性，即不属于肾小球的组成成分。这些抗原可以是外源性的，也可以是内源性的。抗原抗体在血液循环内结合，形成抗原—抗体复合物。这些抗原—抗体复合物随血液流经肾脏时，在肾小球内沉积引起肾小球损伤，如此发生的肾小球肾炎又称免疫复合物性肾小球肾炎（图9-2）。

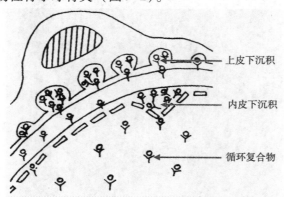

图9-2 免疫复合物性肾小球肾炎

在血液循环中形成的免疫复合物沉积在肾小球基底膜内侧、外侧及基底膜内，抗原、抗体和免疫复合物在肾小球内沉积的部位与免疫复合物的大小及其携带的电荷有关。免疫复合物通过血液循环沉积在肾小球或在肾小球原位形成后，均可激活补体系统，产生多种生物活性物质而引起肾炎。

二、病理类型

（一）急性弥漫性增生性肾小球肾炎

急性弥漫性增生性肾小球肾炎是以毛细血管内皮细胞和系膜细胞增生为主，又称毛细血管内增生性肾炎。大多数病例与感染有关，又有感染后肾炎之称。本型多发于儿童，为临床最常见的类型，主要表现为急性肾炎综合征，预后良好。

1. 病因及发病机制

急性弥漫性增生性肾炎由循环免疫复合物引起，最常见的病原体为 A 族乙型溶血性链球菌，通常发生于咽部或皮肤链球菌感染后 1~4 周，此间隔正与抗体形成的时间相符。血清学检查可发现抗链球菌溶血素 "O" 增高，补体水平下降。

2. 病理变化

（1）肉眼观：双侧肾脏轻到中度肿大，包膜紧张，表面充血，称为大红肾。有的病例肾脏表面及切面散在粟粒大小出血点，又称为蚤咬肾。切面皮质增宽。

（2）光镜检查：双肾绝大多数肾小球广泛受累。肾小球体积增大，细胞数量增多，为内皮细胞和系膜细胞的增生及中性粒细胞、单核细胞浸润所致（图9-3）。有时伴有脏层上皮细胞增生。内皮细胞肿胀。病变严重时毛细血管壁发生节段性纤维素样坏死，血管破裂引起出血。部分病例壁层上皮细胞明显增生形成月牙形的新月体。

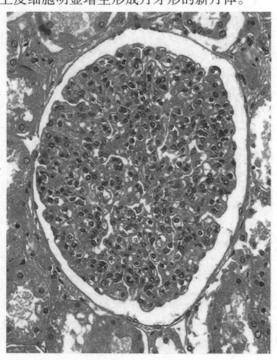

图9-3　急性弥漫性增生性肾小球肾炎
肾小球体积增大，内皮细胞和系膜细胞增生致毛细血管管腔狭窄

由于肾小球缺血，近曲小管上皮细胞肿胀变性，肾小管管腔内可出现蛋白管型、红细胞

管型和颗粒管型。肾间质充血、水肿并有少量炎细胞浸润。

（3）免疫荧光检查：显示肾小球基底膜（GBM）和系膜区散在的 IgC 和补体 C3 的沉积，呈颗粒状荧光。

（4）电镜检查：显示散在的电子密度高的沉积物，最常见于脏层上皮细胞和 CBM 之间，呈驼峰状。

3. 临床病理联系

临床常表现为急性肾炎综合征。

（1）尿的改变：主要表现并反映毛细血管受损的程度。蛋白尿一般不严重。在尿中可出现各种管型。因肾小球滤过率降低，患者可出现少尿，严重者出现氮质血症。变态反应引起毛细血管通透性增高，可导致镜下血尿或肉眼血尿。

（2）水肿：患者出现轻到中度的水肿。眼睑等疏松部位较为明显。

（3）高血压：主要原因可能是水钠潴留，血容量增加。血浆肾素水平一般不增高。

（4）转归：这种肾炎预后较好，尤以儿童链球菌感染后肾小球肾炎更好，95% 以上经数周或数月病变可消退，症状消失，完全恢复；少数患者转为慢性；极少数患者转为新月体性肾小球肾炎。

（二）快速进行性肾小球肾炎

快速进行性肾小球肾炎（RPCN）为一组病情急速发展的肾小球肾炎，临床由蛋白尿，血尿等改变迅速发展为严重少尿和无尿，肾功能发生进行性障碍。病理学特征为多数肾小球球囊壁层上皮细胞增生形成新月体，又称为新月体性肾小球肾炎，这种肾炎可与其他肾小球疾病伴发，如严重的毛细血管内增生性肾小球肾炎，肺出血肾炎综合征或系统性红斑狼疮，过敏性紫癜等。

1. 病理变化

（1）肉眼观：双侧肾脏肿大色苍白，皮质表面常有点状出血。

（2）光镜检查：通常 50% 以上肾小球内有新月体形成。新月体主要由增生的壁层上皮细胞和渗出的单核细胞构成，还可有中性粒细胞和淋巴细胞。以上成分在球囊壁层呈新月状或环状分布。在新月体细胞成分间有较多纤维素。早期新月体以细胞成分为主，称细胞性新月体，以后进一步发展形成纤维性新月体。新月体形成使肾小球球囊腔变窄或闭塞，压迫毛细血管丛，使肾小球功能丧失（图 9-4）。

肾小管上皮细胞可因蛋白的吸收而出现细胞内玻璃样变。晚期上皮细胞萎缩、消失。肾间质水肿，炎症细胞浸润。后期间质纤维增生。

（3）电镜检查：肾小球毛细血管基底膜不规则增厚，局灶性断裂或缺损。

（4）免疫荧光检查：有些病例见粗颗粒状荧光，约半数病例很少或不见荧光阳性沉积物。

2. 临床病理联系

（1）明显血尿：是由于肾小球毛细血管发生纤维素样坏死，基膜缺损，大量红细胞漏出所致。蛋白尿相对较轻。

（2）少尿、无尿、氮质血症：大量新月体形成导致肾小球球囊腔阻塞，血浆不能过滤，故临床出现少尿甚至无尿症状。代谢废物不能排出，而在体内潴留引起氮质血症，最终导致肾功能衰竭。

（3）高血压：大量肾单位纤维化，透明变性，导致肾缺血，通过肾素-血管紧张素作用，引起高血压。

此型肾炎预后极差，80％以上患者在半年内死于尿毒症。

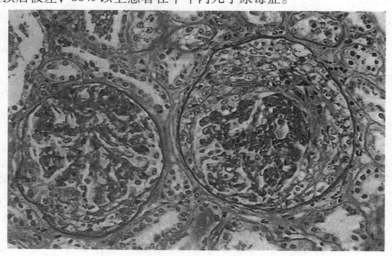

图9-4　快速进行性肾小球肾炎

肾球囊壁层上皮细胞增生，新月体形成，肾小球球囊腔闭塞

（三）膜性肾小球肾炎

膜性肾小球肾炎是引起成人肾病综合征最常见的原因。病变早期光镜下肾小球改变不明显，典型病变为 GBM 增厚，故又称膜性肾病。约85％的病例原因不明，属原发性膜性肾小球肾炎。

1. 病理变化

（1）肉眼观：双肾肿大，色苍白，故称"大白肾"。

（2）光镜检查：病变主要特点是上皮下出现免疫复合物，使 GBM 弥漫性增厚（图9-5）。肾小球内通常没有炎症细胞反应，但有补体成分的出现，故病变可能与补体的直接作用有关。

（3）免疫荧光检查：显示典型的颗粒状荧光，表明有 IgC 和 C3 沉积。

（4）电镜检查：显示上皮细胞肿胀，足突消失，上皮下有大量电子致密沉积物。

2. 临床病理联系

膜性肾小球肾炎临床主要表现为肾病综合征。

（1）大量蛋白尿：与血管通透性增高有关，每天尿液中的蛋白质≥3.5 g。

（2）低蛋白血症：每升血浆蛋白含量 <30 g，与蛋白质大量丢失有关。

（3）全身性水肿：与血浆蛋白减少，胶体渗透压降低有关。

（4）高脂血症和脂尿：其机制尚未阐明。在膜性肾小球肾炎，由于 GBM 损伤严重，通透性增高，大分子也可滤过，出现非选择性蛋白尿。

膜性肾小球肾炎起病隐匿，病程长，对肾上腺皮质激素不敏感，多数患者持续出现蛋白尿，近40％患者最终出现肾功能衰竭。

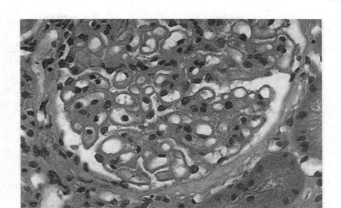

图 9-5 膜性肾小球肾炎
肾小球毛细血管丛基底膜弥漫性增厚

（四）膜性增生性肾小球肾炎

膜性增生性肾小球肾炎的主要病变是系膜细胞增生、系膜基质增多和 GBM 不规则增厚，因系膜区改变明显，又有系膜毛细血管性肾小球肾炎之称。

1. 病理变化

光镜下见肾小球增大，细胞增多。由于系膜细胞增生和系膜基质增多，血管球呈分叶状，GBM 明显增厚。系膜细胞的突起插入邻近毛细血管襻并形成系膜基质，致使基底膜分离，在浸银和 PAS 染色时呈双轨状。

2. 临床病理联系

本病可发生于儿童和成人，多表现为肾病综合征，5% ~ 10% 的原发性肾病综合征由本病引起。有些患者仅出现血尿或蛋白尿，有的同时出现肾病综合征和肾炎综合征的表现。

膜性增生性肾小球肾炎预后差。有的病例转化为快速进行性肾小球肾炎。50% 的病例在10 年内出现慢性肾功能衰竭。

（五）系膜增生性肾小球肾炎

1. 病理变化

系膜增生性肾小球肾炎的病理特点是弥漫性肾小球系膜细胞增生及系膜基质增多。早期以系膜细胞增生为主，后期系膜基质增多。电镜检查，可见系膜区等处有电子致密物沉积。免疫荧光检查结果是 IgG 及 C3 沉积。

2. 临床病理联系

系膜增生性肾炎多见于青少年，男性多于女性。临床表现为无症状蛋白尿或血尿、慢性肾炎综合征或肾病综合征。病变轻者预后较好，但可复发。病变重者可伴节段性硬化，严重者出现肾功能障碍，预后较差。

（六）轻微病变性肾小球肾炎

轻微病变性肾小球肾炎的病因和发病机制不清，由于镜下肾小球改变不明显，而肾小管上皮细胞内有大量脂质沉积，又称脂性肾病。

1. 病理变化

肉眼观，肾脏肿胀，色苍白，切面皮质因肾小管上皮细胞内脂质沉着而出现黄白色条纹。用皮质类固醇治疗后可恢复正常。

（1）光镜检查：肾小球基本正常，特征性表现为近曲小管上皮细胞内出现大量脂质和玻璃样小滴。

（2）电镜检查：主要改变是弥漫性足细胞足突消失，胞体扁平，可见空泡和微绒毛。

（3）免疫荧光检查：无免疫球蛋白或补体沉积，但少量 IgM 和 C3 偶尔可在血管系膜检出。

2. 临床病理联系

本型肾炎是引起儿童肾病综合征的最常见原因。其蛋白尿为选择性，以小分子白蛋白为主要成分。预后好，90% 以上患者经皮质类固醇治疗后病变消失，少数患者对激素依赖，极少数患者预后较差，可有反复。

（七）局灶性节段性肾小球硬化症

局灶性节段性肾小球硬化症病变特点是肾小球局灶性和节段性硬化，即部分肾小球受累，且限于肾小球的部分小叶或毛细血管袢。

1. 病理变化

早期仅累及皮髓质交界处的肾小球，以后逐渐波及皮质全层。病变肾小球内部分小叶和毛细血管袢内系膜基质增多，基底膜塌陷，透明物质或脂质沉积。病变持续发展可引起肾小球硬化，并出现肾小管萎缩和间质纤维化。免疫荧光显示受累部位有 IgM 和补体 C3 沉积。电镜下，除系膜基质增加，CBM 增厚、塌陷等改变外，主要特点是足细胞的足突消失，并有明显的上皮细胞从 CBM 剥脱的现象。

2. 临床病理联系

本病作为原发性疾病，80% 的患者临床表现为肾病综合征，其蛋白尿常为非选择性，出现血尿和高血压的比例较高，皮质类固醇疗效较差，应注意与轻微病变性肾炎鉴别。本型预后差，约 50% 的患者在发病后 10 年内发展为慢性肾炎。成人预后比儿童更差。

（八）IgA 肾病

IgA 肾病是一种特殊的肾小球肾炎。多发生于儿童和少年，发病前常有上呼吸道感染。IgA 肾病是引起反复发作的镜下或肉眼血尿的最常见原因。

1. 病理变化

IgA 肾病的组织学改变差异很大，HE 染色中肾小球可正常或出现系膜增宽，也可表现为局灶性节段性增生或弥漫性系膜增生，偶尔有新月体形成。免疫荧光检测显示系膜区有 IgA 沉积，常伴有 C3 和备解素，IgG 和 IgM 较少。电镜观察大多数病例系膜区有电子致密物。

2. 临床病理联系

患者主要症状为复发性血尿，有的伴轻度蛋白尿，少数患者出现肾病综合征。25% ~ 50% 的患者在 20 年内出现慢性肾功能衰竭。如成年发病伴大量蛋白尿、高血压，肾活检时发现血管硬化或新月体形成，提示预后不佳。

（九）慢性肾小球肾炎

慢性肾小球肾炎，为各种不同类型肾炎发展的最后阶段，故又称终末期肾。由于大量肾小球发生玻璃样变性和硬化，又有慢性硬化性肾炎之称。本病多见于成年人，常引起慢性肾功能衰竭，预后差。

1. 病因和发病机制

慢性肾小球肾炎可由快速进行性肾炎、膜性肾炎、膜性增生性肾炎、系膜增生性肾炎和 IgA 肾病缓慢发展，最终出现慢性肾功能衰竭。但有相当数量的患者没有急性或其他类型肾炎的病史，发现时已呈慢性改变。无论源于何种情况，肾小球严重损伤导致肾小球纤维化和玻璃样变，起始的病变类型通常很难辨认。

2. 病理变化

（1）肉眼观：两侧肾脏对称缩小，表面呈弥漫性颗粒状，被称为继发性颗粒性固缩肾。肾切面皮髓质分界不清晰。小动脉壁增厚、变硬，血管断面呈哆开状。肾盂周围脂肪组织增多。慢性肾炎的大体改变类似于高血压时的原发性颗粒性固缩肾。

（2）光镜检查：早期肾小球内尚可见到原先肾炎的病变，但随后肾小球内细胞成分减少，嗜酸性的 PAS 阳性物质增多，其中含有血浆蛋白、增多的系膜基质、基底膜样物质和胶原，最终导致肾小球玻璃样变和纤维化。由于肾炎引起的高血压，细小动脉出现明显的硬化。部分肾小管萎缩或消失，间质发生明显的纤维化，间质内可有淋巴细胞浸润。间质纤维化使病变肾小球相互靠拢、集中。但不同肾单位的病变程度不一致，病变轻的肾单位常出现代偿性改变，肾小球体积大，肾小管扩张，扩张的肾小管内可见各种管型（图9-6）。因硬化、纤维化而收缩的肾单位和代偿扩张的肾单位相互交错，使肾脏呈现颗粒状。

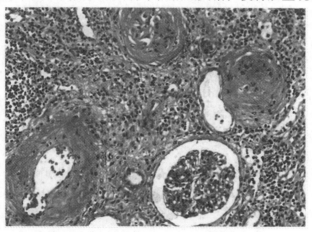

图 9-6　慢性肾小球肾炎

图右上方两个肾小球纤维化、玻璃样变，下方可见代偿性肥大的肾小球，左下角见硬化的小动脉，间质纤维增生，炎症细胞浸润

3. 临床病理联系

（1）尿的变化：由于大量肾单位破坏，肾功能丧失，血液在通过残存的肾单位时速度加快，肾小球滤过率增加，但肾小管重吸收功能有限，尿浓缩功能降低，导致多尿、夜尿和低比重尿。

（2）高血压：肾单位纤维化使肾组织严重缺血，肾素分泌增加，血压持续增高，可引起左心室肥大。

（3）贫血：主要原因是肾单位被破坏，促红细胞生成素分泌减少，以及体内代谢产物堆积，对骨髓造血功能产生抑制。

（4）氮质血症和尿毒症：随着丧失功能的肾单位逐渐增多，肾脏功能障碍不断加重，代谢产物不能及时排出，水、电解质和酸碱平衡紊乱而引起氮质血症，晚期发展为尿毒症。

慢性肾炎病情进展的速度有很大差异，但预后均极差。患者常因尿毒症或高血压引起心力衰竭和脑出血而死亡。

（芮广利）

第二节　肾盂肾炎

肾盂肾炎是主要累及肾盂、肾间质和肾小管的化脓性炎症，是肾脏最常见的疾病之一。肾盂肾炎可分为急性和慢性两种。急性由细菌感染引起，常和尿路感染有关。慢性除细菌感染外，还和膀胱、输尿管反流等因素有关。本病多见于女性，发病率为男性的 9～10 倍。临床症状为发热、腰部酸痛、血尿和脓尿等，并可出现尿频、尿急和尿痛等膀胱刺激症状。晚期可出现肾功能不全和高血压，甚至形成尿毒症。

一、病因和发病机制

肾盂肾炎主要由细菌感染引起，最常见的致病菌是寄生于肠道的革兰阴性细菌，大肠埃希菌占 60%～80%，其他为变形杆菌、产气杆菌、肠杆菌和葡萄球菌等，也可由其他细菌或真菌引起。急性肾盂肾炎常由一种细菌引起，慢性则可为两种或更多细菌的混合感染。肾盂肾炎时细菌感染有以下两种途径。

1. 上行性感染

为常见的感染途径。患者发生尿道炎、膀胱炎等炎症时，细菌可沿输尿管或输尿管周围淋巴上行至肾盂、肾盏和肾间质。病原菌以大肠埃希菌为主，病变可为单侧或双侧。

2. 血源性（下行性）感染

较少见。在败血症或感染性心内膜炎时，细菌随血流进入双侧肾脏，首先栓塞于肾小球或肾小管周围毛细血管网，局部出现化脓性改变，然后依次累及肾小管、肾盏和肾盂。金黄色葡萄球菌为最常见的致病菌。

正常膀胱和膀胱内尿液是无菌的，上行性感染的前提是大肠埃希菌等细菌侵入并在远侧尿道内生长繁殖，以及细菌在尿道黏膜上皮的黏附。其重要诱发因素：①为尿路梗阻（如结石）或损伤，尿路阻塞可使感染反复发作，急性转为慢性，新鲜病变转陈旧病变，陈旧病变则转化为瘢痕；②膀胱镜检查及尿道插管可损伤黏膜并可能带入细菌，应予以注意；③反流性或伴有反流的慢性肾盂肾炎，具有先天性膀胱、输尿管反流或肾内反流的儿童反复感染，可使一侧或两侧肾脏出现慢性肾盂肾炎改变；④恶性肿瘤晚期或长期应用免疫抑制剂的患者，机体免疫功能低下，也是肾盂肾炎的诱发因素。

女性尿路感染远较男性多见，与女性尿道短，缺乏前列腺液中的抗菌物质等因素有关。激素的变化也有利于细菌对黏膜的黏附。以上因素可单独或综合发挥作用。

二、临床病理类型

（一）急性肾盂肾炎

急性肾盂肾炎是肾间质和肾盂的急性化脓性炎症，常由上行性感染引起，并与膀胱炎、前列腺炎和尿道炎有密切关系。

1. 病理变化

（1）肉眼观：病变常可为单侧性，也可为双侧性，肾脏体积增大，表面可见散在稍隆起的黄白色脓肿，周围有紫红色充血带环绕。病灶可弥漫分布，也可以局限于肾脏的某一区域。多个病灶可相互融合，形成大的脓肿。切面肾髓质内有黄色条纹，并向皮质延伸，条纹融合处有脓肿形成。肾盂黏膜充血水肿，黏膜表面可有脓性渗出物。严重时，肾盂内可有积脓。

（2）光镜检查：肾组织呈化脓性炎表现，并可有脓肿形成。上行性感染引起的急性肾盂肾炎首先累及肾盂，镜下见黏膜血管扩张充血，组织水肿并有大量中性粒细胞浸润和脓肿形成。以后病变向肾脏表面扩展。早期化脓性改变局限于肾间质，之后可累及肾小管，受累肾小管管腔内出现大量中性粒细胞，可形成白细胞管型。通常肾小球较少受累。尿培养可找到致病菌。

血源性感染引起的肾盂肾炎常先累及肾皮质，尤其是肾小球和肾小球周围的间质。以后病灶逐渐扩大，破坏邻近组织，并向肾盂蔓延。

2. 临床病理联系

急性肾盂肾炎起病急，可出现发热、寒战、白细胞增多、腰部酸痛和肾区叩痛、脓尿、蛋白尿、管型尿、菌尿和血尿等。脓尿在泌尿道不同部位感染时均可形成，但白细胞管型仅在肾小管内形成，提示病变累及肾脏，对肾盂肾炎的临床诊断有意义。尿内病原体的培养有助于确立诊断。

急性肾盂肾炎，一般预后较好，绝大部分病例可在短期内治愈。如出现并发症，如肾乳头坏死、肾盂积脓或肾周围脓肿，则病情加重，严重者可发生败血症或急性肾功能衰竭。

（二）慢性肾盂肾炎

慢性肾盂肾炎的病理特征是肾间质慢性炎症，肾组织瘢痕形成，并使肾盂和肾盏纤维化和变形。慢性肾盂肾炎是慢性肾功衰竭的重要原因之一。

1. 病理变化

（1）肉眼观：慢性肾盂肾炎的肾脏常出现不规则的瘢痕。如病变为双侧性，两侧改变不对称，与慢性肾小球肾炎的弥漫性、均匀性、对称性病变不同。慢性肾盂肾炎的肾脏切面皮髓质界限不清，肾乳头萎缩，肾盂黏膜粗糙。肾盏和肾盂因瘢痕收缩而变形。瘢痕数量多少不等，多见于肾的两级，与这些部位易发生肾内反流有关。

（2）光镜检查：肾间质纤维化，分布不规则，伴淋巴细胞、浆细胞浸润。部分区域肾小管萎缩，有的肾小管扩张，管腔内有均质红染的胶样管型，类似甲状腺滤泡。瘢痕内弓形动脉和小叶间动脉发生闭塞性动脉内膜炎，其他部位细动脉、小动脉可发生玻璃样变和硬化。肾小球球囊周围可发生纤维化，较有特征性。后期肾小球可发生纤维化和玻璃样变（图9-7）。慢性肾盂肾炎急性发作时，出现大量中性粒细胞浸润，并有小脓肿形成。

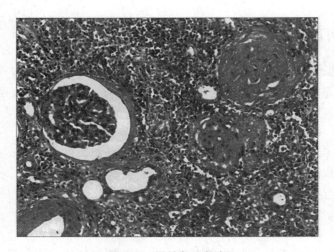

图 9-7　慢性肾盂肾炎

图右上方两个肾小球纤维化，玻璃样变、左侧见肾球囊周围纤
维化，左下角见硬化的小动脉，间质纤维增生，炎症细胞浸润

2. 临床病理联系

慢性阻塞性肾盂肾炎可表现为反复发作的急性肾盂肾炎症状。伴有反流症状的慢性肾盂肾炎发病较隐匿，患者就诊较晚，表现为缓慢发生的肾功不全和高血压，也可在常规检查时发现脓尿或菌尿。因肾小管受累重，尿浓缩功能下降，导致多尿、夜尿。钠、钾和重碳酸盐丧失可引起低钠、低钾及代谢性酸中毒。肾组织纤维化和小血管硬化引起肾组织缺血，肾素分泌增加，引起高血压。长期高血压可导致心力衰竭而危及生命。慢性肾盂肾炎病程长，常反复发作。晚期肾组织大量破坏，出现氮质血症和尿毒症。

（杨　瑞）

第三节　肾脏常见肿瘤

一、肾细胞癌

肾细胞癌，简称肾癌，是发生自肾小管上皮的一组恶性肿瘤，是肾脏最常见的恶性肿瘤，在肾脏恶性肿瘤中占85%，占人类所有恶性肿瘤的2%。本病好发于60~70岁的老人，男性多发，为女性的2~3倍。

1. 病因及发病机制

肾细胞癌的病因与发病机制尚未阐明，一般认为与以下因素有关。

（1）化学性致癌物质：烟草中含有许多致癌物质，除肺癌外，对肾癌的发生也有影响。在吸烟者中肾癌的发生率是非吸烟者的2倍。

（2）遗传因素：绝大多数肾细胞癌是散发的，但约4%的病例有家族性，其特征为发病年龄较轻，常为双侧性或多灶性。已发现其与常染色体显性遗传有关。

（3）其他危险因素：肥胖、高血压、接触性石棉和某些石油产物、重金属等。

2. 病理变化

肉眼观，肿瘤可发生于肾的任何部位，但以上下两极多见，常表现为单侧实质性圆形肿物，直径为 3～15 cm，也可为多灶性或双侧性。肿瘤切面呈淡黄色或灰白色，常有灶状出血、坏死、软化或钙化等改变，表现出红、黄、灰、白等多种颜色相交错的多彩性（图9-8）。肿瘤边缘常有假包膜形成，有时肿瘤周围可见小的瘤结节。瘤体较大时可有出血和囊性变。肿瘤扩展可蔓延到肾盏、肾盂及输尿管，并常侵犯肾静脉，在管腔内形成柱状的瘤栓，有的可延伸至下腔静脉，甚至右心。

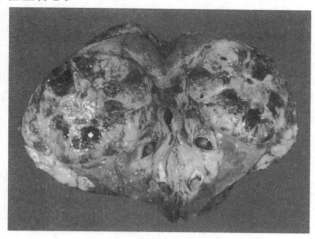

图 9-8　肾细胞癌
肾脏切面见一椭圆形肿块，有假包膜，肿瘤坏死、出血，呈多
彩状

肾细胞癌的组织学分类，以往根据细胞的形态特征，主要分为透明细胞型、颗粒细胞型和肉瘤样型。

3. 临床病理联系

肾癌早期症状多不明显，晚期可有以下表现。

（1）全身症状：晚期患者可出现发热、乏力和体重减轻等。

（2）肾癌三联症：肾癌的典型症状是腰部疼痛、肾区包块和血尿，具有诊断意义，最有意义的症状是间歇性血尿，并可能是镜下血尿。

（3）转移：肾细胞癌间质血管丰富，容易发生血行转移，常在局部症状出现之前就已发生转移。转移最常见于肺和骨，也可发生于局部淋巴结、肝、肾上腺和脑，预后较差。

（4）副肿瘤综合征：肾细胞癌可产生异位激素和激素样物质，在这些物质作用下发生高血压、高钙血症、红细胞增多症或库欣综合征等。

二、肾母细胞瘤

肾母细胞瘤又称 Wilms 瘤或肾胚胎瘤，为儿童肾脏最常见的原发性恶性肿瘤，多发生于 7 岁以下，尤其是 1～4 岁的小儿，偶可见于成人。肾母细胞起源于肾内残留的后肾胚芽组织，其组织学结构与起源组织胚胎期的结构有相似之处，病理上以胚基的幼稚细胞、肾小球和肾小管样结构为特征。

1. 病理变化

（1）肉眼检查：肾母细胞瘤为单个实性肿物，体积常较大，边界清楚，可有假包膜形成。约10%的病例为双侧和多灶性。肿瘤质软，切面灰白色或灰红色，可有灶状出血、囊性变或坏死，有时可见少量骨或软骨。

（2）光镜检查：肾母细胞瘤具有胚胎发育过程不同阶段的幼稚肾小球或肾小管样结构。细胞成分可分为：①上皮样细胞，上皮样细胞体积小，呈圆形，多边或立方形，可形成肾小管或肾小球样结构，也可出现鳞状上皮分化；②间叶组织，间叶细胞多为纤维或黏液性，细胞较小，呈梭形或星状，可出现横纹肌、软骨、骨或脂肪等分化；③胚基的幼稚细胞，胚基幼稚细胞为小圆形或卵圆形原始细胞，胞质极少，细胞密集。

2. 临床病理联系

肾母细胞瘤的主要症状是腹部肿块，巨大肿块的下缘可进入盆腔。也可出现血尿，腹痛或肠梗阻。肿瘤以局部生长为主，较大肿瘤可侵犯肾周脂肪组织或肾静脉。

手术切除、放疗和化疗的综合应用具有较好的疗效。

（杨　瑞）

第十章

内分泌系统疾病

　　内分泌系统包括内分泌腺，内分泌组织和弥散在各器官、系统或组织内的内分泌细胞。内分泌系统与神经系统共同调节机体组织、细胞的生长发育和代谢，维持体内平衡或稳定。由内分泌腺或散在的内分泌细胞所分泌的高效能的生物活性物质，发挥其调节作用，这种化学物质称为激素。大多数激素经血液运输至远距离的靶细胞或组织而发挥作用，这种方式称为远距离分泌；某些激素不经血液运输，仅由组织液扩散而作用于机体各器官、系统或组织内的邻近细胞，这种方式称为旁分泌；有些激素作用于分泌激素细胞本身，此为自分泌；还有的内分泌细胞的信息物质以原位作用于该细胞质内的细胞器，此为胞内分泌。

　　内分泌系统的器官、组织或细胞发生的增生、肿瘤、炎症、血液循环障碍、遗传及其他病变均可引起激素分泌异常（增多或减少），导致功能的亢进或减退，使相应靶器官或组织增生、肥大或萎缩。

第一节　垂体疾病

一、病因及发病机制

（一）下丘脑、垂体后叶疾病

　　垂体位于蝶鞍垂体窝内，$0.5 \text{ cm} \times 0.9 \text{ cm} \times 1.5 \text{ cm}$ 大小，$0.5 \sim 0.9 \text{ g}$ 重。垂体由神经垂体和腺垂体两部分组成，前者分为神经部和漏斗两部分；后者分为远侧部、中间部及结节部三部分。腺垂体的远侧部又称垂体前叶，神经部和中间部合称后叶。垂体内有不同形态和功能的内分泌细胞，并分泌不同激素（表10-1）。

表 10-1　垂体的内分泌细胞与分泌功能

部位		分泌功能
垂体前叶	嗜酸性细胞	促生长素细胞→生长激素（GH）
		催乳素细胞→催乳素（PRL）
	嗜碱性细胞	促甲状腺素细胞→促甲状腺素（TSH）
		促性激素细胞→促卵泡素（FSH）
		促黄体素（LH）

部位		分泌功能
		促肾上腺皮质激素细胞→促肾上腺皮质激素（ACTH）
		↘促脂解激素（LPH）
垂体后叶	嫌色细胞	有少量分泌功能→可分泌上述某种激素
		无分泌功能
		分泌加压素，即抗利尿激素（ADH）
		分泌催产素（OT）

下丘脑-垂体后叶轴的功能性或器质性病变，均可引起其内分泌功能异常而出现各种综合征，如尿崩症等。

尿崩症是由于垂体后叶的抗利尿激素（ADH）缺乏或显著减少而出现多尿、低比重尿、口渴和多饮等临床综合征。根据其病因不同可把尿崩症分为4类：①垂体性尿崩症；②肾性尿崩症；③继发性尿崩症；④原发性尿崩症。以继发性尿崩症较为多见。

（二）垂体前叶功能亢进与功能低下

垂体前叶功能亢进是前叶的某一种或多种激素分泌异常增加，一般由前叶的功能性肿瘤引起，少数由下丘脑作用或其靶器官的反馈抑制作用消失所致，最常见的如性早熟症、垂体性巨人症及垂体性肢端肥大症、催乳素过高血症和垂体性 Cushing 综合征。任何原因造成垂体前叶多数组织的破坏都能引起垂体前叶功能低下，肿瘤、血液循环障碍、外科手术或外伤等均可使前叶激素分泌减少而引起垂体前叶功能低下，常见的临床表现如 Sheehan 综合征、Simmond 综合征和垂体性侏儒症等。

1. 性早熟症

性早熟症是因中枢神经系统疾病（如脑肿瘤、脑积水等）或遗传异常而使下丘脑-垂体过早分泌释放促性腺激素所致，表现为女孩6~8岁、男孩8~10岁出现性发育。

2. 垂体性巨人症及肢端肥大症

本病多由垂体生长激素细胞腺瘤分泌过多的生长激素所致。如果在青春期以前发生，骨骺未闭合，人体和骨骼、器官和组织按比例过度生长，身材异常高大，称为垂体性巨人症；如果在青春期后发生，骨骺已闭合，表现为头颅骨增厚，下颌骨、眶上嵴及颧骨弓增大突出，鼻、唇、舌增厚肥大，皮肤增厚粗糙，面容特异，四肢手足宽而粗厚，手（足）指（趾）粗钝，称为肢端肥大症。

3. 高催乳素血症

高催乳素血症一部分是由于垂体催乳激素细胞腺瘤分泌过多的催乳素（PRL）引起，一部分由下丘脑病变或药物所致，表现为溢乳-闭经综合征：女性闭经、不育和溢乳；男性性功能下降。

4. 垂体性侏儒症

垂体性侏儒症是指因垂体前叶分泌生长激素（GH）部分或完全缺乏所致儿童期生长发育障碍性疾病，表现为骨骼、躯体生长发育迟缓，体型停滞于儿童期，身材矮小，皮肤和颜面可有皱纹，常伴性器官发育障碍，但智力发育正常。

5. Simmond 综合征

Simmond 综合征是由于炎症、肿瘤、血液循环障碍、损伤等多种因素使垂体前叶各种激素分泌障碍的一种综合征，导致相应的靶器官如甲状腺、肾上腺、性腺等萎缩，病程呈慢性经过，以出现恶病质、过早衰老及各种激素分泌低下和产生相应临床症状为特征。

6. Sheehan 综合征

Sheehan 综合征是垂体缺血性萎缩、坏死，导致垂体前叶各种激素分泌减少的一种综合征，多由于分娩时大出血或休克引起，典型病例于分娩后乳腺萎缩、乳汁分泌停止，相继出现生殖器官萎缩、闭经，甲状腺、肾上腺萎缩，功能低下，进而全身萎缩和老化。

二、病理变化

垂体部位发生的肿瘤较多，如垂体腺瘤、不典型腺瘤、垂体腺癌、颅咽管瘤、脑膜瘤、胶质瘤、生殖细胞瘤、畸胎瘤、脊索瘤、转移性肿瘤等，最常见的是垂体腺瘤。

（一）垂体腺瘤

垂体腺瘤是来源于垂体前叶上皮细胞的良性肿瘤，是鞍内最常见的肿瘤，占颅内肿瘤的 10%～20%，高发年龄为 30～60 岁，女性较多见。垂体腺瘤中功能性腺瘤约占 65%。垂体腺瘤的主要临床表现为：①分泌某种过多的激素，表现相应的功能亢进；②肿瘤浸润、破坏、压迫垂体，使其激素分泌障碍，表现为功能低下；③肿瘤压迫视神经表现为视野损失、视力下降或失明等。

1. 肉眼观

肿瘤大小不一，直径为 0.1～10 cm，直径 <1 mm 为垂体微腺瘤，直径小于 1 cm 为小腺瘤，大于 1 cm 为大腺瘤（图 10-1）。肿瘤一般境界清楚，呈膨胀性生长，约 30% 的腺瘤无包膜，呈侵袭性生长，肿瘤侵入周围脑组织时，称为侵袭性垂体腺瘤。肿瘤质软，色灰白、粉红或黄褐，可有出血、坏死、囊性变、纤维化和钙化。

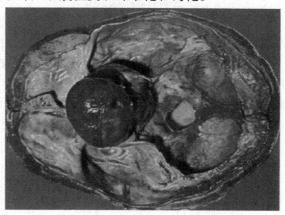

图 10-1　巨大垂体腺瘤

2. 光镜检查

瘤细胞似正常的垂体前叶细胞，核圆形或卵圆形，有小的核仁，多数腺瘤由单一细胞构成，形态一致，少数可由几种瘤细胞构成，瘤细胞排列成片块、条索状、巢状、腺样或乳头状结构，瘤细胞可有一定的异型性，但核分裂罕见，瘤细胞巢之间为血管丰富的纤细间质。

3. 分类

根据组织学、免疫组织化学、电镜、内分泌功能、影像学和手术所见综合考虑，分类如下。

（1）催乳素细胞腺瘤：是垂体腺瘤中最常见的一种，功能性腺瘤近半数为此瘤。年轻妇女多见，血中 PRL 水平增高（>250 ng/mL），临床表现为泌乳，无月经和不育等；瘤细胞多由嫌色细胞或弱嗜酸性细胞构成，瘤细胞排列成乳头、小梁或实性片状，胞质中可见小神经内分泌颗粒，免疫组织化学染色：PRL（+）。

（2）生长激素细胞腺瘤：占垂体腺瘤的 10%～15%。由嗜酸性和嫌色瘤细胞构成，胞质内可见神经内分泌颗粒，血中生长激素（GH）水平增高，免疫组织化学染色：GH（+）（图10-2），可出现巨人症或肢端肥大症。

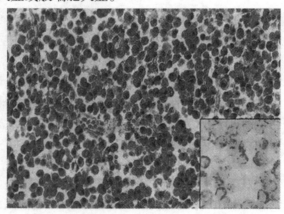

图10-2　垂体嗜酸性细胞腺瘤

右下图示为免疫组织化学染色，瘤细胞呈生长激素（GH）阳性

（3）促肾上腺皮质激素细胞腺瘤：占垂体腺瘤的 10%～15%，瘤细胞嗜碱性，排列呈血窦样结构。患者可出现 Cushing 综合征和 Nelson 综合征，免疫组织化学染色：ACTH 呈阳性。

（4）促性腺激素细胞腺瘤：占 5%～15%，由嫌色性或嗜碱性瘤细胞构成，瘤细胞可同时产生促黄体素（LH）和促卵泡素（FSH）两种激素；临床表现为性功能减退。免疫组织化学染色：FSH 或 LH 阳性，或两者均为阳性。

（5）促甲状腺素细胞腺瘤：约占 1%，大多数患者有甲状腺功能低下，仅少数患者伴有甲亢及血中 TSH 升高。光镜下瘤细胞多为嫌色细胞。免疫组织化学染色：TSH（+）。

（6）多种激素细胞腺瘤：约占 10%，多数为 GH 细胞及 PRL 细胞混合腺瘤，瘤细胞免疫组织化学染色呈多种激素阳性。

（7）无功能性细胞腺瘤：为嫌色瘤细胞构成。

（二）垂体腺癌

垂体腺癌少见，单纯从瘤细胞形态很难区别腺瘤和腺癌。有人认为明显侵犯脑组织或通过脑脊液脑内播散转移，或通过血行颅外转移，不论其形态如何都是恶性表现；如果核异型性明显，核分裂象显著增多，Ki67 指数高，且向周围组织侵犯，甚至出现骨质缺损，可考虑诊断为恶性。

（嵇晶晶）

第二节　甲状腺疾病

一、弥漫性非毒性甲状腺肿

弥漫性非毒性甲状腺肿也称单纯性甲状腺肿，常由于缺碘致甲状腺素分泌不足，TSH分泌增多，甲状腺滤泡上皮增生，滤泡内胶质堆积而使甲状腺肿大。本病常呈地域性分布，又称地方性甲状腺肿，也可为散发性。据报道，目前全世界约有10亿人生活在碘缺乏地区，我国病区人口超过3亿，大多位于内陆山区及半山区，全国各地均有散发。本病主要表现为甲状腺肿大（图10-3），一般无症状，部分患者后期可出现吞咽和呼吸困难，少数患者可伴有甲状腺功能亢进或低下等症状。

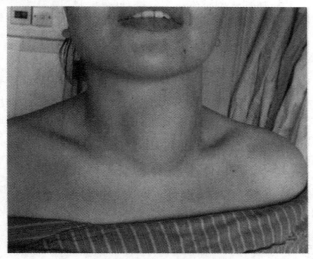

图 10-3　甲状腺肿大

（一）病因及发病机制

1. 缺碘

地方性水、土、食物中缺碘及机体在青春期、妊娠期和哺乳期对碘需求量增加而相对缺碘，甲状腺素合成减少，通过反馈刺激垂体 TSH 分泌增多，甲状腺滤泡上皮增生，摄碘功能增强，达到缓解。如果持续长期缺碘，一方面滤泡上皮增生，另一方面所合成的甲状腺球蛋白没有碘化而不能被上皮细胞吸收利用，滤泡腔内充满胶质，使甲状腺肿大。

2. 致甲状腺肿因子的作用

（1）饮用水中大量钙和氟可引起甲状腺肿，因其影响肠道碘的吸收，使滤泡上皮细胞质内钙离子增多，从而抑制甲状腺素分泌。

（2）某些食物（如卷心菜、木薯等）可致甲状腺肿，如木薯内含氰化物，抑制碘化物在甲状腺内运送。

（3）硫氰酸盐及过氯酸盐妨碍碘向甲状腺聚集。

（4）药物如硫脲类药、磺胺药、锂、钴及高氯酸盐等，可抑制碘离子的浓集或碘离子有机化。

3. 高碘

长期饮用富含碘的水，因碘摄入过多，过氧化物酶的功能基团过多地被占用，影响酪氨酸氧化，因而碘的有机化过程受阻，甲状腺呈代偿性肿大。

4. 遗传与免疫

家族性甲状腺肿的原因是激素合成中有关酶的遗传性缺乏，如过氧化物酶、去卤化酶的缺陷及碘酪氨酸偶联缺陷等。有人认为甲状腺肿的发生与自身免疫机制参与有关。

（二）病理变化

根据非毒性甲状腺肿的发生、发展过程和病变特点，可将其分为 3 个时期。

1. 增生期

又称弥漫性增生性甲状腺肿。肉眼观，甲状腺弥漫性对称性中度增大，一般不超过 150 g（正常 20 ~ 40 g），表面光滑；光镜下，滤泡上皮增生呈立方状或低柱状，伴小滤泡形成，胶质较少，间质充血。甲状腺功能无明显改变。

2. 胶质贮积期

又称弥漫性胶性甲状腺肿。因长期持续缺碘，胶质大量贮积。肉眼观，甲状腺弥漫性对称性显著增大，重 200 ~ 300 g，表面光滑，切面呈浅色或棕褐色，半透明胶冻状；光镜下见滤泡大小不等，大部分滤泡上皮复旧变扁平，滤泡腔高度扩大，腔内大量胶质贮积（图 10-4），但仍可见小滤泡的部分上皮增生，乳头形成。

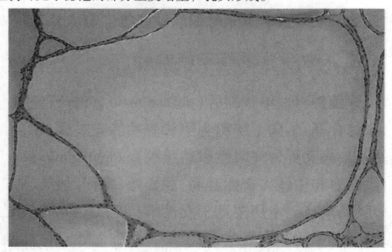

图 10-4　颈部甲状腺肿大

弥漫性非毒性甲状腺肿（胶质贮积期）

3. 结节期

又称结节性甲状腺肿，本病后期滤泡上皮局灶性增生、复旧或萎缩不一致，分布不均，形成结节。肉眼观，甲状腺呈不对称结节状增大，结节大小不等，有的结节境界清楚，常无完整包膜（图 10-5），切面内常见出血、坏死、囊性变、钙化和瘢痕形成；光镜下，部分滤泡上皮呈柱状或乳头样增生，小滤泡形成；部分上皮复旧或萎缩，胶质贮积；间质纤维组织增生、间隔包绕形成大小不一的结节状病灶（图 10-6）。

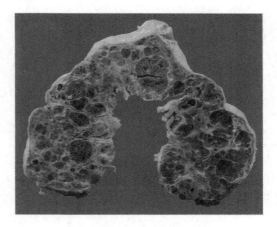

图 10-5　结节性甲状腺肿

甲状腺内有多发性结节，有的分界不清，无完整包膜

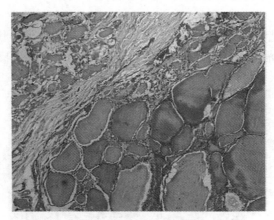

图 10-6　弥漫性非毒性甲状腺肿（结节期）

可见纤维分割，形成结节

二、弥漫性毒性甲状腺肿

弥漫性毒性甲状腺肿，是指血中甲状腺素过多，作用于全身各组织所引起的临床综合征，临床上统称为甲状腺功能亢进症（简称甲亢），由于约有 1/3 患者有眼球突出，故又称为突眼性甲状腺肿（图 10-7）。临床上主要表现为甲状腺肿大，基础代谢率和神经兴奋性升高，如心悸、多汗、烦热、脉搏快、手震颤、多食、消瘦、乏力、突眼等；血 T_3、T_4 高，吸碘率高。本病多见于女性，以 20～40 岁最多见。

（一）病因及发病机制

目前一般认为本病与下列因素有关。①自身免疫性疾病，其根据：一是血中球蛋白增高，并有多种抗甲状腺的自身抗体，且常与一些自身免疫病并存；二是血中存在与 TSH 受体结合的抗体，具有类似 TSH 的作用，刺激滤泡上皮细胞增生，分泌甲状腺激素。②遗传因素，发现某些患者亲属中也患有此病或其他自身免疫病。③有的因精神创伤引起发病，可能的机制是干扰免疫系统而促进自身免疫病的发生。

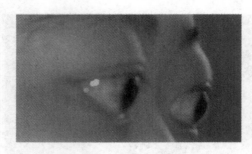

图 10-7　突眼性甲状腺肿

（二）病理变化

1. 肉眼观

病变甲状腺弥漫性对称性增大，为正常的 2～4 倍，表面光滑，血管充血，质较软，切面灰红色，呈分叶状，胶质少，无结节，质实如肌肉样。

2. 光镜检查

（1）滤泡上皮增生呈高柱状，有的呈乳头样增生，并有小滤泡形成。

（2）滤泡腔内胶质稀薄，滤泡周边胶质出现许多大小不一的上皮细胞的吸收空泡。

（3）间质血管丰富、充血，淋巴组织增生（图 10-8）。

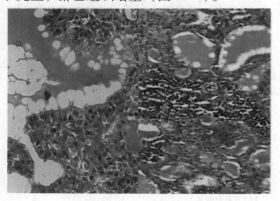

图 10-8　弥漫性毒性甲状腺肿
滤泡腔内有上皮细胞的吸收空泡，间质淋巴组织增生

免疫荧光：滤泡基底膜上有 IgG 沉着。手术前须经碘治疗，治疗后甲状腺病变有所减轻，甲状腺体积缩小、质变实，光镜下见上皮细胞变矮、增生减轻，胶质增多变浓，吸收空泡减少，间质血管减少，淋巴细胞也减少。

除甲状腺病变外，全身可有淋巴组织增生、胸腺和脾脏增大，心脏肥大，心肌细胞、肝细胞可有变性、坏死及纤维化。眼球外突的原因是眼球外肌水肿，球后纤维脂肪组织增生、淋巴细胞浸润和黏液水肿。

三、甲状腺炎

（一）亚急性甲状腺炎

亚急性甲状腺炎又称肉芽肿性甲状腺炎，是一种与病毒感染有关的肉芽肿性炎症。女性发病多于男性，中青年多见。起病急，发热，颈部有压痛，病程短，常在数月内恢复正常。

1. 肉眼观

甲状腺呈不均匀结节状，轻至中度增大，质实，橡皮样。切面病变呈灰白色或淡黄色，可见坏死或瘢痕，常与周围组织有粘连。

2. 光镜检查

病变呈灶性分布，部分滤泡被破坏，胶质外溢，引起类似结核结节的肉芽肿形成，并有多量的中性粒细胞及不等量的嗜酸性粒细胞、淋巴细胞和浆细胞浸润，可形成微小脓肿，伴异物巨细胞反应，但无干酪样坏死。愈复期巨噬细胞消失，滤泡上皮细胞再生，间质纤维化，瘢痕形成。

本病主要需与其他肉芽肿性炎鉴别，如结核和结节病，亚急性甲状腺炎的肉芽肿内可有胶样物质，无干酪样坏死和结核杆菌。

（二）慢性甲状腺炎

1. 慢性淋巴细胞性甲状腺炎

又称桥本甲状腺炎、自身免疫性甲状腺炎，是一种自身免疫病。多见于中年女性，临床上表现为甲状腺无痛性弥漫性肿大，晚期常有甲状腺功能低下的表现，TSH 较高，$T_3 \times T_4$ 低，患者血内出现多种自身抗体。

（1）肉眼观：甲状腺弥漫性对称性肿大，质较韧，重量一般为 60~200 g，被膜轻度增厚，但与周围组织无粘连，切面呈分叶状，色灰白或灰黄。

（2）光镜检查：甲状腺广泛破坏、萎缩，大量淋巴细胞及不等量的嗜酸性粒细胞浸润，淋巴滤泡形成，纤维组织增生。

2. 纤维性甲状腺炎

又称 Riedel 甲状腺肿或慢性木样甲状腺炎，原因不明，罕见。男女发病比例为 1：3，发病年龄为 30~60 岁，早期症状不明显，晚期甲状腺功能低下，增生的纤维瘢痕组织压迫可产生声音嘶哑、呼吸及吞咽困难等。

（1）肉眼观：甲状腺中度肿大，病变范围和程度不一，病变呈结节状，质硬似木样，与周围组织明显粘连，切面灰白色。

（2）光镜检查：滤泡萎缩，大量纤维组织增生、玻璃样变，有淋巴细胞浸润。

本病与淋巴细胞性甲状腺炎的主要区别是：①本病向周围组织蔓延、侵犯、粘连；后者仅限于甲状腺内；②本病虽有淋巴细胞浸润，但不形成淋巴滤泡；③本病有显著的纤维化及玻璃样变，质硬。

四、甲状腺肿瘤

甲状腺发生的肿瘤种类较多，组织学分类也不一致，现就常见的甲状腺肿瘤介绍如下。

（一）甲状腺腺瘤

甲状腺腺瘤是甲状腺滤泡上皮发生的一种常见良性肿瘤。往往在无意中发现，中青年女性多见。肿瘤生长缓慢，随吞咽活动而上下移动。肉眼观，多为单发，呈圆形或类圆形，有完整的包膜，常压迫周围组织，直径一般 3~5 cm，切面多为实性，色黯红或棕黄（图 10-9），可并发出血、囊性变、钙化和纤维化。根据瘤组织形态学特点分类介绍如下。

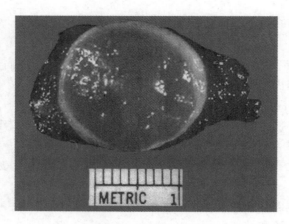

图 10-9　甲状腺腺瘤

腺瘤呈卵圆形，包膜完整，分界清楚

1. 单纯型腺瘤

包膜完整，瘤组织由大小较一致，排列拥挤，内含胶质，由与成人正常甲状腺相似的滤泡构成。

2. 胶样型腺瘤

肿瘤组织由大滤泡或大小不一的滤泡组成，滤泡内充满胶质，并可互相融合成囊。

3. 胎儿型腺瘤

肿瘤组织主要由小且一致、仅含少量胶质或没有胶质的小滤泡构成，上皮细胞为立方形，似胎儿甲状腺组织。

4. 胚胎型腺瘤

瘤细胞小，大小较一致，分化好，呈片状或条索状排列，偶见不完整的小滤泡，无胶质，间质疏松呈水肿状。

5. 嗜酸细胞型腺瘤

又称 Hurthle（许特莱）细胞腺瘤。较少见，瘤细胞大而呈多角形，核小，胞质丰富、嗜酸性，内含嗜酸性颗粒。电镜下见嗜酸性细胞内有丰富的线粒体，即 Hurthle 细胞。瘤细胞排列成索网状或巢状，很少形成滤泡。

6. 非典型腺瘤

瘤细胞丰富，部分为梭形，有轻度非典型增生，可见核分裂象。瘤细胞排列成索状或巢片状，不形成滤泡，间质少，但无包膜和血管侵犯。本型应与髓样癌和转移癌鉴别，可作 TTF-1、降钙素（CT）、上皮膜抗原（EMA）和角蛋白等免疫组织化学检查，髓样癌细胞呈 TTF-1、CT 阳性，转移癌不表达甲状腺球蛋白（TG）。

结节性甲状腺肿和甲状腺腺瘤的诊断及鉴别要点：①前者常为多发结节，无完整包膜；后者一般单发，有完整包膜；②前者滤泡大小不一致，一般比正常的大；后者则滤泡及滤泡上皮细胞大小较一致；③前者周围甲状腺组织无压迫现象，邻近的甲状腺内与结节内有相似病变；后者周围甲状腺有压迫现象，周围和邻近处甲状腺组织均正常。

（二）甲状腺癌

甲状腺癌是一种常见的恶性肿瘤，是原发甲状腺最常见的恶性肿瘤，男女发病比例约为

2：3，以40~50岁多见。各类型的甲状腺癌生物学特性有很大差异，有的生长较为缓慢；有的原发灶很小，却发生转移，常因颈部淋巴结肿大而就诊；有的短期内生长很快，浸润周围组织引起症状。甲状腺癌的主要组织学类型如下。

1. 乳头状癌

是原发性甲状腺癌中最常见的类型，占甲状腺癌的60%，青少年女性较多见，肿瘤生长缓慢，恶性程度较低，预后较好，10年生存率达80%以上。但局部淋巴结转移较早。

（1）肉眼观：肿瘤一般呈球形，直径约3 cm，无包膜，切面灰白色，质地较硬。部分病例有囊形成，囊内可见乳头，又称为乳头状囊腺癌（图10-10）。

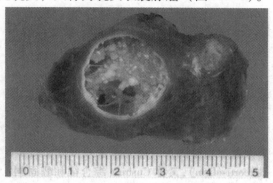

图 10-10　甲状腺乳头状囊腺癌
肿瘤呈囊状，囊内癌组织形成许多乳头状结构

（2）光镜检查：乳头分支多，乳头中心有纤维血管间质，间质内常见呈同心圆状的钙化小体，即砂粒体（图10-11），有浸润，有助于诊断。乳头上皮常呈单层，癌细胞核染色质少，常呈透明毛玻璃样，无核仁，有核沟，核内假包涵体，核相互重叠。癌直径小于1 cm，称为微小癌。多在尸检中或因进行甲状腺切除时发现或因颈淋巴结转移才被注意。微小癌预后较好，远处转移少见。

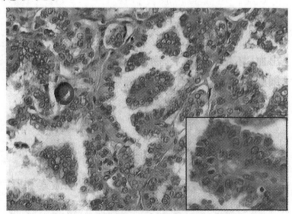

图 10-11　甲状腺乳头状癌
细胞核呈毛玻璃状，有核沟，伴砂粒体形成

甲状腺乳头状癌呈 TTF-1、TG、CK19、RET、HMBE-1 和 Galectin-3 阳性。乳头状癌 BRAF、TERT 等基因突变的检测有助于对其进行风险分层、预后预测及治疗靶点的评估。

2. 滤泡癌

是甲状腺向滤泡分化形成的恶性肿瘤，缺乏乳头状癌的诊断特征。常比乳头状癌预后差，占甲状腺癌的 20% ~25%。多发于 40 岁以上女性，易发生血行转移。

（1）肉眼观：结节状，有包膜，但光镜下血管和（或）包膜浸润；部分病例包膜不完整，浸润周围甲状腺组织，切面灰白色、质软。

（2）光镜检查：可见不同分化程度的滤泡，分化极好的滤泡癌很难与腺瘤区别，需对肿瘤及包膜多处取材、切片，尤其是否有包膜和血管侵犯加以鉴别（图 10-12）。分化差的呈实性巢片状，瘤细胞显著异型性，滤泡少且含胶质量少。新版 WHO 提出具有乳头样核特征的非浸润性甲状腺滤泡性肿瘤为交界性肿瘤。滤泡癌呈 TTF-1、TG 阳性。

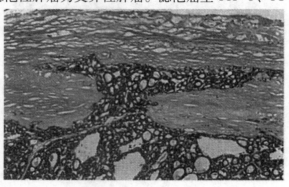

图 10-12 甲状腺滤泡癌

3. 髓样癌

占甲状腺癌的 5% ~10%，是由滤泡旁细胞发生的恶性肿瘤，属于 APUD 瘤。40 ~60 岁为高发年龄，部分为家族性常染色体显性遗传，肿瘤分泌降钙素，产生严重腹泻和低钙血症，有的同时分泌其他多种激素和物质。

（1）肉眼观：单发或多发，可有假包膜，直径 1 ~11 cm，切面灰白色或黄褐色，质实且软。

（2）光镜检查：瘤细胞圆形或多角形或梭形，核圆形或卵圆形，核仁不明显，核分裂象罕见。瘤组织呈实体片巢状或乳头状、滤泡状、旋涡状排列，间质内常有淀粉样物质沉着（图 10-13）（可能与降钙素的分泌有关）。

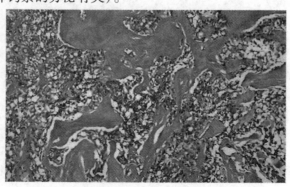

图 10-13 甲状腺髓样癌

（3）电镜检查：胞质内有大小较一致的神经内分泌颗粒。

髓样癌呈 TTF-1、CT、突触素（Syn）、嗜铬素 A（CgA）阳性，TG 阴性；滤泡癌、乳头状癌和未分化癌 TG 均为阳性，而 CT 均阴性。

4. 未分化癌

占甲状腺癌的 5%～10%，又称间变性癌或肉瘤样癌。多见于 50 岁以上，女性较多见。生长快，早期即可发生浸润和转移，恶性程度高，预后差。

（1）肉眼观：肿块较大，无包膜，广泛浸润、破坏，切面灰白色，常有出血、坏死。

（2）光镜检查：癌细胞大小、形态不一，核分裂象多见。

组织学上可分为小细胞型、梭形细胞型、巨细胞型和混合细胞型。癌细胞可表达 Keratin、EMA 及 p53，几乎不表达 TG、TTF-1。

（嵇晶晶）

第十一章

神经系统疾病

第一节 中枢神经系统感染性疾病

中枢神经系统的感染可由细菌、病毒、立克次体、螺旋体、真菌和寄生虫等引起，表现为脑膜炎、脑脓肿、脑膜脑炎等。艾滋病病毒还可导致机会性感染（弓形体病、巨细胞病毒感染），或引起中枢神经系淋巴瘤。病原体可通过下列途径侵入：①血源性感染，如脓毒血症的感染性栓子等；②局部扩散，如颅骨开放性骨折、乳突炎、中耳炎、鼻窦炎等；③直接感染，如创伤或医源性（腰椎穿刺）感染；④经神经感染，如狂犬病病毒可沿周围神经，单纯疱疹病毒可沿嗅神经、三叉神经侵入中枢神经系统。

一、细菌性疾病

常见的颅内细菌性感染为脑膜炎和脑脓肿。

（一）脑膜炎

脑膜炎包括硬脑膜炎和软脑膜炎，以后者常见，包括软脑膜、蛛网膜和脑脊液的感染。严重及病程较长者可累及脑实质而引起脑膜脑炎。

脑膜炎一般分为 3 种基本类型：化脓性脑膜炎（多由细菌引起）、淋巴细胞性脑膜炎（多为病毒所致）和慢性脑膜炎（由结核杆菌、梅毒螺旋体、布鲁斯杆菌及真菌引起）。本节以流行性脑脊髓膜炎为例叙述急性化脓性脑膜炎。

流行性脑脊髓膜炎是由脑膜炎双球菌感染引起的脑脊髓膜的急性化脓性炎症。多为散发性，在冬春季可引起流行，因此称为流行性脑膜炎（简称流脑）。患者多为儿童和青少年。临床上可出现发热、头痛、呕吐、皮肤瘀点（斑）和脑膜刺激症状，严重者可出现中毒性休克。

1. 病因及发病机制

脑膜炎双球菌具有荚膜，能抵抗体内白细胞的吞噬作用。患者或带菌者鼻咽部分泌物中的细菌通过咳嗽、喷嚏等借飞沫传播，经呼吸道侵入人体，但大多数不发病，或仅有局部轻度卡他性炎，成为带菌者。当机体抗病能力低下或菌量多、毒力强时，细菌在局部大量繁殖，产生内毒素，引起短期菌血症或败血症。2%～3% 机体抵抗力低下患者，病菌到达脑（脊）膜，定位于软脑膜，引起化脓性脑膜炎。化脓菌可在蛛网膜下腔的脑脊液中迅速繁殖、播散，因此脑膜炎症一般呈弥漫分布。

2. 病理变化

根据病情进展，一般可分为 3 期。

（1）上呼吸道感染期：细菌在鼻咽部黏膜繁殖，经 2～4 天潜伏期后，出现上呼吸道感染症状。主要病理变化为黏膜充血、水肿，少量中性粒细胞浸润和分泌物增多。1～2 天后，部分患者进入败血症期。

（2）败血症期：大部分患者的皮肤、黏膜出现瘀点（斑），为细菌栓塞在小血管和内毒素对血管壁损害所致的出血灶，该处刮片也常可找见细菌。此期血培养可呈阳性。因内毒素的作用，患者可有高热、头痛、呕吐及外周血中性粒细胞增高等表现。

（3）脑膜炎症期：此期的特征性病变是脑脊髓膜的化脓性炎症。

1）肉眼观：脑脊膜血管高度扩张充血。病变严重的区域，蛛网膜下腔充满灰黄色脓性渗出物，覆盖于脑沟脑回，以致结构模糊不清（图 11-1），边缘病变较轻的区域可见脓性渗出物沿血管分布。脓性渗出物可累及大脑凸面矢状窦附近或脑底部视神经交叉及邻近各池（如交叉池、脚间池）。由于炎性渗出物的阻塞，脑脊液循环发生障碍，可引起不同程度的脑室扩张。

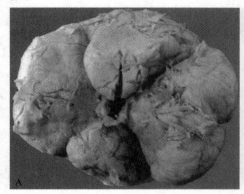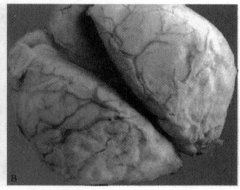

图 11-1 流行性脑脊髓膜炎（大体）
蛛网膜下腔见多量脓液积聚。脓性渗出物见于脚间池（A）和大脑凸面（B）

2）镜下观：蛛网膜血管高度扩张充血，蛛网膜下腔增宽，其中见大量中性粒细胞、浆液及纤维素渗出和少量淋巴细胞、单核细胞浸润（图 11-2）。用革兰染色，在细胞内外均可找到致病菌。脑实质一般不受累，邻近的脑皮质可有轻度水肿。严重病例可累及邻近脑膜的脑实质，使神经元变性，称脑膜脑炎。病变严重者可引发脉管炎和血栓形成，导致脑实质缺血和梗死。

3. 临床病理联系

（1）脑膜刺激症状：表现为颈项强直和屈髋伸膝征（Kernig sign）阳性。颈项强直是由于炎症累及脊髓神经根周围的蛛网膜、软脑膜和软脊膜，使神经根在通过椎间孔处受压，当颈部或背部肌肉运动时，牵引受压的神经根而产生疼痛。这是颈部肌肉发生的一种保护性痉挛状态。在婴幼儿，其腰背部肌肉发生保护性痉挛，可形成角弓反张的体征。Kernig 征阳性是因腰骶节段脊神经后根受到炎症波及而受压，当屈髋伸膝试验时，坐骨神经受到牵引而发生疼痛。

（2）颅内压升高症状：表现为剧烈的头痛、喷射性呕吐、视神经乳头水肿、小儿前囟饱满等症状和体征。这是由脑膜血管充血，蛛网膜下腔脓性渗出物积聚，蛛网膜颗粒因脓性渗出物的阻塞而致脑脊液吸收障碍等原因所致，如伴有脑水肿则颅内压升高更显著。

（3）脑脊液改变：表现为压力增高，浑浊或呈脓性，细胞数及蛋白含量增多，糖量减少，涂片及培养均可找到脑膜炎双球菌。

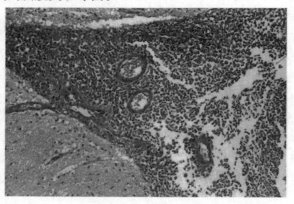

图 11-2　流行性脑脊髓膜炎

脑实质表面软脑膜血管扩张、充血，蛛网膜下腔内见大量
中性粒细胞浸润

4. 结局和并发症

由于及时治疗及抗生素的广泛应用，大多数患者可痊愈，目前病死率已降至 5% 以下。只有极少数患者并发以下后遗症：①脑积水，由于脑膜粘连，脑脊液循环障碍所致；②颅神经受损麻痹，如耳聋、视力障碍、面神经麻痹等；③颅底部动脉炎致阻塞性病变，引起相应部位脑梗死。

少数病例（主要是儿童）起病急骤，病情危重，称为暴发型流脑。根据临床病理特点，可分为以下两型。

（1）暴发型脑膜炎双球菌败血症：主要表现为败血症性休克，脑膜的炎症病变较轻。短期内出现皮肤和黏膜的广泛性出血点和瘀斑及周围循环衰竭等严重临床表现。过去认为是因严重感染致双侧肾上腺广泛出血以及急性肾上腺功能衰竭所致，并将这种综合表现称为沃—佛综合征。现认为是由于大量内毒素释放入血引起中毒性休克及弥散性血管内凝血，两者相互影响，引起病情进一步恶化的结果。

（2）暴发型脑膜脑炎：脑膜炎波及软脑膜下的脑组织，在内毒素的作用下，脑微循环障碍、血管壁通透性增高，引起脑组织瘀血和大量浆液渗出，进而发生严重脑水肿，颅内压急骤升高。临床表现为突发高热、剧烈头痛、频繁呕吐，常伴惊厥、昏迷或脑疝形成，可危及生命。

（二）脑脓肿

脑脓肿的致病菌多为葡萄球菌、链球菌等需氧菌。近年来厌氧菌属无芽孢革兰阴性菌、类杆菌等致病菌也常见。脑脓肿的发病部位和数目与感染途径有关。血源性感染者常为多发性，可分布于大脑各部。由局部感染灶直接蔓延所致者常为单发，其中耳源性（化脓性中耳炎、乳突炎）脑脓肿多见于颞叶或小脑；鼻窦（额窦）炎引起的脑脓肿多见于额叶。

脑脓肿的病理变化与颅外器官的脓肿相似。急性脓肿发展快，境界不清，可向周围扩展，甚至破入蛛网膜下腔或脑室，引起脑室积脓，可迅速致死。慢性脓肿边缘可形成炎性肉芽组织和纤维包膜，境界清楚（图11-3）。脑脓肿周围组织水肿明显，伴有星形胶质细胞增生。

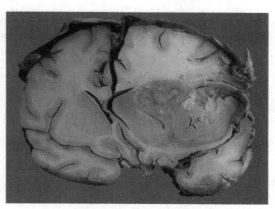

图 11-3　脑脓肿

脓肿位于一侧大脑半球，脓腔内充满脓液，边界清楚

二、病毒性疾病

引起中枢神经系统病毒性疾病的病毒种类繁多，如疱疹病毒（DNA 病毒，包括单纯疱疹病毒、带状疱疹病毒、EB 病毒、巨细胞病毒等）、虫媒病毒（RNA 病毒，包括乙型脑炎病毒、森林脑炎病毒等）、肠源性病毒（小型 RNA 病毒，如脊髓灰质炎病毒、Coxackie 病毒、ECHO 病毒等）、狂犬病病毒以及人类免疫缺陷病毒（HIV）等，本节主要介绍乙型脑炎病毒引起的乙型脑炎（B）。

流行性乙型脑炎是一种由乙型脑炎病毒感染引起的急性传染病。本病首先发生于日本，且在夏秋之交流行，又称日本夏季脑炎。因与冬季发生的甲型昏睡型脑炎不同，故又称为乙型脑炎。本病起病急，病情重，死亡率高。临床表现为高热、嗜睡、抽搐、昏迷等。儿童发病率明显高于成人，尤以 10 岁以下儿童为多，占乙型脑炎的 50% ~ 70%。

（一）病因及发病机制

本病的病原体是嗜神经性乙型脑炎病毒，为有膜 RNA 病毒。传染源为乙型脑炎患者和中间宿主家畜、家禽。传播媒介为库蚊、伊蚊和按蚊，在我国主要为三节吻库蚊。当带病毒的蚊子叮人吸血时，病毒可侵入人体，先在血管内皮细胞及全身单核巨噬细胞系统中繁殖，然后入血引起短暂病毒血症。病毒能否进入中枢神经系统，取决于机体免疫反应和血脑屏障功能状态。凡机体免疫力强，血脑屏障功能正常者，病毒不能进入脑组织致病，而成为隐性感染，多见于成人。

在免疫功能低下，血脑屏障不健全者，病毒可侵入中枢神经系统而致病。由于受感染的神经细胞表面有膜抗原存在，机体可产生相应的抗体并与其结合，同时激活补体，通过体液免疫或细胞免疫反应引起神经细胞损伤，是本病发病的基础。

（二）病理变化

本病的病变广泛累及脑脊髓实质，引起神经细胞变性、坏死，胶质细胞增生和血管周围炎细胞浸润，属变质性炎。病变以大脑皮质、基底核和视丘最为严重；小脑皮质、丘脑和脑桥次之；脊髓病变最轻，常仅限于颈段脊髓。

1. 肉眼观

软脑膜充血、水肿，脑回变宽，脑沟窄而浅。切面脑组织充血水肿，严重者脑实质有散在点状出血，可见粟粒或针尖大的半透明软化灶，其境界清楚，弥散分布或聚集成群，一般以顶叶及丘脑处最为明显。

2. 镜下观

通常综合出现以下几种基本病变。

（1）血管改变和炎症反应：脑实质血管高度扩张充血，有时可见小灶性出血；脑组织水肿，血管周围间隙增宽。浸润的炎细胞以淋巴细胞、单核细胞和浆细胞为主，仅在早期有为数不多的中性粒细胞。炎细胞浸润多以变性坏死的神经元为中心，或围绕血管周围间隙形成淋巴细胞套（图11-4）。

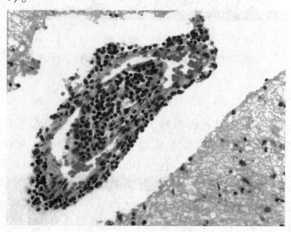

图11-4　流行性乙型脑炎时淋巴细胞套
以淋巴细胞为主的渗出环绕脑组织血管周围呈袖套状外观

（2）神经细胞变性坏死：病毒在神经细胞内增殖，破坏其代谢、功能和结构，引起神经细胞肿胀，尼氏小体消失，胞质内出现空泡、核偏位等。重者神经细胞可发生核固缩、溶解。可见卫星现象和噬神经细胞现象（图11-5）。

（3）软化灶形成：病变严重时，可发生灶性神经组织的液化性坏死，形成质地疏松、染色较淡的镂空筛网状病灶，称为筛状软化灶（图11-6），对本病的诊断具有一定的特征性意义。软化灶可被吸收，由增生的胶质细胞取代而形成胶质瘢痕。

（4）胶质细胞增生：主要是小胶质细胞呈弥漫性或局灶性增生，后者多位于坏死的神经细胞附近或小血管旁，形成小胶质细胞结节（图11-5）。

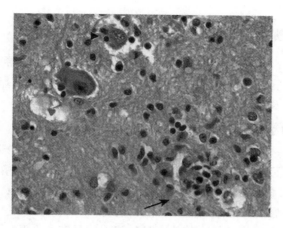

图 11-5　乙型脑炎时的嗜神经细胞现象和小胶质细胞结节

左上角箭头（▼）示噬神经细胞现象，右下角箭头（→）示小胶质细胞结节

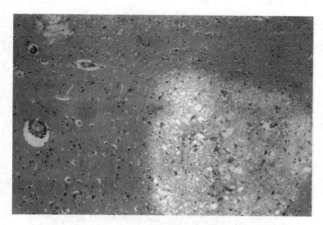

图 11-6　筛状软化灶

脑组织内见淡染的类圆形境界清楚的镂空筛网状病灶，病灶内为液化性坏死的神经组织碎屑和吞噬细胞

（三）临床病理联系

本病早期有高热、全身不适等病毒血症的表现。由于神经细胞广泛受累和脑实质的炎性损害，患者出现嗜睡、昏迷。脑神经核团受损严重时，可出现肌张力增强，腱反射亢进，抽搐、痉挛等上运动神经元损害的表现。脑桥和延髓的运动神经细胞受损严重时，出现吞咽困难，甚至发生呼吸、循环衰竭。由于脑实质血管高度扩张充血，血管壁通透性增加而发生脑水肿，颅内压升高，患者出现头痛、呕吐。严重的颅内压增高可引起脑疝，常见的有小脑扁桃体疝和海马沟回疝。小脑扁桃体疝可致延髓呼吸和心血管中枢受挤压，引起呼吸、循环衰竭而致死。由于脑膜有轻度的炎症反应，临床上也有脑膜刺激症状。

多数患者经治疗后痊愈。少数病例因脑组织病变较重而恢复较慢，甚至不能恢复而留有痴呆、语言障碍、肢体瘫痪等后遗症。病变严重者，有时可因呼吸循环衰竭或并发小叶性肺炎而死亡。

三、海绵状脑病

海绵状脑病是一组以前被划归为慢病毒感染的疾病，以中枢神经系统慢性海绵状退行性变为特征。包括克—雅病（CJD）、库鲁病、致死性家族性失眠症（FFI）、Gerstmann-Straussler 综合征（GSS），以及动物的疯牛病、羊瘙痒症等。

（一）病因及发病机制

该病的致病因子是一种糖脂蛋白，称朊蛋白（PrP），因此该病又称为朊蛋白病。正常的 PrP（PrPC）是神经元的跨膜蛋白，为 α 螺旋结构，可被完全降解。病理状态下，PrP 构型由 α 螺旋转变为 β 折叠，形成异常的 PrP（PrPSC），不能被降解，并具有传染性。PrPSC 可在神经系统中沉积并导致神经系统病变，故目前将 PrP 病归类为一种蛋白质构型病。人类 PrP 的控制基因位于第 20 号染色体，称为 PRNP 基因，具有一个开放的读码框架和一个外显子，对来自任何种系的具转染力的 PrPSC 高度敏感。由 PrP 基因突变引起的散发病例和摄入含有 PrPSC 的感染病例（如疯牛病）可同时存在。

（二）病理变化及临床表现

本病主要累及大脑皮质和深部灰质（尾状核和壳核），病变呈灶性分布。

1. 肉眼观

为大脑萎缩。

2. 光镜检查

神经元胞质内及神经毡（由神经元和胶质细胞的突起构成的网状结构）出现大量的空泡，呈海绵状外观（图 11-7），伴有不同程度的神经元缺失和反应性胶质化，但无炎症反应。PrPSC 常沉积于神经突触，可用免疫组织化学技术检测。PrPSC 在细胞间质中的大量沉积形成库鲁斑，刚果红和 PAS 染色呈阳性反应，多见于 GSS 小脑和变异性 CJD 的大脑皮质。

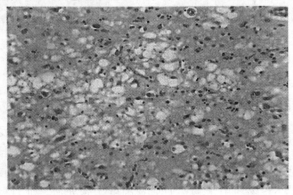

图 11-7　克—雅病

大脑皮层呈现海绵状疏松外观

约 85% 的 CJD 为散发病例，多累及 70 岁以上的老人，但由 PRNP 突变所致的家族性 CJD 可累及年轻人。临床表现多样，多以人格改变起病，患者表现为快速进行性痴呆，常伴有步态异常和肌阵挛。患者多在起病后 7 个月内死亡。

（罗文哲）

第二节 神经系统变性疾病

变性疾病是一组原因不明的以神经元原发性变性为主要病变的中枢神经系统疾病。其共同病变特点在于选择性地累及某 1~2 个功能系统的神经元，引起受累部位神经元萎缩、死亡和星形胶质细胞增生，从而产生受累部位特定的临床表现。常见的变性疾病有：①累及大脑皮质的阿尔茨海默病和皮克（Pick）病，主要表现为痴呆；②累及基底节和脑干的亨廷顿（Huntington）病、帕金森病（Parkinson）病、进行性核上性麻痹和多系统萎缩，主要表现为运动障碍；③累及小脑和脊髓的 Friedriech 共济失调和共济失调性毛细血管扩张症，主要表现为共济失调；④累及运动神经元的肌萎缩性脊髓侧索硬化及脊髓性肌萎缩，主要表现为肌无力。

一、阿尔茨海默病

阿尔茨海默病（AD）是以进行性痴呆为主要临床表现的大脑变性疾病，是老年人群痴呆的最主要原因。AD 多在 50 岁以后起病，随着年龄增长，其发病率有增高趋势，84 岁以上人群可达 47%。临床表现为进行性精神状态衰变，包括记忆、智力、定向、判断力、情感障碍和行为失常等认知功能障碍的表现，后期患者可陷入木僵状态。患者通常在发病后 5~10 年内死于继发感染和全身衰竭。

（一）病因及发病机制

AD 的确切病因和发病机制尚不明。其发病涉及 β 淀粉样蛋白（Aβ）和神经微管结合蛋白 tau 的沉积、炎症反应、遗传及认知损害等其他危险因素。本病多为散发，但至少 5%~10% 为家族性，与本病有关的基因定位于第 21、第 19、第 14 和第 1 号染色体。研究证实 AD 患者乙酰胆碱合成、释放和摄取功能损害，其最主要的改变是基底核神经元的大量缺失导致其投射到新皮质、海马及杏仁核等区域的乙酰胆碱能纤维减少。

目前认为 AD 的基本病变是由 Aβ 和 tau 在脑组织特定部位蓄积形成斑块和缠结所致。Aβ 的产生是触发 AD 发病的关键事件，Aβ 由一种跨膜糖蛋白 APP 异常降解产生，其基因位于 21 号染色体。Aβ 具有高度聚合倾向，随着 Aβ 的聚合增多形成大聚合体，最终在脑组织内沉积形成斑块，导致神经元死亡，并引发炎症反应，进一步导致细胞损伤。然而 Aβ 的少量聚集也可致病，它损害神经传递，对神经元和突触末端有毒性。Aβ 还导致 tau 过磷酸化，进而使 tau 从轴突重新分布于树突和神经细胞体，失去结合微管能力，并聚集形成缠结，致使神经元功能障碍和细胞死亡。19 号染色体上编码脂蛋白 E（ApoE）的基因位点对 AD 的发病有重要影响，ApoE 的变异体 ε4 可促进 Aβ 产生沉积。金属离子铝、锌、铜等可能参与 Aβ 蛋白沉积和氧化还原反应的调节，进而影响 AD 的发生。

（二）病理变化

大脑皮质不同程度萎缩，脑回变窄，脑沟增宽，病变尤以额叶、颞叶和顶叶最为显著。切面可见代偿性脑室扩张。

光镜下：本病的主要病理学改变为老年斑、神经原纤维缠结、颗粒空泡变性和 Hirano 小体形成等。

1. 老年斑

也称神经斑，为细胞外结构，呈圆球形，直径为 20 ~ 200 μm，可见于海马、杏仁核和新皮质。其本质为退变的神经突起围绕中心淀粉样物质，HE 染色呈嗜伊红染色的团块状，中心周围有空晕环绕，外围有不规则嗜银颗粒或丝状物质。银染显示，斑块中心为一均匀的嗜银团（图 11-8），免疫组织化学染色显示淀粉样中心含 Aβ。

电镜下，老年斑是由多个异常扩张弯曲的变性轴突终末及淀粉样细丝构成。

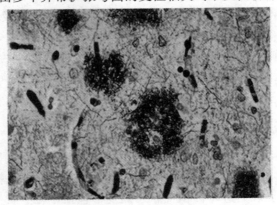

图 11-8　老年斑
光镜下见多个由嗜银性颗粒及细丝组成的老年斑

2. 神经原纤维缠结

为细胞内病变，神经原纤维增粗扭曲形成缠结，银染色可清晰显示。

电镜证实为 7 ~ 10 nm 双螺旋缠绕的微丝构成，主要成分是过磷酸化的 tau 蛋白。多见于皮质神经元，特别是内嗅区皮质、海马、杏仁核、基底前脑和中缝核的锥体细胞。

3. 颗粒空泡变性

表现为神经细胞胞质中出现小空泡，内含嗜银颗粒，多见于海马锥体细胞。

4. Hirano 小体

为神经细胞树突近端棒状嗜酸性包涵体，生化分析证实大多为肌动蛋白，多见于海马锥体细胞。

上述均为非特异性病变，可见于无特殊病变之老龄脑，仅当其数目增多达到诊断标准，具有特定的分布部位，并结合临床才能作出 AD 的诊断。

二、帕金森病

帕金森病（PD）又称原发性震颤性麻痹，是一种纹状体黑质多巴胺能神经元损害导致的神经变性疾病，以运动功能减退为特征。临床表现为震颤、肌强直、姿势及步态不稳。多发生于 50 ~ 80 岁。

（一）病因及发病机制

PD 与纹状体黑质神经元缺失、线粒体损伤及蛋白异常蓄积有关，但其病因和确切机制迄今尚不清楚。

许多环境因素可增加 PD 的易感性，其中最密切的是 MPTP（1-甲基-4 苯基 1，2，3，

6-四氢基吡啶），它可导致黑质神经元死亡，出现 Lewy 小体样包涵体。也有学者认为 PD 为加速性老化病，或为单基因显性遗传病等。至今已发现有 6 种基因与常染色体显性或隐性 PD 有关，其中最重要的是 PARK-1 基因，它与 α 突触核蛋白有关，基因突变后，α 突触核蛋白的功能丢失，形成具有特征性的 Lewy 小体。对 PD 的组织学观察发现，患者存在一种遗传的对外界环境因子的易感性，导致多巴胺神经元损伤，致使多巴胺不足，胆碱能神经功能相对亢进，引起神经功能紊乱。

临床上患者表现为震颤、肌强直、运动减少、姿势及步态不稳、起步及止步困难和假面具样面容等。PD 病程在 10 年以上，患者多死于继发感染或摔伤。

（二）病理变化

特征性的肉眼改变是黑质和蓝斑脱色（图 11-9）。

光镜检查可见神经黑色素细胞丧失，残留的神经细胞中有特征性的 Lewy 小体形成。该小体位于胞质内，呈圆形，中心嗜酸性着色，折光性强，边缘着色浅。

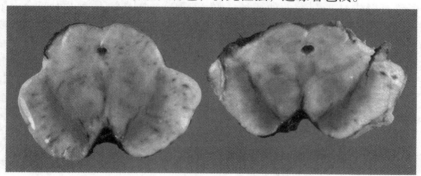

图 11-9　帕金森病
中脑黑质和蓝斑脱色

（刘　楠）

第三节　缺血性脑血管病

脑血管疾病的发病率和死亡率在国内外均名列前茅。在我国其发病率是心肌梗死的 5 倍。脑缺血可激活谷氨酸（兴奋性氨基酸递质）受体，导致大量 Ca^{2+} 进入神经元，致使神经元死亡。缺血缺氧 4 分钟即可造成神经元的死亡。

缺血性脑病是指由于低血压、心脏骤停、失血、低血糖及窒息等原因引起的全脑损伤。

一、病变的影响因素

不同部位的脑组织和不同的细胞对缺氧的敏感性不尽相同。大脑较脑干各级中枢更为敏感，大脑灰质较白质敏感。各类细胞对缺氧的敏感性由高至低依次为：神经元、星形胶质细胞、少突胶质细胞、内皮细胞。神经元中以皮质第 3、第 5、第 6 层细胞，海马锥体细胞和小脑蒲肯野细胞最为敏感，在缺血（氧）时首先受累。

局部血管分布和血管状态与损伤部位有关。发生缺血（氧）时，动脉血管的远心端供血区域最易发生灌流不足。大脑分别由来自颈内动脉的大脑前动脉、大脑中动脉和来自椎动脉的大脑后动脉供血，这3支血管的供应区之间存在一个C形分布的血供边缘带，位于大脑凸面，与矢状缝相平行。发生缺血性脑病时，该区域最易受累。

此外，脑损伤程度也取决于缺血（氧）的程度和持续时间以及患者的存活时间。

二、病理变化

轻度缺氧往往无明显病变，重度缺氧患者仅存活数小时者尸检时也可无明显病变。只有中度缺氧，存活时间在12小时以上患者才出现典型病变。表现为神经元出现中央性尼氏小体溶解和坏死（红色神经元）；髓鞘和轴突崩解；星形胶质细胞肿胀。第1～2天出现脑水肿，中性粒细胞和巨噬细胞浸润，并开始出现泡沫细胞。第4天星形胶质细胞明显增生，出现修复反应。大约30天形成蜂窝状胶质瘢痕。常见的缺血性脑病有层状坏死、海马硬化和边缘带梗死三型：层状坏死累及皮质第3、第5、第6层神经元；海马硬化累及海马锥体细胞；边缘带梗死可形成C形分布的梗死灶（图11-10），极端情况下可引起全大脑梗死。

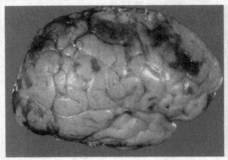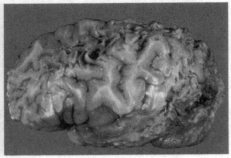

图11-10　大脑缺血性脑病

左图示大脑前、中、后动脉血供边缘带出血性梗死灶呈C形；右图示陈旧性C形梗死灶切面呈蜂窝状

（胡成乙）

参考文献

[1]周俊峰, 孙凯. 医院管理手册 [M]. 北京: 人民卫生出版社, 2016.

[2]梁英杰, 凌启波, 张威. 临床病理学技术 [M]. 北京: 人民卫生出版社, 2011.

[3]王国平. 临床病理诊断指南 [M]. 北京: 科学出版社, 2015.

[4]庞庆丰, 李英. 病理学与病理生理学 [M]. 北京: 化学工业出版社, 2016.

[5]张祥盛. 乳腺病理诊断病例精选 [M]. 北京: 人民卫生出版社, 2015.

[6]王强修, 王新美, 王启志, 等. 消化道肿瘤诊断病理学 [M]. 上海: 大二军医大学出版社, 2013.

[7]黄玉芳. 病理学 [M]. 北京: 中国中医药出版社, 2012.

[8]邹万忠. 肾活检病理学 [M]. 4 版. 北京: 北京大学医学出版社, 2017.

[9]张鹭鹭, 王羽. 医院管理学 [M]. 2 版. 北京: 人民卫生出版社, 2014.

[10]王连唐, 廖冰. 常见疾病病理诊断路径指南 [M]. 广东: 中山大学出版社, 2015.

[11]吴阿阳, 李树平. 临床实验室管理 [M]. 武汉: 华中科技大学出版社, 2017.

[12]来茂德. 病理学高级教程 [M]. 北京: 人民军医出版社, 2015.

[13]毛伟敏. 常见肿瘤病理诊断及报告指南 [M]. 浙江: 浙江大学出版社, 2015.

[14]纪小龙. 乳腺疾病动态变化病理图谱 [M]. 北京: 人民军医出版社, 2016.

[15]慕迎成, 李建明, 李君莲. 临床实验室管理与实践 [M]. 北京: 人民军医出版社, 2013.

[16]张军荣, 杨怀宝. 病理学基础 [M]. 北京: 人民卫生出版社, 2015.

[17]丛玉隆. 实用临床实验室管理学 [M]. 北京: 人民卫生出版社, 2011.

[18]廖松林. 现代诊断病理学手册 [M]. 北京: 北京大学医学出版社, 2015.

[19]陈杰, 病理学 [M]. 3 版. 北京: 人民卫生出版社, 2015.

[20]李艳, 李山. 临床实验室管理学 [M]. 3 版. 北京: 人民卫生出版社, 2012.

[21]王德田, 董建强. 实用现代病理学技术 [M]. 北京: 中国协和医科大学出版社, 2012.

[22]国务院办公厅关于推进分级诊疗制度建设的指导意见国办发 [2015] 70 号. 中华人民共和国国务院公报, 2015 (27): 27-31.

[23]高彤华. 诊断病理学 [M]. 3 版. 北京: 人民卫生出版社, 2013.

[24]陈杰. 病理标本的检查及取材规范 [M]. 北京: 中国协和医科大学出版社, 2013.

[25]陈文祥. 医院管理学·临床实验室管理分册 [M]. 2 版. 北京: 人民卫生出版社, 2011.

彩图附录

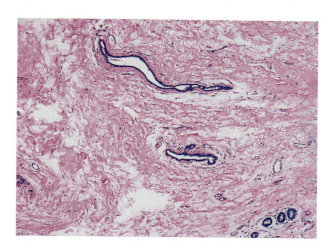

图 4-1　男性乳腺肥大

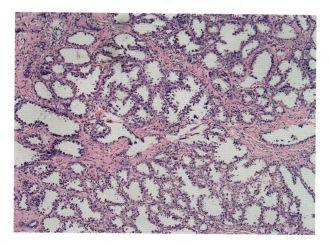

图 4-2　泌乳细胞化生

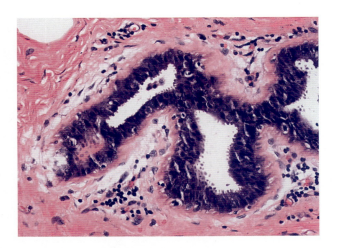

图 4-3 柱状细胞化生

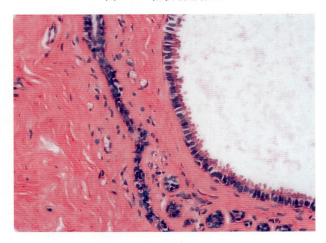

图 4-4 大汗腺化生

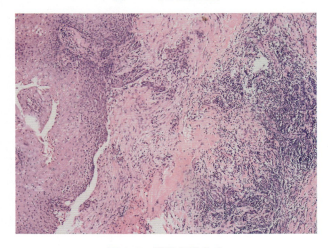

图 4-5 鳞状细胞化生

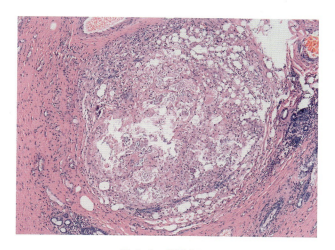

图 4-6　脂肪坏死

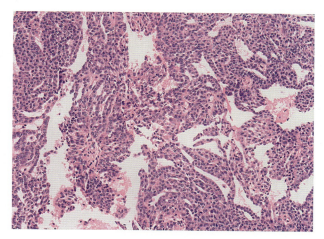

图 4-7　腺肌上皮瘤

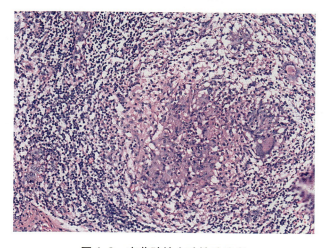

图 4-8　肉芽肿性小叶性乳腺炎

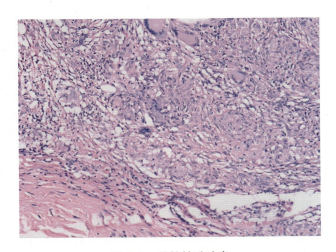

图 4-9　结核性乳腺炎

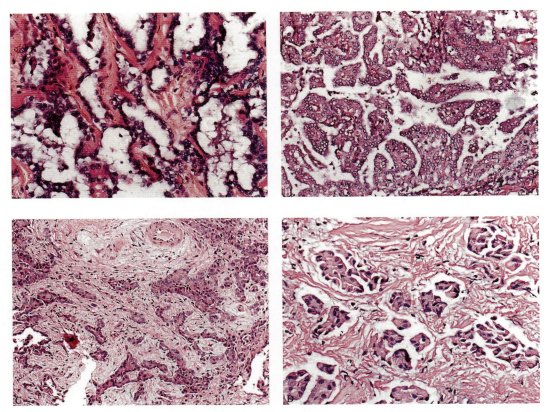

图 5-1　弥漫性上皮样间皮瘤

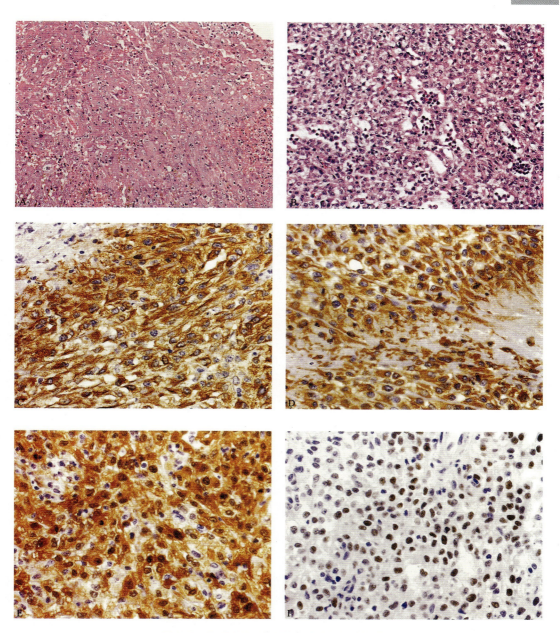

图 5-2　弥漫性上皮样恶性间皮瘤（实性型）

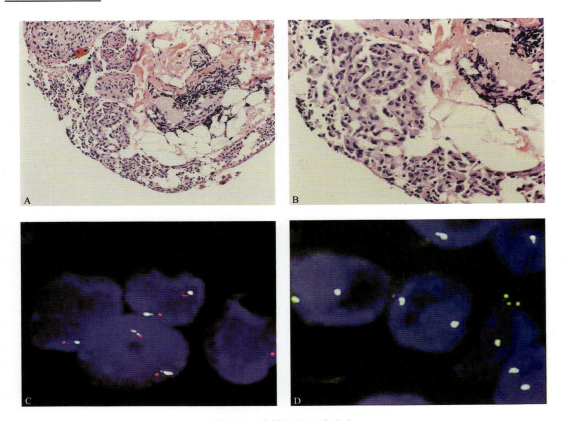

图 5-3　良性间皮细胞增生

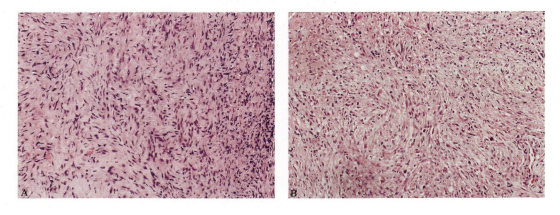

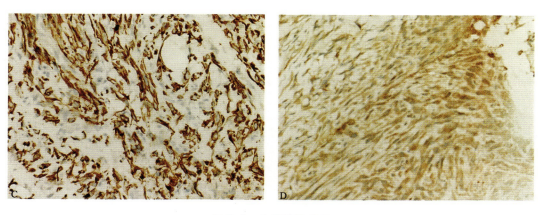

图 5-4　肉瘤样间皮瘤

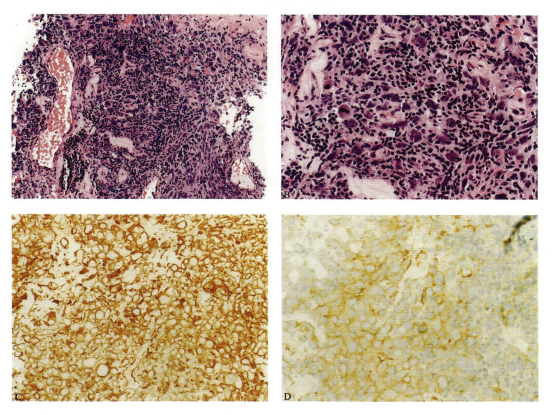

图 5-5　淋巴组织细胞样间皮瘤

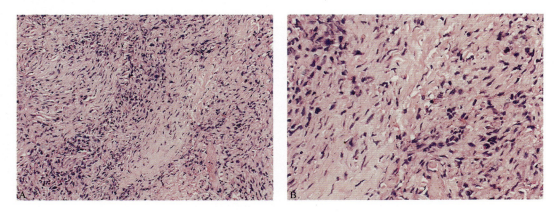

图 5-6 促纤维增生性间皮瘤

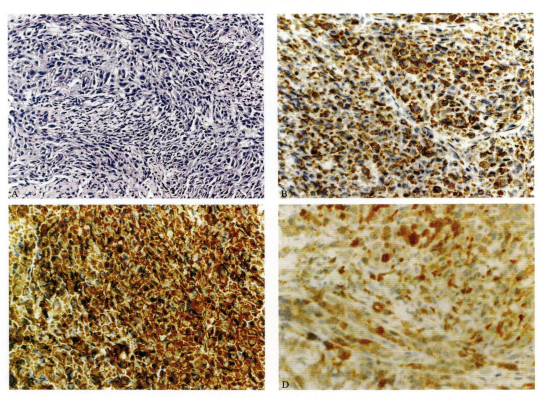

图 5-7 双相性间皮瘤

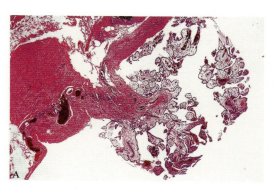 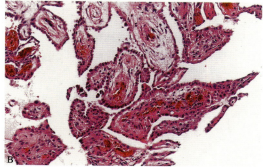

图 5-8 胸膜高分化乳头状间皮瘤

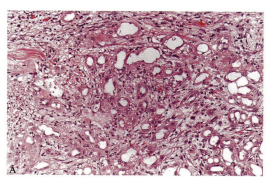 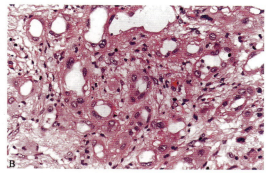

图 5-9 胸膜的腺瘤样瘤

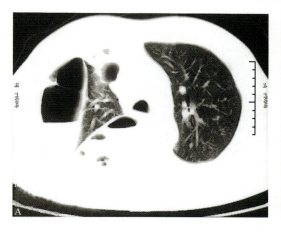 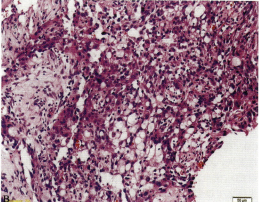

图 5-10

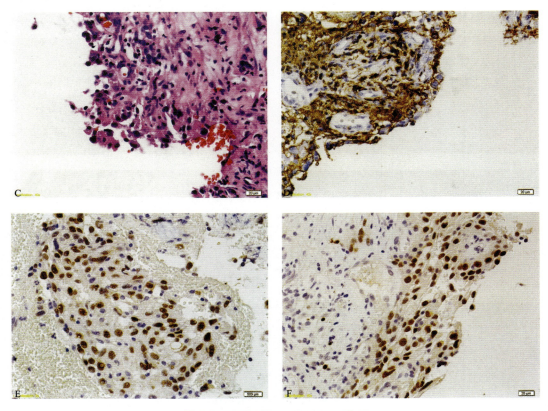

图 5-10　胸膜原发性渗出性淋巴瘤

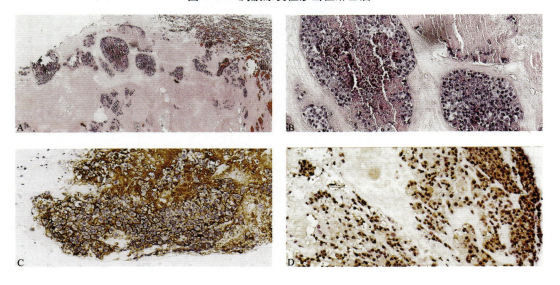

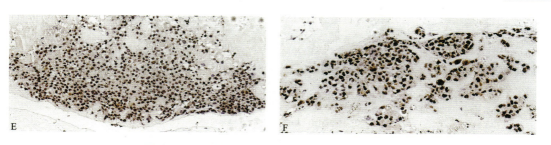

图 5-11　慢性炎症相关性弥漫性大 B 细胞淋巴瘤

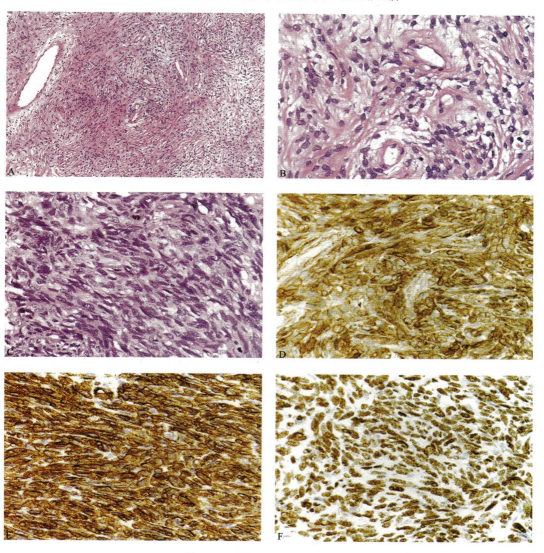

图 5-12　恶性孤立性纤维性肿瘤

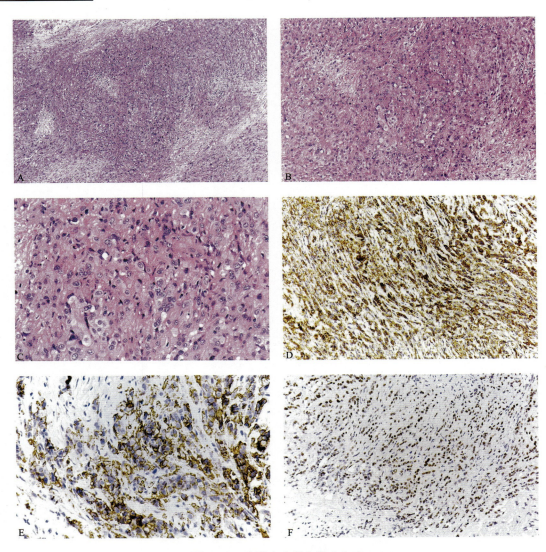

图 5-13 胸膜上皮样血管内皮瘤

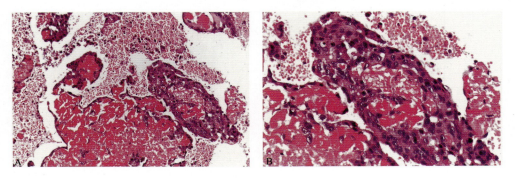

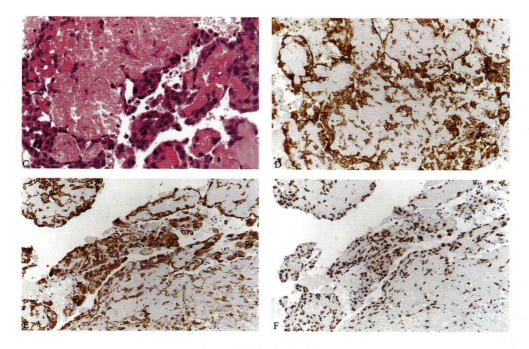

图 5-14　胸膜血管肉瘤

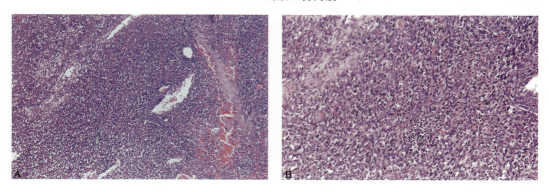

图 5-15　双相型滑膜肉瘤

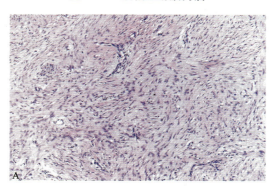

图 5-16

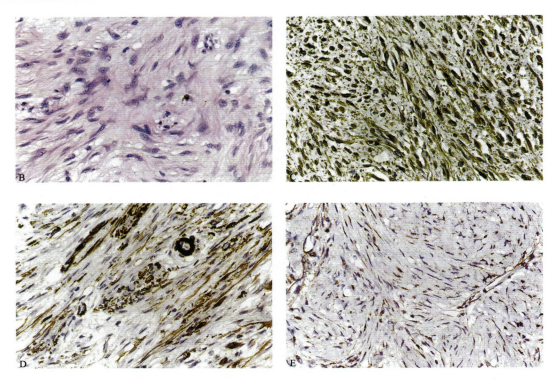

图 5-16　胸膜韧带样纤维瘤

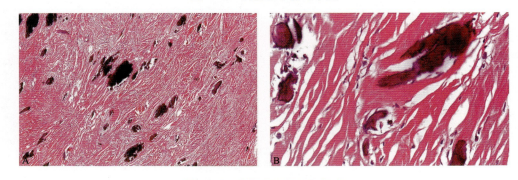

图 5-17　胸膜钙化纤维性肿瘤

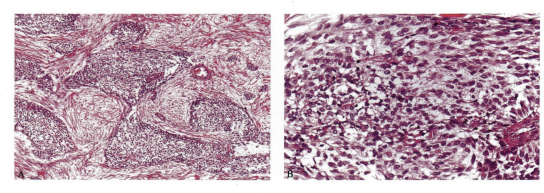

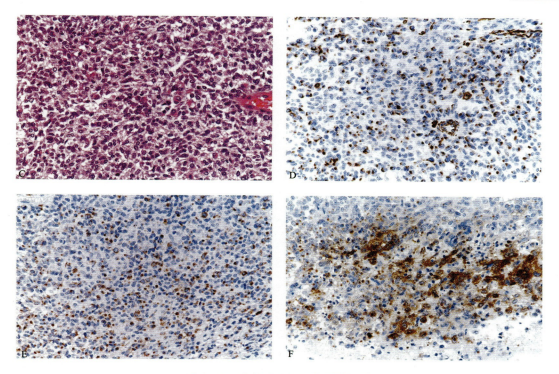

图 5-18　促纤维增生性圆细胞肿瘤

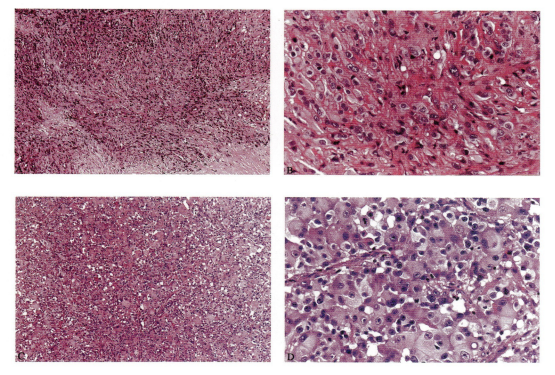

图 5-19

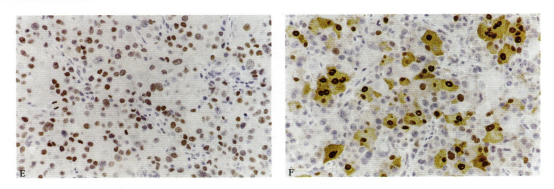

图 5-19　大腿横纹肌肉瘤胸膜转移

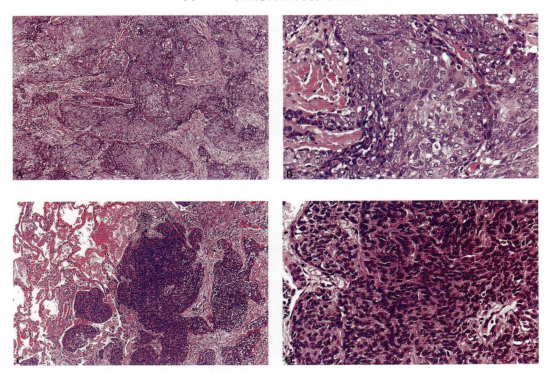

图 5-20　具有胸腺样分化的甲状腺癌（CASTLE）胸膜转移

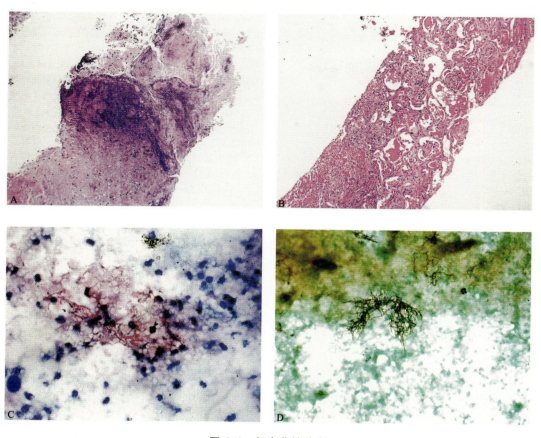

图 6-1 奴卡菌性肺炎

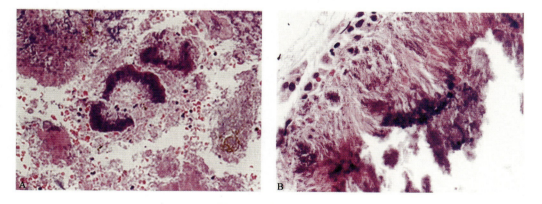

图 6-2 肺放线菌病

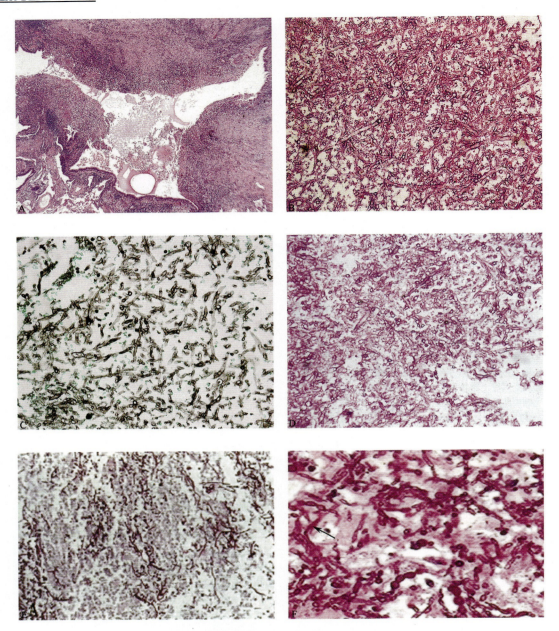

图 6-3 侵袭性肺曲霉菌病与念珠菌病

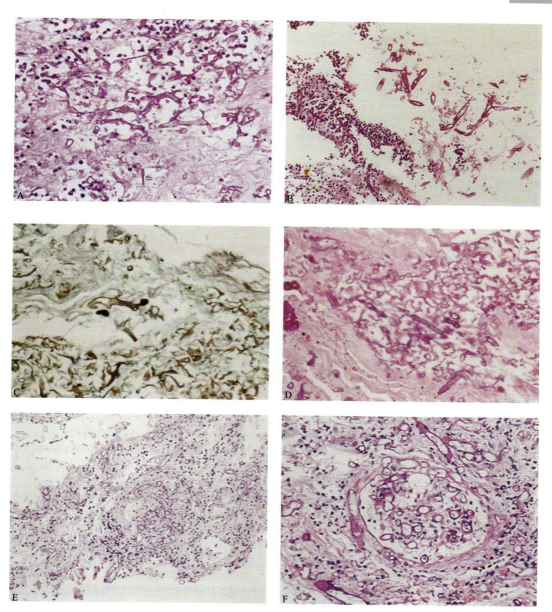

图 6-4　肺毛霉菌病

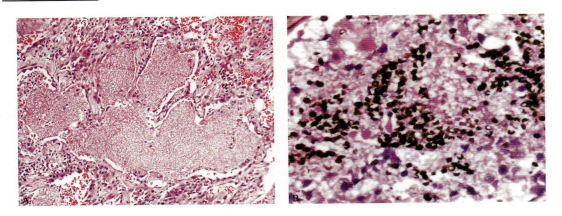

图 6-5　肺孢子菌肺炎

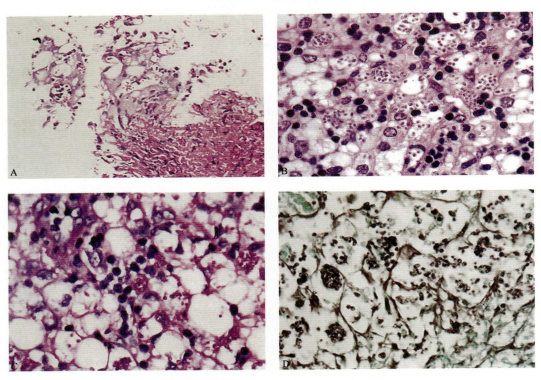

图 6-6　肺马尔尼菲青霉菌病

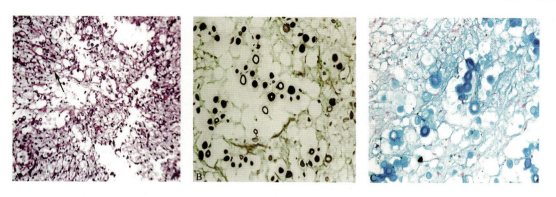

图 6-7　肺隐球菌病

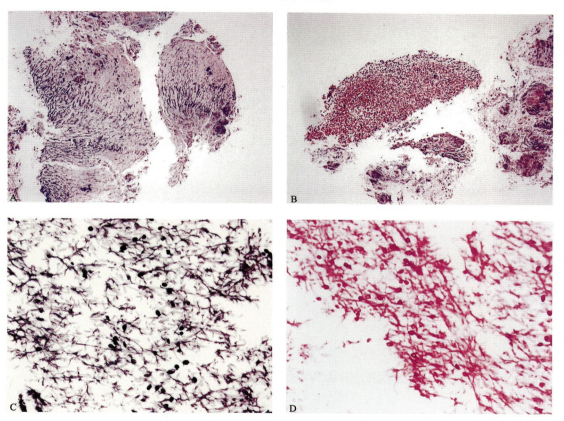

图 6-8　肺尖端赛多孢子菌病

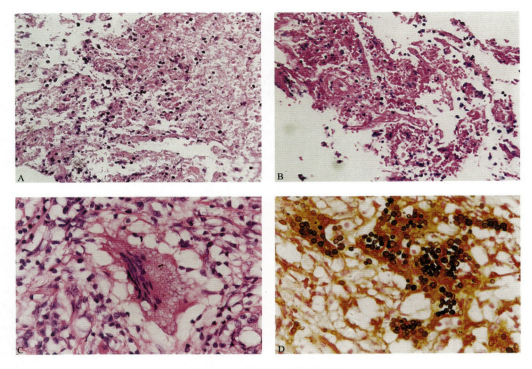

图 6-9　肺荚膜组织胞浆菌病

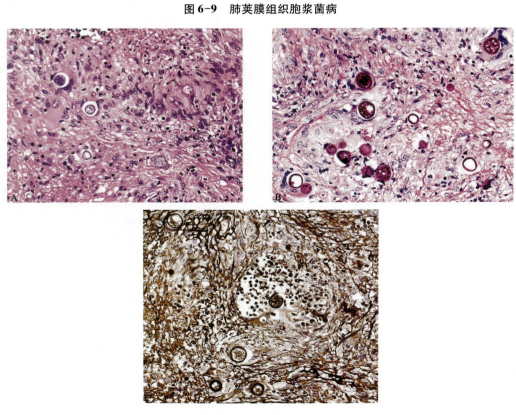

图 6-10　肺球孢子菌病

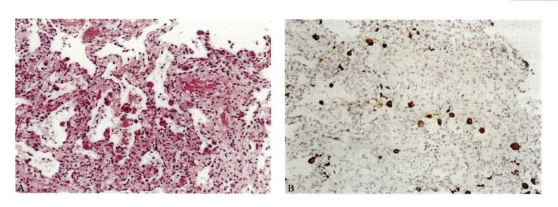

图 6-11 巨细胞病毒性肺炎

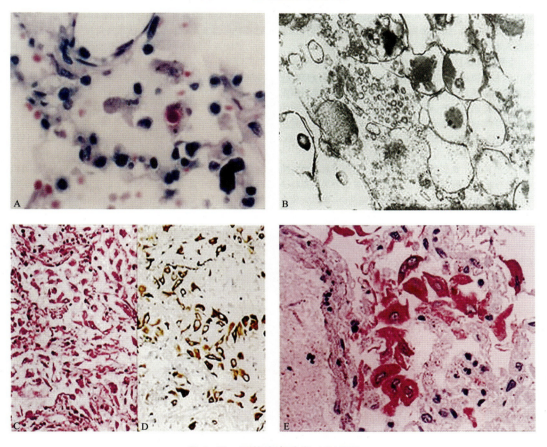

图 6-12 冠状病毒肺炎（SARS）

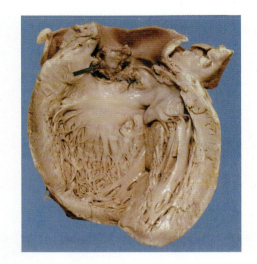

图 7-1　细菌性心内膜炎

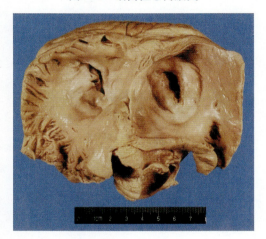

图 7-2　心瓣膜病

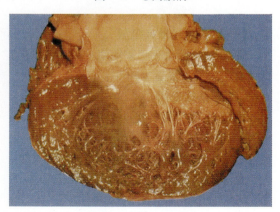

图 7-3　扩张型心肌病

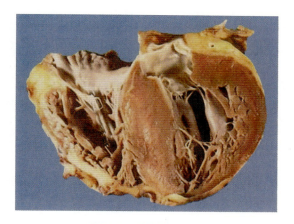

图7-4　肥厚型心肌病

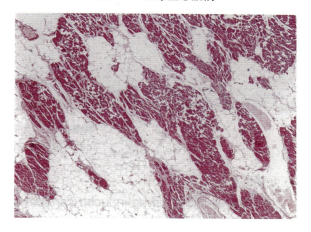

图7-5　致心律失常性右室心肌病

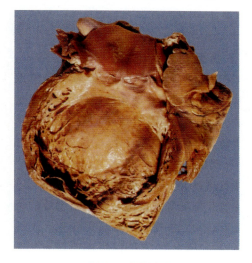

图7-6　克山病

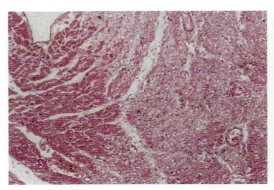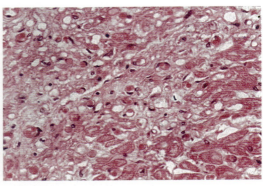

图 7-7　克山病（低倍和高倍）

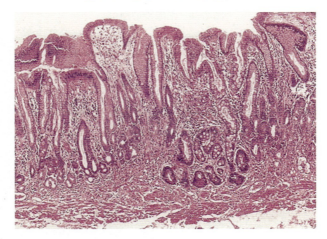

图 8-1　慢性萎缩性胃炎

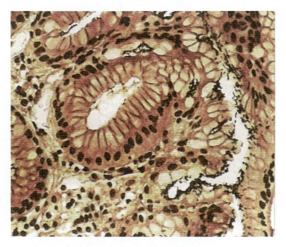

图 8-2　胃黏膜幽门螺杆菌

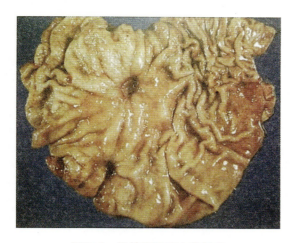

图 8-3　慢性胃溃疡大体标本

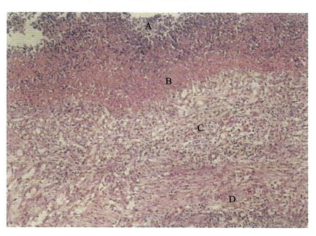

图 8-4　慢性胃溃疡镜下观

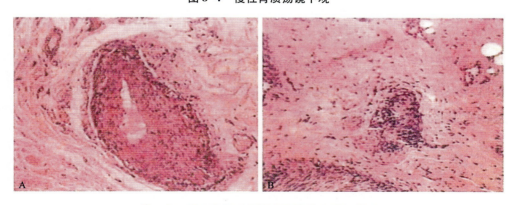

图 8-5　慢性胃溃疡瘢痕底部常见的两种结构

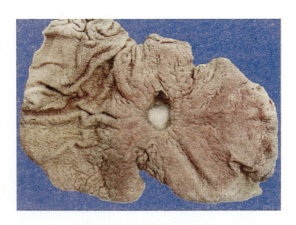

图 8-6　消化性溃疡穿孔

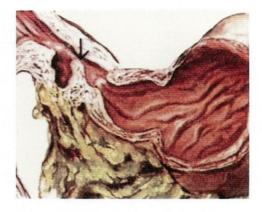

图 8-7　消化性溃疡幽门狭窄

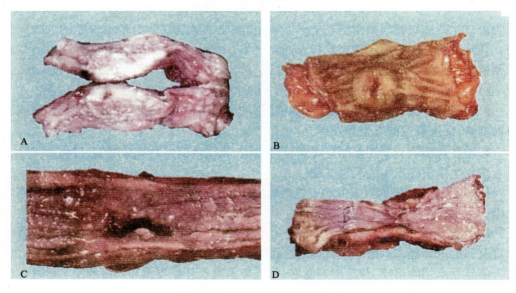

图 8-8　食管癌中晚期大体分型

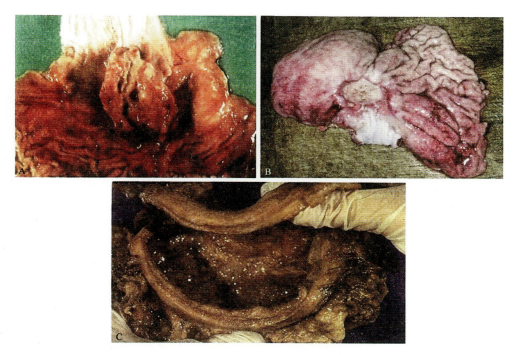

图 8-9　进展期胃癌大体分型

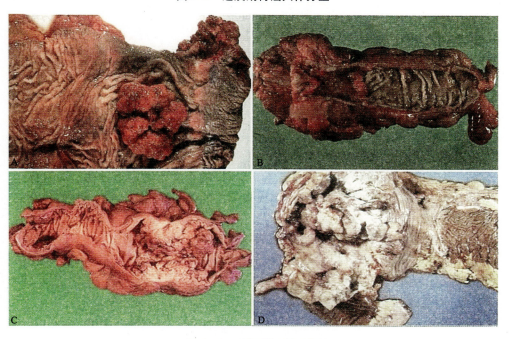

图 8-10　大肠癌大体分型

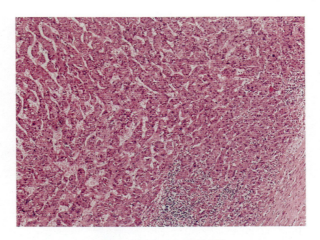

图 8-11　HCC，细梁型

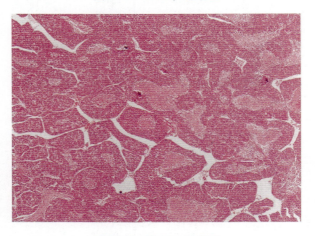

图 8-12　HCC，粗梁型

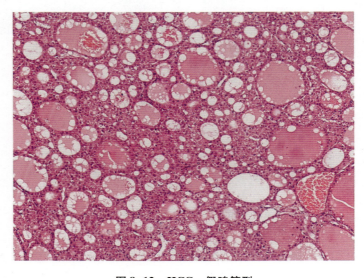

图 8-13　HCC，假腺管型

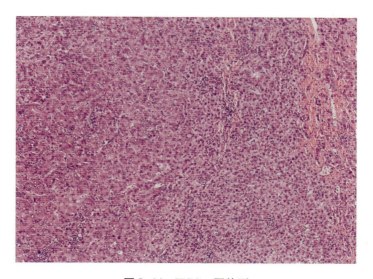

图 8-14　HCC，团片型

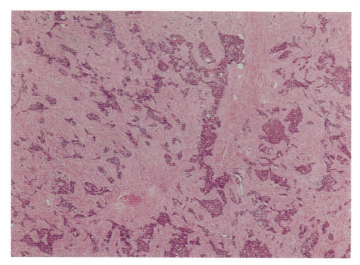

图 8-15　HCC，硬化型

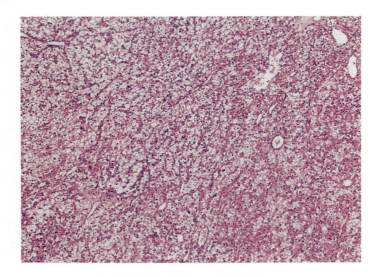

图 8-16　HCC，透明细胞型

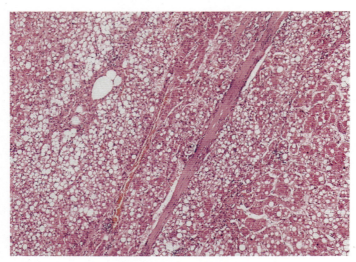

图 8-17　HCC，富脂型

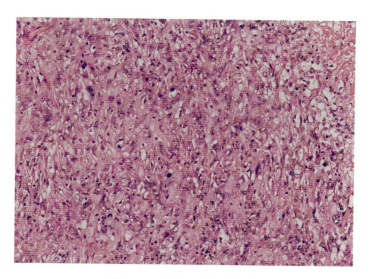

图 8-18　HCC，梭性细胞型

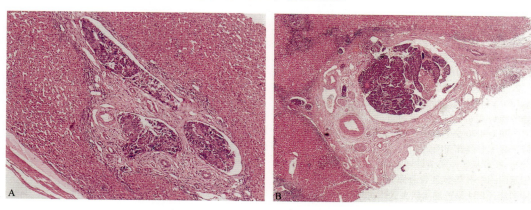

图 8-19　HCC

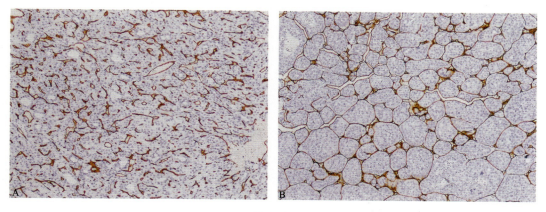

图 8-20

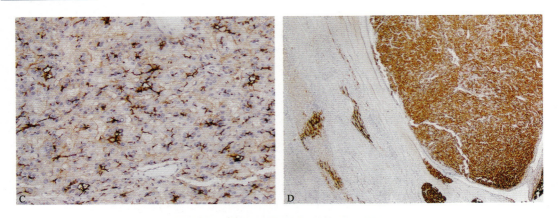

图 8-20 HCC 免疫组织化学 CD34 染色

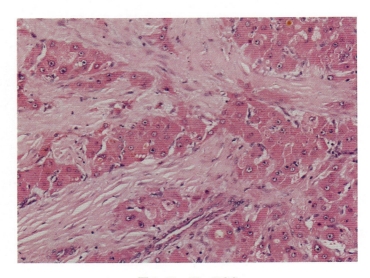

图 8-21 FL-HCC

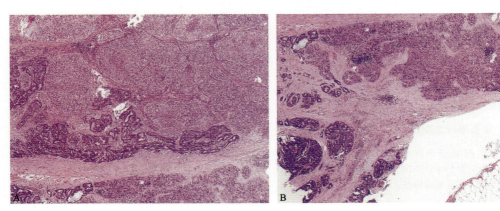

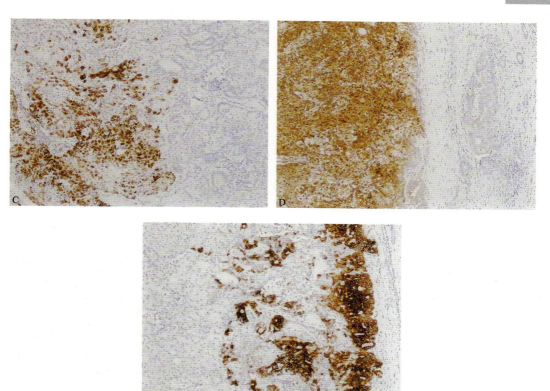

图 8-22　HCC-CC

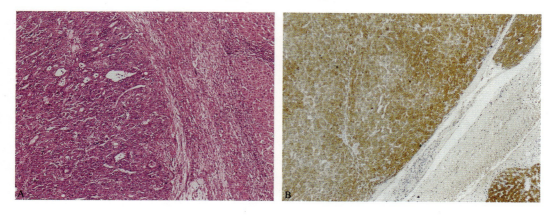

图 8-23

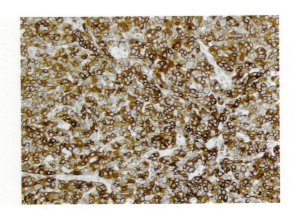

图 8-23　DPHCC

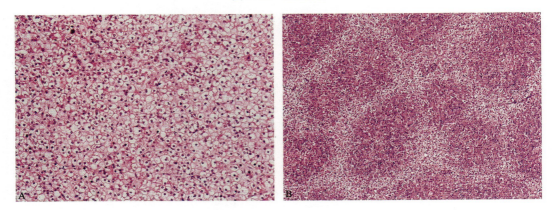

图 8-24　HB 高分化胎儿型

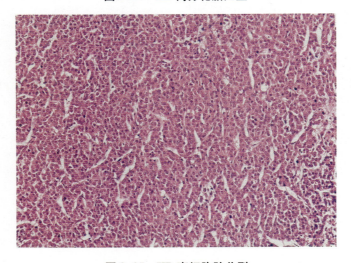

图 8-25　HB 富细胞胎儿型

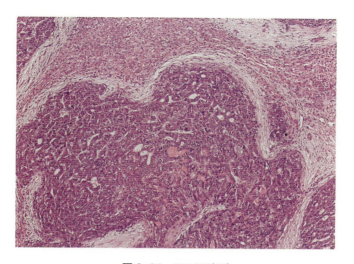

图 8-26　HB 胚胎型

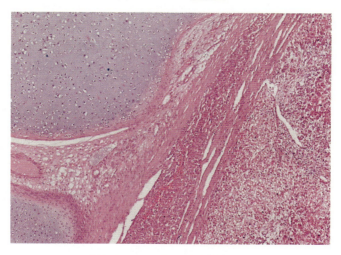

图 8-27　HB 上皮和间叶混合型

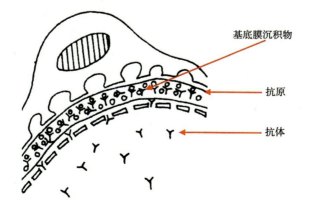

图 9-1　抗肾小球基底膜性肾小球肾炎

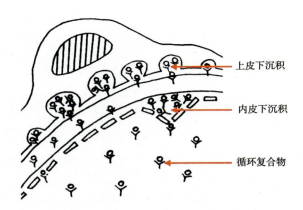

图 9-2　免疫复合物性肾小球肾炎

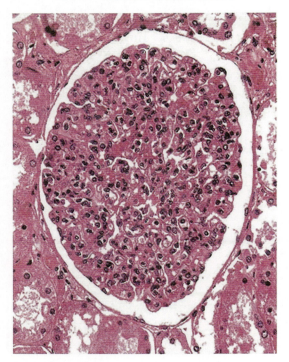

图 9-3　急性弥漫性增生性肾小球肾炎

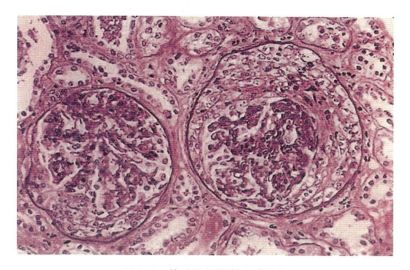

图 9-4　快速进行性肾小球肾炎

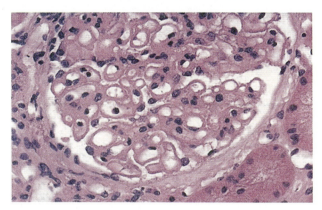

图 9-5　膜性肾小球肾炎

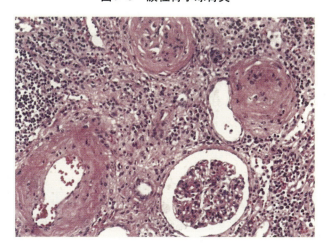

图 9-6　慢性肾小球肾炎

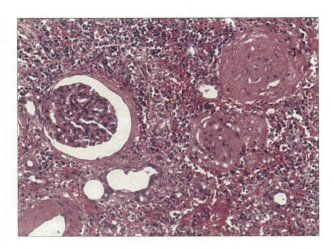

图 9-7 慢性肾盂肾炎

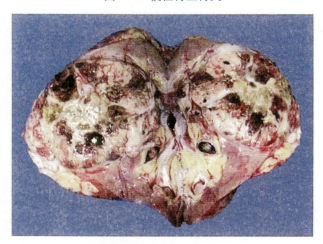

图 9-8 肾细胞癌

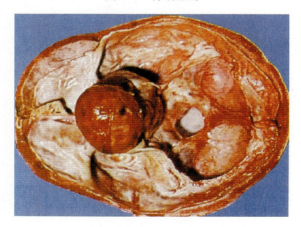

图 10-1 巨大垂体腺瘤

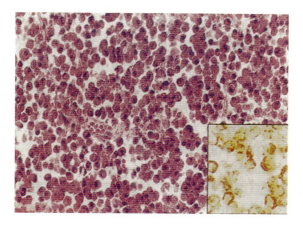

图 10-2　垂体嗜酸性细胞腺瘤

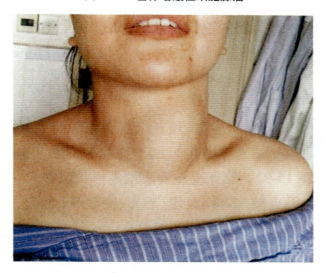

图 10-3　甲状腺肿大

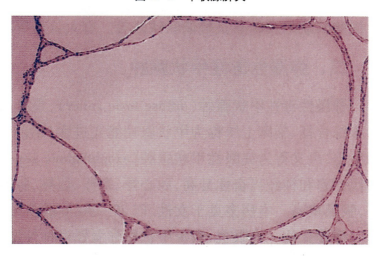

图 10-4　颈部甲状腺肿大

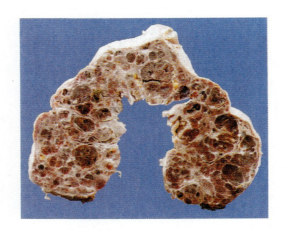

图 10-5　结节性甲状腺肿

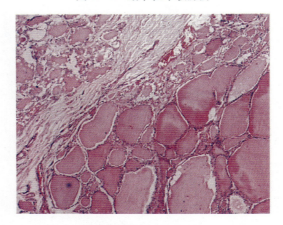

图 10-6　弥漫性非毒性甲状腺肿（结节期）

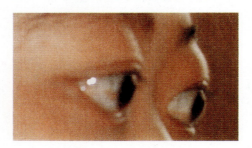

图 10-7　突眼性甲状腺肿

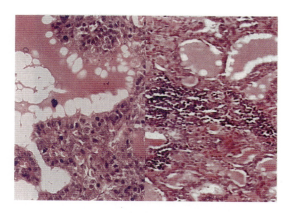

图 10-8　弥漫性毒性甲状腺肿

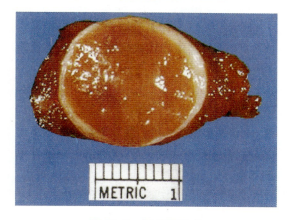

图 10-9　甲状腺腺瘤

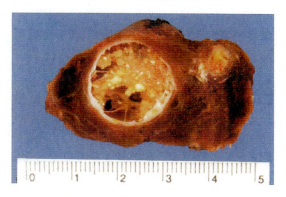

图 10-10　甲状腺乳头状囊腺癌

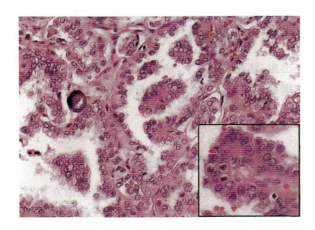

图 10-11 甲状腺乳头状癌

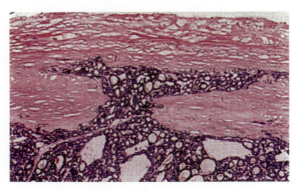

图 10-12 甲状腺滤泡癌

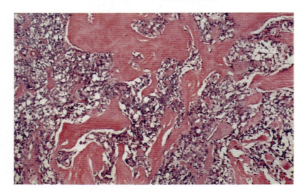

图 10-13 甲状腺髓样癌

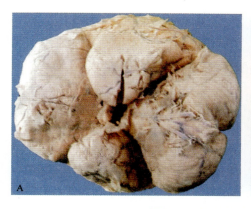
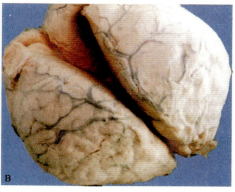

A

B

图 11-1 流行性脑脊髓膜炎（大体）

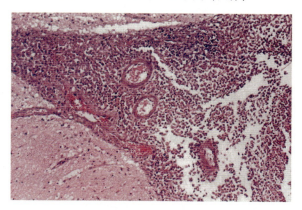

图 11-2 流行性脑脊髓膜炎

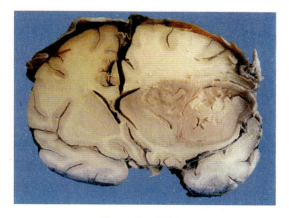

图 11-3 脑脓肿

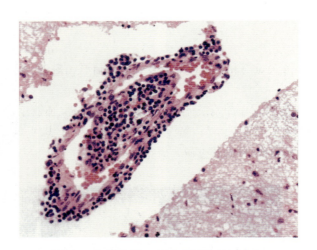

图 11-4　流行性乙型脑炎时淋巴细胞套

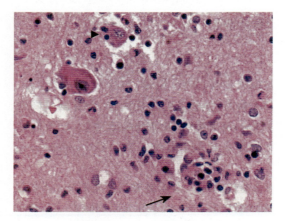

图 11-5　乙型脑炎时的嗜神经细胞现象和小胶质细胞结节

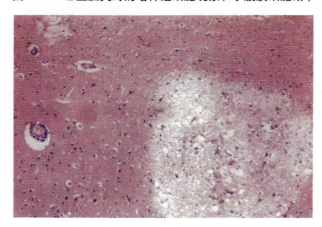

图 11-6　筛状软化灶

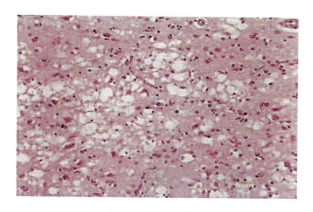

图 11-7　克一雅病

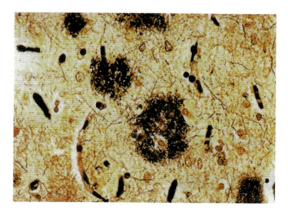

图 11-8　老年斑

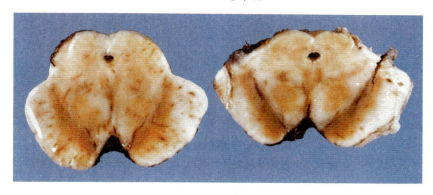

图 11-9　帕金森病

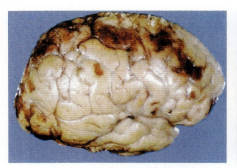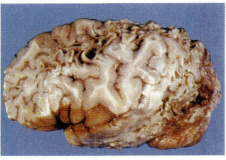

图 11-10　大脑缺血性脑病